나는 120살까지 살기로 했다

인생 후반, 나를 완성하는 삶의 기술

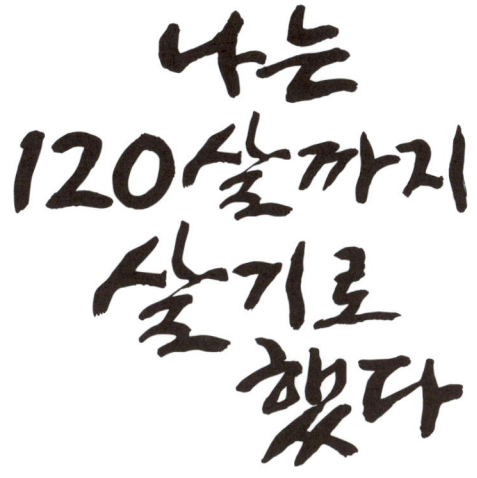

나는
120살까지
살기로
했다

일지 이승헌 지음

한문화

나에게 홍익과 완성의 삶이 무엇인지를 보여주셨던

스승이자 동지이자 친구였던

나의 아버지께 이 책을 바친다.

이 책은 평생에 걸쳐 우리가 해야 할 일이 무엇인지 일깨워 준다. 그것은 '얼'을 키워 '어른'이 되고, '어르신'이 되는 일이다. 성장과 성숙, 완성에는 은퇴가 없다. 오히려 은퇴 이후에야 비로소 자기답게 살 수 있는 자유가 주어진다. 지금의 의학 발달 속도를 보면 평균수명 100세를 넘어 120세 시대도 멀지 않았다. 은퇴 이후의 긴긴 시간에 막막함과 불안함을 느끼는 이들에게 이 책은 새로운 삶의 지평을 열어줄 것이다.

— **이수성** 전 서울대학교 총장, 전 국무총리

나이가 들수록 중요한 것이 '긍정 마인드'이다. 외부에서 들어오는 약보다 더 큰 힘을 내는 것은 우리의 마음이 만드는 천연 약이다. 나는 이러한 긍정 마인드를 충분히 발휘하게 해주는 것이 진짜 의학이라고 생각한다. 저자가 '120살까지 살기'를 선택한 것도 같은 맥락으로 보인다. 우리 몸은 마음먹은 대로 변한다.

길어진 노년기를 덧없이 흘려보낼 것이 아니라, 120세까지 꿈을 품고 남은 인생을 가치 있게 살자는 제안에 나도 한 표다!

― **전세일** 한국통합의학진흥연구원 이사장, 브레인트레이너협회장

이 탁월한 책은 가장 복잡한 존재의 비밀, 즉 당신의 삶에 의미와 장생, 충만함을 불어넣는 방법을 놀랄 만큼 간단하게 보여준다. 여기에 담긴 지혜는 아주 깊지만 쉽게 닿을 수 있으며, 바로 삶에 적용할 수 있다. 당신의 삶을 더 좋은 방향으로 즉시 바꾸어줄 정말 멋진 선물이다.

― **닐 도널드 월시** 《신과 나눈 교감》의 저자

어떤 연령대든 충만하고, 활력 있으며, 의미 있는 삶을 바라는 이들을 위한 영감과 통찰로 가득한 훌륭한 지침서!

― **돈 미구엘 루이즈** 《4가지 약속》의 저자

모든 사람의 건강 증진에 전념하고 있는 내과의사로서, 이 책이 전하는 비전과 실질적인 안내, 격려에 감사를 전한다. 특히 나이가 들수록 더욱 흥미롭고, 의미 있으며, 완전한 삶을 살 수 있도록 돕는 신체·정신·영성을 아우르는 그의 통합적인 가르침에 큰 도움을 받았다. 삶의 기쁨을 최고로 끌어올리고, 삶의 목적을 온전히 실현하고자 한다면 반드시 읽어야 할 책이다.

– 리드 턱슨 미국립보건원 산하 국립보완대체의학연구소 이사

저자는 인생의 후반기를 충만하게 살도록 이끄는 인상적인 패러다임을 제시한다. 그는 실용적인 전략, 날카로운 질문, 스토리텔링의 힘을 활용해 독자들이 단지 우아하게 늙는 데서 한 걸음 더 나아가 완전한 깨달음에 이르도록 자극한다!

– 제시 존스 《인 풀 블룸In Full Bloom – 성공적인 노년을 위한 뇌교육 가이드》의 공동 저자, 캘리포니아 주립대학 '건강한 이웃 센터' 디렉터

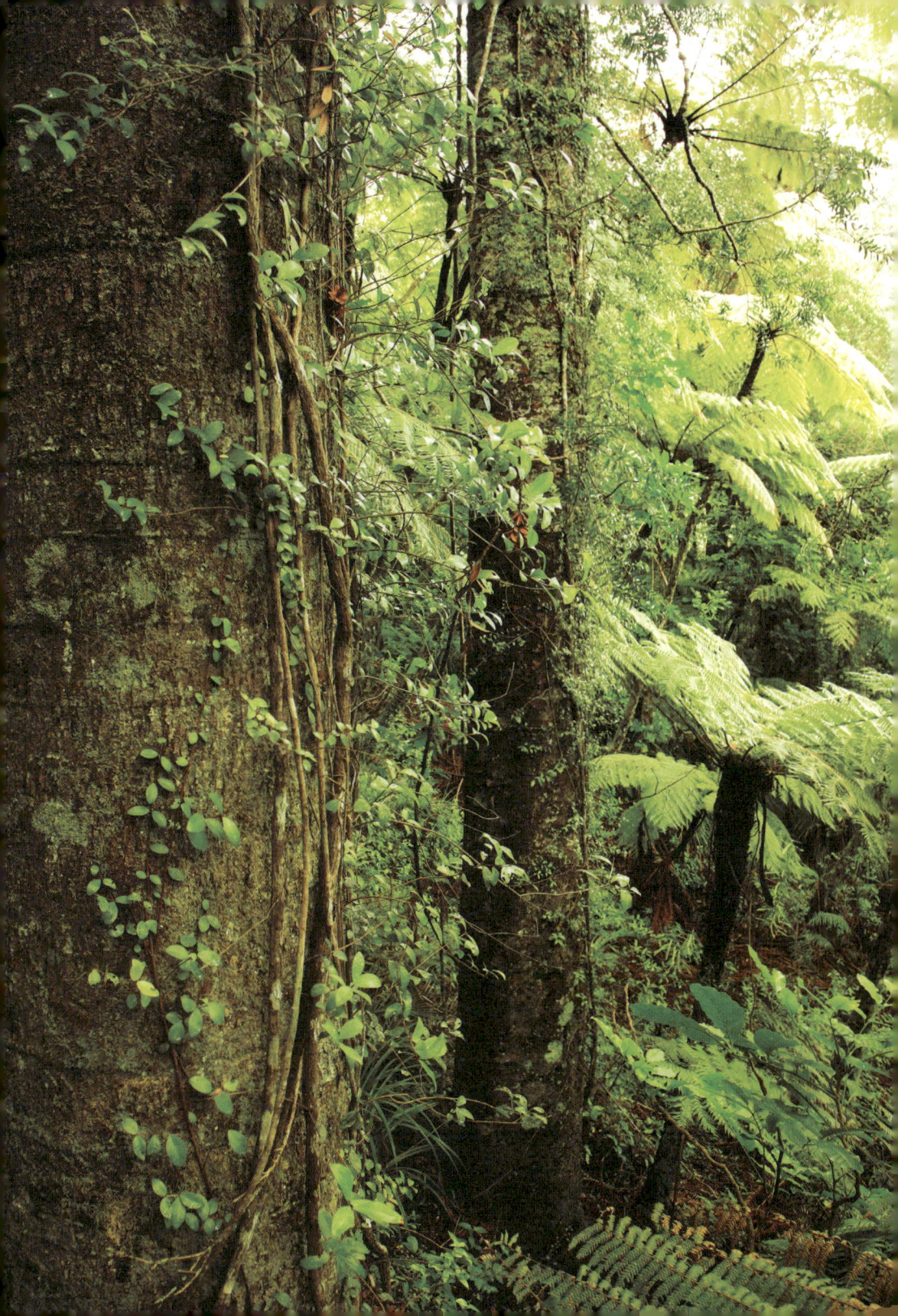

새로운 인간과 새로운 지구를 위한 프로젝트

어쩌면 당신은 제목에 이끌려 이 책을 집어 들었을지 모른다. 120
살을 살겠다니, 도대체 저자는 어떤 대단한 장수의 비밀을 가지고
있을까 하는 호기심에서 말이다. 인간의 평균수명이 많이 늘어나
100세 인생이라는 말에는 익숙해도 120살은 자신의 기대수명으
로는 전혀 생각해보지 않은, 황당할 만큼 큰 숫자다. 더욱이 살다
보니 120살이 된 것이 아니라 스스로 120살까지 살기로 결심했
다니, 이게 무슨 말인가 하고 의문을 품는 독자도 있을 것이다.

　미리 밝혀두지만, 내가 이 책을 쓴 이유는 120살 수명을 보장
하는 장수 노하우를 알려주기 위해서가 아니다. 당신이 120살 인
생의 가능성을 진지하게 받아들이고, 120살까지 살고자 하는 이
유와 목적을 발견하고 그 마음을 내도록 영감을 주기 위해 이 책
을 썼다. 당신이 지금 인생의 어느 시기에 있든, 인생을 건강하고
행복하고 의미가 충만한 '완전한 삶'으로 만들 수 있다는 희망을
주고 싶다. 진실하게 선택한다면 분명히 그렇게 할 수 있다는 확

신과 용기를 당신에게 불러일으키고 싶다.

이 책은 60대 후반에 접어든 내 인생을 돌아보고, 남은 노년을 무엇을 위해 어떻게 살 것인지를 사색하고 설계하는 과정에서 시작되었다.

내 어린시절과 청년시절은 오직 하나의 질문에 매달린 시간이었다. '나는 누구인가'라는 질문이다. 나는 오랜 탐색과 수행기간을 거쳐 나이 서른에 나 자신과 세상의 실체를 자각하고 마침내 '나는 누구인가'에 답을 얻었다. 나 자신뿐만 아니라 모든 사람 안에 자신의 운명을 스스로 개척할 수 있는 위대한 힘과 창조적 본성이 있다는 것을 알게 되었다. 그리고 그 위대한 힘과 창조적 본성이 실현될 때 우리는 개인의 삶을 바꾸고, 인류의 새로운 미래를 열 수 있다는 큰 희망을 갖게 되었다.

그 후 나는 모든 사람이 자신의 존재가치를 완전하게 실현하는 세상을 만드는 데 인생을 걸기로 결심했고, 내가 얻은 자각을 많은 사람들과 공유하는 일을 지난 37년 동안 내 사명으로 실천하며 살아왔다. 한민족의 심신수련 전통인 선도를 바탕으로 인간의 잠재력을 개발하는 단학과 뇌교육을 창시해 전 세계에 보급했고, 그간 40권이 넘는 책을 쓰고 영화를 만들었으며 수백 번의 명상여행을 이끌었다. 한국에서 미국으로, 다시 일본, 영국, 캐나다, 독일, 중국으로, 지금은 뉴질랜드로 1년에도 지구를 몇 바퀴씩 돌며 수많은 사람들을 만나왔다.

나는 2년 전에 뉴질랜드 북섬에 있는 작은 도시 케리케리에서 하나의 프로젝트를 시작했다. 47만 평 규모의 아름다운 숲에서 인간과 자연이 어우러져 생활하는 곳, 수백 명의 사람들이 몇 주에서 몇 달간 머물면서 자립적이고 자연친화적인 라이프 스타일을 체험하는 주거형 학교와 커뮤니티를 조성하는 것이다. 바로 얼스빌리지Earth Village 프로젝트다.

얼스빌리지 프로젝트를 시작할 때 나는 65세였다. 그동안 다른 사람들이 '말도 안 되는 일, 보나마나 실패할 일'이라고 이구동성으로 말리는 새로운 일을 수도 없이 진행했다. 물론 어떤 일들은 실패했지만 더 많은 일을 이루었고, 이제 개척이라는 말은 나에게 인생의 동의어나 다름없게 되었다. 그런데 이번 얼스빌리지 프로젝트로 나는 많은 생각을 하게 됐다. 일반적으로는 은퇴할 나이에, 시간과 자원이 많이 들어갈 뿐만 아니라 개인적으로도 엄청난 에너지와 열정을 쏟아야 하는 대규모 프로젝트를 앞두고 나 자신에게 내가 왜 이 일을 하려고 하는지를 여러 번 물었다.

나는 얼스빌리지를 통해 이곳을 찾는 사람들이 아름다운 자연 속에서 진정한 자기 자신을 만날 공간을 창조하고 싶었다. 기존에 나라고 생각하는 틀 속에 갇힌 나를 넘어 새로운 자신의 가치를 발견하고, 사람들과 세상을 가슴에 품고 살아가는 지구시민의 꿈을 많은 사람들에게 선물하고 싶었다. 또한 지구 전체가 진정으로 하나의 마을, 얼스빌리지가 되어 조화와 공존, 평화가 넘치는 세상의 모델을 많은 이들과 함께 만들어가고 싶었다. 내가 지금까지 개척해온 길을 잘 닦아서 내 뒤에 오는 사람들에게 힘과 용기와 희망을 주는 새로운 삶의 길을 남겨주고 싶다는 뜨거운 의지와 열망이 있었다. 그리고 그 프로젝트를 책임지고 완성하기 위해, 나는 120살까지 살겠다는 선택을 했다.

우리는 지금 인류 역사에 전례가 없는 장수시대와 긴 노년기를 맞이하고 있다. 노년을 부정적으로만 바라보던 사회의 시각도 많이 바뀌고 있고, 성공적인 노년을 위한 조언들이 책과 인터넷, TV 등을 통해 수도 없이 쏟아지고 있다. 그런데 나는 그러한 조언들에 무언가가 부족하다고 느낀다. '정신', 그것이 부족하다. 나는 인생의 후반기를 잘 살기 위해 가장 중요한 것은, 자신의 남은 삶에 의미를 부여할 수 있는 '목적'을 찾는 것이라고 생각한다. 그 목적으로부터 삶의 매순간을 생생하게 살아있게 하는 정신이 나온다. 그것이 없다면 120세가 아니라 80세 인생도 힘겹고 지루하게 느껴질 수 있다.

나는 이 책을 인생 후반에 관해 사색을 시작한 40대 중반 이후의 독자들을 생각하며 썼지만, 진정으로 의미 있고 충만한 삶이 무엇인지를 고민하는 사람이라면 연령대에 상관없이 누구나 도움을 받을 수 있는 책이다. 노년은 누구의 삶에나 예정되어 있는 미래이며, 삶은 단절된 것이 아니라 연속된 흐름이다. 지금 어떻게 사느냐가 당신이 살아갈 노년의 삶의 질에 지대한 영향을 미친다. 노년의 삶을 통해 우리가 궁극적으로 추구해야 할 것이 무엇인지를 미리 들여다보는 것은 20대나 30대의 독자들에게도 분명히 좋은 자극이 될 것이며, 현재의 삶을 더 충실하고 의미 있게 살 수 있도록 영감을 줄 것이다.

당신은 이 책을 통해 크게 다음 세 가지를 배우게 될 것이다.

첫째, 인생의 후반기는 결코 쇠퇴와 퇴보의 시기가 아니며, 놀랍도록 희망차고 충만한 황금기가 될 수 있다. 그 비밀은 당신이 노년의 삶에서 어떤 목표를 갖는가에 달려 있다. 인생 전체에서 노년이 갖는 의미를 이해하고, 노년의 삶을 어떤 방향으로 전환하느냐에 따라 당신의 노년은 정말로 위대하고 아름다운 여정이 될 수 있다.

둘째, 당신은 이 책을 통해 건강과 행복과 마음의 평화를 스스로 창조하며 자신의 노년기를 적극적으로 경영할 수 있는 구체적인 원리와 방법들을 배우게 될 것이다. 몸과 마음의 넘치는 활기와 다른 사람을 품는 사랑과 덕, 인생의 지혜와 통찰력을 갖고 당신이 진정으로 원하는 삶을 살아가는 삶의 기술을 배우게 될 것이다. 이 책은 수명 연장이나 안티에이징에 관한 책은 아니지만 덤으로 장수에 도움이 되는 팁들도 얻게 될 것이다.

셋째, 당신은 노년에 어떤 가치를 추구하며 어떤 라이프 스타일을 선택하느냐에 따라 인류 역사에 지금까지 없었던 새로운 문화와 지혜를 탄생시키는 데 기여할 수 있다는 것을 알게 될 것이다. 당신의 삶은 주위 사람뿐만 아니라 인류 전체와 지구의 미래에도 영향을 미칠 만큼 엄청난 가능성과 힘이 있다는 것을 이해하게 될 것이다.

나는 이 책에 60세 이후의 삶을 어떻게 설계하고 완성해갈지에 관해 내 생각과 제안을 담았다. 은퇴 후 짧게는 20년, 길게는 40년 이상에 이르는 시간을 우리는 무엇을 하며 어떻게 보내야 할까? 우리가 노년의 삶을 통해 이루어야 할 어떤 목적이 있는가? 있다면 그것은 무엇인가? 나는 당신에게 이러한 질문을 던지고 이 책을 통해 함께 그 답을 찾아가고 싶다. 흔히 인생의 전성기를 다 보내고 쇠퇴해져가는 시간이라고 여기는 노년의 삶에도 한 인간으로서 자신이 선택한 존재의 가치를 실현하고 인생을 완성하는 기쁨이 있다는 것을 알려주고 싶다.

이 책의 가장 중요한 근간을 이루는 것은 수천 년의 전통을 이은 우리 고유의 심신수련법인 선도仙道의 인간관과 자연관이다. 선도에는 인간이 어디에서 와서 어디로 가는지, 인간이 무엇을 위해 살아야 하는지, 인간은 자연 속에서 어떤 위치를 차지하는지, 인간이 어떻게 완성될 수 있는지에 관한 지도가 나와 있다.

이 책은 노년을 준비하는 사람들에게 선도가 밝힌 '진정한 인간의 길'을 어떻게 걸어가며 자신의 삶을 완성할지, 그 지도를 읽어주는 책이라고 보아도 좋을 것이다.

나는 우리의 선도 전통 속에서 오늘날 대한민국이 나아갈 미래 비전을 보았다. 내가 꿈꾸는 대한민국은 크고 위대한 성신을 가진 '어른의 나라'이다. 어른은 '얼'이 큰 사람을 말한다. 우리에게는 이미 5천 년 전에 위대한 정신문명을 실현했던 찬란한 역사가 있다. 우리나라를 처음 세운 고조선의 건국이념은 '홍익인간弘益人間 이화세계理化世界'였다. 우리나라는 널리 인간을 이롭게 함으로써 모든 인류가 진리로 하나 되는 세상을 만들겠다는 원대한 꿈에서 세워진 나라다. 그리고 그 꿈은 21세기인 지금도 전혀 낡지 않았다.

전 세계가 개인과 국가의 이익을 앞세워 갈등과 분열을 조장할수록 홍익인간 정신을 가진 어른의 나라가 필요하다는 생각이 더욱 절실해진다. 우리의 뿌리에는 국가와 종교를 넘어서는 인간 중심, 자연 중심의 가치와 철학이 흐르고 있다. 이 중심 가치를 찾아서 우리 국민들이 단합하고 화합할 때 대한민국은 강하고 선한 나라가 될 수 있고, 인류 평화와 지구 환경에 기여하는 모범 국가가 될 수 있다. 또 우리가 그 방향으로 노력할 때 이 지구와 인류에게도 희망이 있다. 나는 120살까지 살면서 대한민국이 이 지구에서 가장 행복하고 존경받는 어른의 나라가 되는 모습을 꼭 지켜보고 싶다.

120세 인생의 주춧돌은 건강이다. 아프면서 오래 사는 것은 누구도 원하지 않을 것이다. 내 몸의 건강은 내가 지킨다는 철학을 가져야 한다. 복지제도나 의료시스템이 결코 내 건강을 책임져 주지 않는다. 자신의 건강을 자급자족하는 자세와 생활습관의 중요성은 아무리 강조해도 부족하다. 내가 스스로 건강을 지키고 삶의 질을 높일 때, 그것이 내가 속한 가정, 사회, 지구 전체로 확산되어 더 건강하고 행복한 세상을 만드는 데 도움이 될 것이다. 나는 이 책에 그동안 내가 개발한 수많은 심신수련법 중에서 누구나 혼자서도 쉽게 할 수 있는 간단하고 강력한 방법들을 선별하여 실었다. 전 세계 수십 만 명의 사람들이 이미 그 효과를 체험한 방법들이니 당신도 꼭 시도해보기를 권한다.

나는 120세 인생이 결코 불가능한 꿈이 아니라고 생각한다. 장수 유전자를 가진 아주 특별한 사람들만 누릴 수 있는 기적이 아니다. 나처럼 인생의 후반기에 들어선 사람도, 당신도 충분히 도전해볼 수 있는 목표다. 나는 120세 인생이 단지 우리 개개인의 장수 프로젝트가 아니라, 인류 전체의 진보를 위한 글로벌 프로젝트가 되어야 한다고 생각한다. 늘어난 수명이 개인의 삶의 질을 높이는 데에만 그치지 않고, 지구에 무엇을 남길 수 있는지를 함께 고민하자고 당신에게 제안하고 싶다. 장수가 우리 개인에게뿐 아니라 우리가 사랑하는 사람들, 우리의 생명을 지탱해준 자연과 지구에게도 축복이 되게 할 책임이 우리에게 있다고 생각한다. 그런 의미에서 우리가 120세 인생을 선택하는 것은 새로운 인간의 가치, 지구의 새로운 문화를 창조하기 위한 선택이기도 하다.

당신이 이 책의 마지막 장을 덮을 때는 당신 또한 120세 인생을 선택할 수 있기를, 당신의 인생을 당신이 원하는 대로 완성하겠다는 의지와 열정을 갖게 되기를 바란다.

뉴질랜드 얼스빌리지에서

일지 이승헌

• 추신

나는 얼스빌리지와 뉴질랜드의 자연에서 받은 경외와 감동을 당신과 함께 나누고 싶어서 그곳의 에너지를 담은 사진들을 책에 실었다. 내게 그러했듯이 그 에너지가 당신의 새로운 삶의 길에 영감이 될 수 있기를 희망한다.

차 례

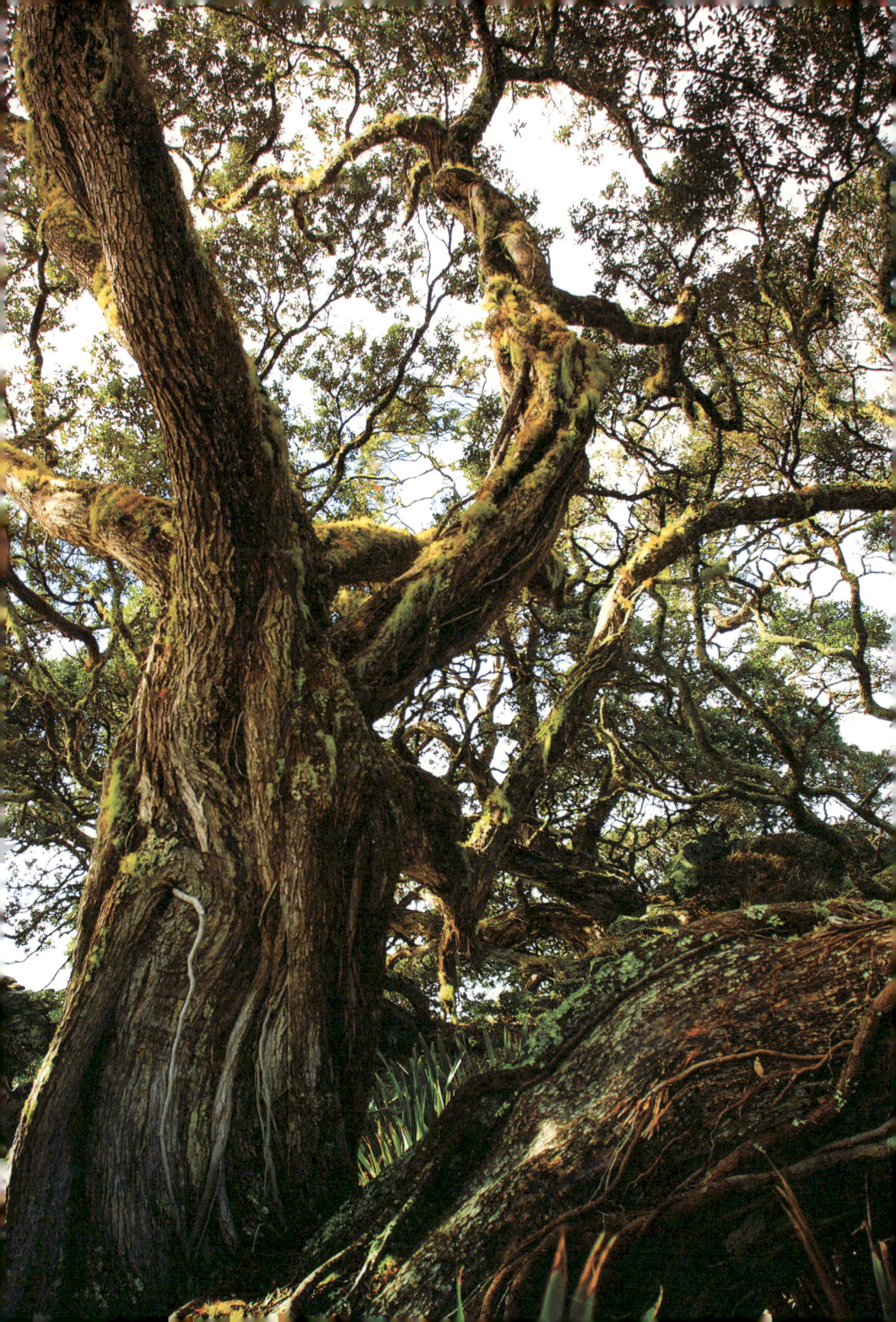

1장

나는 120살까지

살기로 했다

나는 올해 예순일곱이다. 그리고 120살까지 살기로 했다. 몇 년 전만 해도 나는 여든까지만 건강하게 활동할 수 있으면 되겠다는 생각을 했다. 나의 아버지는 몇 달 전에 94세로 돌아가셨는데 80대 초반까지는 활발하게 활동하셨다. 동양사상과 풍수지리에 밝아 교직에서 은퇴한 후에는 마을 사람들의 집터, 묏자리, 인생 상담 등을 하며 노년을 적극적으로 보내셨다. 하지만 80대 중반을 넘기면서부터 몸이 매우 쇠약해져 집 밖을 거의 나가지 않으셨다. 아버지의 노년을 보면서 나는 은연중에 건강하게 독립적인 생활이 가능한 나이를 80세 정도로 생각하고, 그 이후에는 인생을 잘 마무리할 준비를 해야 한다고 여겼던 것 같다.

나는 지난 2008년에 캘리포니아 주립대의 석세스풀 에이징 센터 소장인 제시 존스 박사와 함께 《인 풀 블룸In Full Bloom – 성공적인 노년을 위한 뇌교육 가이드》라는 책을 펴냈다. 이 책에서 단지 오래 사는 것이 아니라, '건강하고 행복하게 자신의 꿈을 이루면서 오래 사는' 장생長生 라이프 스타일을 소개했다. 이 책은 〈포워드 매거진〉이 뽑은, 그 해에 아주 우수한 일곱 권의 자기계발서 중 하나로 선정되었고, 감사하게도 많은 독자들에게 사랑을 받았다. 또 제시 존스 박사와 함께 미국, 한국, 일본 등에서 강연회와 컨퍼런스를 통해 성공적인 노년을 원하는 수천 명의 시니어들을 만날 수 있었다. 그때까지도 나는 100살 넘게 살 수도 있다는 생각은 해보지 않았다.

내가 120세 인생을 선택한 이유

이런 내 생각이 변하게 된 계기가 몇 가지 있다. 5년 전 겨울, 한국에서 102세가 된 이종진 옹과 골프를 하며 대화를 나눌 기회가 있었다. 그 분은 그 연세에도 골프를 할 만큼 정신이 또렷하고 활력이 넘쳤으며, 낙천적이고 재치가 있어 함께 대화를 나누는 것이 즐거웠다. 동석했던 그 분의 66세 아들은 아버지랑 가끔 필드를 나가면 자기는 무릎이 약해서 카트를 타지만, 아버지는 지금도 4마일 길이의 골프 코스를 거뜬히 걷는다고 했다. 이종진 옹은 심장과 다리를 튼튼하게 유지하기 위해 많이 걷겠다고 마음먹은 이후로 매일 아침 여섯 시면 집 근처 산책로를 한 시간씩 걸었다. 비나 눈이 와도 산책을 거르지 않고, 그럴 때면 우산을 쓰고 걸었다.

그 전에도 미디어를 통해 100세 시대의 도래를 알리는 다양한 지표와 세계적으로 장수한 사람들의 인터뷰를 자주 접했지만, 100세가 넘는 분을 직접 만나서 대화를 해본 경험은 나의 뇌에 엄청난 충격을 주었다. 100세가 넘은 인간의 몸에서도 저런 활기와 정신력이 뿜어져 나올 수 있다니 대단하고 놀라웠다. 그 후 이 옹 외에도 100세 가까운 나이에 건강하고 활기차게 생활하는 인상적인 분들을 많이 만났다. 정말 100세 시대가 다가왔고, 이미 많은 분들이 그렇게 살고 있다는 것이 피부로 느껴졌다. 놀랄 만큼 늘어난 인간의 수명이 단지 뉴스에 나오는 흥미로운 숫자나 남의 이야기가 아니라 '나의 문제'로 느껴지기 시작했다.

그런데 내가 100세까지 살지도 모른다는 생각이 준 첫 느낌은 결코 즐거운 기대감이 아니었다. 그것은 "아차!" 였다. 하프마라톤 경기에 참여해 결승전에 가까운 지점까지 열심히 달려왔는데, 갑자기 내가 참여한 경기가 하프마라톤이 아니라 풀마라톤이라는 것을 알게 된 느낌이었다. 내 몸과 마음이 풀마라톤을 뛸 충분한 준비가 되어 있지 않다는 생각이 당혹감을 주었다.

이 과정에서 깨달은 것이 하나 있다. 내 수명, 다시 말하면 내 시간에 관해서 수동적인 생각을 하고 있었다는 것을 자각했다. 시간이 나한테 주어진다고만 생각했지, 내가 의지를 갖고 내 시간을 늘릴 수도 있다는 생각은 하지 않았던 것이다. 즉 장수를 의학의 발전이나 사회문화적인 변화가 가져다주는 외부적인 것이라고 생각했지, 내가 주도적으로 창조할 수 있는 그 무엇이라는 생각은 부족했다. 그러다보니 내 인생 계획도 80세에서 멈춰 있었다. 80세 이후에도 갖게 될지 모를 시간이 내 인생 설계에서 빠져 있었다. 노년의 인생에 관한 장기 설계가 없으면, 살다보니 어느새 90살, 100살이 되었다고 말할 수는 있어도 '나는 이런 꿈을 갖고 이런 사람으로 살기로 선택하고 내가 디자인한 인생 계획에 따라 90살, 100살까지 살았다'는 느낌을 갖기는 어려울 것이다.

나는 이러한 일련의 성찰 끝에 노년에 관한 생각을 극적으로 바꿔줄 선택을 했다. 나는 120살까지 살기로 했다. 120살은 인간에게 생물학적으로 가능하다고 일반적으로 받아들여지는 잠재수명이다. 나는 우리 앞에 펼쳐진 장수시대가 인간에게 허락할 수 있는 최대의 숫자를 내 수명으로 정하고, 120년이라는 긴 안목으로 인생을 새롭게 설계하기로 선택했다.

내가 120살을 살기로 선택한 근본적인 이유는 서문에서 밝힌 것처럼 단지 장수하기를 바라는 개인적인 소망 때문이 아니다. 가족의 장수 이력이나 현재 내 건강 상태 등을 고려해서 그때까지 살 수 있을 것 같다는 계산에서 나온 숫자도 아니다. 그 선택은 내가 평생 사명으로 삼아온 나와 이웃과 인류를 위한 큰 꿈과 책임감에서 비롯했다. 뉴질랜드에서 내가 시작한 얼스빌리지 프로젝트를 끝까지 책임지고 완성하겠다는 굳은 결심에서 이러한 선택을 했다. 이 선택은 내 삶에 많은 변화를 가져왔다.

첫째, 내 나이에 관한 생각이 크게 바뀌었다. 80세 인생에서 보면 지금 내 나이 67세는 마무리 단계지만, 120세 인생에서는 이제 겨우 절반이 지났을 뿐이다. 시간의 개념을 바꾸면 생각이 달라지고 인생이 달라진다. 남은 시간이 50년이 넘는다면 그 시간을 어떻게 살 것인가? 무엇을 위해 살 것인가? 이러한 생각의 전환은 내가 누구이고 내 인생에서 무엇이 중요한지를 다시 한 번 진지하게 성찰하고, 내가 소중하게 여기는 가치와 꿈을 실현하기 위해 지금 무엇에 집중해야 하는지를 더욱더 명확하게 해주었다.

둘째, 내 몸과 마음을 더 적극적으로 관리하게 되었다. 단지 운이 좋아서 오래 사는 것이 아니라, 나의 선택으로 인생을 내가 원하는 대로 경영하면서 120살까지 살려면 건강은 기본이다. 그래서 나는 더 건강한 식습관과 생활습관을 기르기 위해 노력하고, 틈이 날 때마다 운동을 한다. 일례로 내 체중을 스스로 감당할 수 있을 만큼의 체력은 유지하겠다는 생각으로 하루에 한 번 벽에 대고 물구나무를 서서 팔굽혀펴기를 열 번씩 한다.

셋째, 내 뇌가 자극을 받아서 그 어느 때보다 열심히 일하고 있다. '120세 인생'이라는 정보는 나의 뇌에 새롭고 강력한 충격이었다. 나의 뇌는 내가 120세 인생을 제대로 살 수 있도록 그동안의 사고방식이나 습관 중에 바꾸어야 할 것이 없나, 열심히 찾아서 내게 자꾸 교정할 것을 요구한다. 뇌는 120세까지 거뜬 하다고 나에게 확인이라도 하듯, 새롭고 창조적인 아이디어를 쏟아내기 시작한다. 120살을 선택하고 나니 내 뇌에서 긍정감과 활력을 주는 호르몬이 분비되는지 마치 30년은 더 젊어진 기분이 든다. 나는 지금 내 몸과 마음이 최적의 상태에 있다고 느끼며, 어느 때보다 열정적으로 기쁨과 희망을 갖고 생활하고 있다. 120세 인생을 선택함으로써 나의 노년을 긴 안목으로 설계하고 다른 사람들과 세상을 위해 의미 있는 일을 할 수 있는 시간을 더 많이 갖게 된 것에 깊이 감사한다.

120살까지 산다고 하면 어떤 생각이 드는가?

나는 120살까지 살겠다는 선택을 한 후 사석이든 공석이든 기회가 있을 때마다 내가 왜 그런 선택을 했는지 적극적으로 이야기했다. 대부분의 사람들이 아주 흥미로워했다. 특히 60대 전후의 사람들은 몸을 뒤로 느긋하게 젖히고 앉아 있다가도 내가 그 이야기를 화제에 올리면 의자를 바짝 끌어당겨 앉으며 경청하곤 했다.

하지만 모든 사람들이 내 선택을 반기는 것은 아니라는 것도 곧 알게 되었다. 120세 인생에 관한 구상을 쉽게 수긍하지 않거나 반감을 갖는 사람들도 있었다. 그런 사람들의 반응은 다음 세 가지 중 하나였다.

"120살? 그게 정말로 가능해요? 아직은 꿈에 불과하죠."

"120살? 아이고! 그건 나에게 지옥이에요!"

"120살? 맘먹는다고 그게 되나요? 천수를 누리다 가는 거죠."

당신은 어떤가? 120살까지 산다고 하면 가장 먼저 떠오르는 생각이나 느낌은 무엇인가? 기대가 되는가, 아니면 부담이 되는가?

현재까지 기록으로 증명할 수 있는 사람 중에 가장 오래 산 사람은 122세의 프랑스인이다. 우리나라도 7년 전에 122세의 최고령 유권자인 남궁 할머니가 투표권을 행사해 화제가 된 일이 있다. 지구상에 존재하는 동물들 대다수는 성장 기간의 여섯 배까지 살 수 있다고 한다. 이런 이론에 따라 20세까지가 성장기인 인간의 수명도 120세까지 늘어날 수 있다고 보는 학자들이 많다. 동양의 여러 심신수련 전통에서도 인간이 자연의 이치에 따라 양생養生을 잘하면 120살까지 건강하게 살 수 있다고 보았다. 작년에 미국 알버트 아인슈타인 의과대학 연구팀은 인간의 한계수명이 115세라고 발표했는데, 최근에 그 연구를 거세게 반박하는 논문이 잇따라 영국 과학저널 〈네이처〉에 게재되고 있다. 현재로선 인간의 한계수명이 적어도 115세는 넘어설 것이라는 게 중론이다.

2015년 유엔 자료에 따르면 100세가 넘은 지구인은 50만 명이다. 20년 전에 비해 네 배가 증가한 것인데 이 숫자는 훨씬 더 빨리 늘어날 것이라고 한다. 얼마 전에 세계적인 IT기업 구글에서 생명연장 프로젝트에 막대한 투자를 시작했는데, 인간 수명을 500세까지 연장하는 것이 목표라는 흥미로운 기사를 읽었다.

우리가 구글에서 목표한 만큼 그렇게까지 오래 살 수 있을지는 모르겠지만, 나는 120세 시대가 우리가 생각하는 것보다 훨씬 더 빨리 올 수도 있다고 생각한다. 인간의 평균수명은 1900년에는 50세를 밑돌았지만 현재 한국인의 평균수명은 80세를 넘어섰다. 특히 최근 2백 년 동안 영양과 위생이 좋아지고 의료기술이 발달하면서 1년에 평균 3개월씩 늘어났다고 한다.

기술이 얼마나 빠른 속도로 발전하고 있는가? 30년 전 우리의 삶을 생각해보라. 그때는 개인이 컴퓨터를 갖는 일은 극히 드물었고, 요즘처럼 남녀노소 할 것 없이 스마트폰을 끼고 사는 세상은 상상할 수도 없었다. 과학기술의 발전, 셀프케어의 중요성에 대한 대중적인 자각, 웰빙 중심의 라이프 스타일 등이 우리가 상상하는 것 이상으로 긴 삶을 인류에게, 빨리 가져다줄 수도 있다. 실제로 장수국 중 하나인 우리나라에서는 대부분의 40대, 50대가 자신이 건강을 잘 관리하면 100세까지 살 수 있을 거라는 것을 당연하게 받아들인다. 또 이러한 흐름을 타고 110세까지 보장을 받는 보험 상품들이 줄줄이 출시되고 있다.

당신이 인간의 수명 연장에 대해 그렇게 낙관적이지 않다 해도 우리가 부모세대보다 훨씬 더 오래 살 것은 분명하다. 지금 60세

전후에 있는 사람이라면 앞으로 살날이 짧게는 20년에서 아주 길게는 60년까지 남아 있는 것이다.

당신 나이에 0.7을 곱해보라

"120살까지 산다고요? 그건 나에게 지옥이에요!" 120세 인생이라는 구상에 대해 고개를 절레절레 흔드는 사람들 중 많은 이들이 '노년 = 힘들고 외로운 시기'라는 생각을 갖고 있다. 오래 산다고 하면 몸 아프고, 돈 없고, 외롭거나 누군가에게 신세지고 부담을 주는 모습을 먼저 떠올린다. 그런 사람들에게는 아마 가족이나 주위 사람들 중에 오랫동안 병상에 누워 힘들고 고통스러운 노년을 보내다가 돌아가신 분이 있었을지도 모른다. 미디어를 통해 우리가 접하는 노년은 온통 '문제투성이'이기 때문에 노년에 대한 부정적인 생각을 더욱 부추긴다.

물론 나이와 함께 노화 현상이 찾아오고 그와 함께 육체적, 정신적 변화가 따르는 것은 피할 수 없다. 무거운 물건을 들어 올린다거나, 계단을 성큼성큼 오른다거나, 숫자나 이름을 금방 떠올리는 것처럼 그 전에는 어렵지 않게 할 수 있었던 일들이 더 이상 쉽지 않게 느껴지는 때가 있을 것이다. 그러나 지금 50대, 60대의 심신은 분명 이전 세대가 그 나이를 통과했을 때와는 비교할 수 없을 정도로 젊고 튼튼하다. 또한 대부분의 우리는 그 전 세대보다는 훨씬 좋은 경제력을 지니고 은퇴한다. 120살을 산다고 하니 왜 힘없고 고통스러운 시기를 먼저 떠올리고, 그 시기가 아주 길 것이라고 생각하는가? 120살을 살기로 선택한다는 것은 죽음 직전에 이른 연약한 몸과 흐린 정신으로 몇 십 년 동안 생명만을 연장한다는 의미가 아니다. 자신의 노년에 무엇을 추구하며 어떻게 살지를 적극적으로 선택하고, 그 삶을 건강하고 행복하게, 재미와 보람이 넘치는 시간으로 창조한다는 것이다.

세계적인 장수국으로 손꼽히는 일본에서는 한때 새로운 나이 계산법이 유행했다. 현재 자기 나이에 0.7을 곱하는 것이다. 요즘 사람들은 예전 세대보다 훨씬 더 젊게 생활하기 때문에 그래야 육체적으로 정신적으로 실제적인 체감 나이가 된다는 것이다. 이 나이 계산법에 따르면 50세인 사람은 35세, 60세인 사람은 42세, 70세인 사람은 49세가 된다. 120세는? 84세다!

우리 머릿속에는 아직도 평균수명이 60세였던 시대의 사고관념이 자리 잡고 있다. 20~30대는 청년, 40~50대는 중년, 60세 이상은 노년이라고 생각하고, 60세 이후라고 하면 노쇠한 몸과 상실, 고통과 의존을 떠올리도록 은연중에 프로그래밍 되어 있는 것이다.

선진국을 포함해 많은 나라에서 65세가 일반적인 은퇴 연령이고 이때부터 흔히 노인으로 분류한다. 65세를 노인으로 정한 것은 1889년에 독일에서 노인연금을 65세부터 지급한 것에서 비롯했다고 한다. 그때의 평균수명은 50세도 안 되었다는 것을 기억할 필요가 있다. 많은 노년학자들이 지금의 70대는 1960년대의 50대와 비슷한 삶을 살아간다고 말한다. 그런 관점으로 120세 인생을 다시 생각해본다면, 긴 노년이 부담스럽다는 생각에 분명 변화가 일어날 것이다.

생활습관이 장수를 결정한다

내가 명상을 지도하며 사람들에게 가장 중요하게 가르치는 것 중의 하나는 생명은 근본적으로 나의 소유가 아니라는 점이다. 우리는 자연으로부터 생명을 받았고 그 생명이 언제 우리를 떠날지 아무도 모른다. 120살까지 살겠다는 나의 선택도 자연의 축복이 없으면 불가능한 일이다. 1년 뒤, 아니 내일이 지구에서의 마지막 날이 될 수도 있다.

진인사대천명盡人事待天命이라는 말이 있다. 어떤 일이든지 사람이 자신의 노력으로 최선을 다한 뒤에 그 성공 여부는 하늘의 뜻에 따라 겸허하게 받아들인다는 뜻이다. 우리에게 주어진 생명을 거두어갈 권한과 그 시기를 정할 결정권이 결국은 하늘에 있지만 우리가 자신의 심신을 어떻게 관리하느냐에 따라서 그 시기는 연장될 수 있다. 술과 담배, 과로, 스트레스와 같은 건강에 해로운 생활방식을 선택한 사람은 그만큼 기대수명이 줄어들 것이고, 바람직한 식습관과 운동, 긍정적인 사고와 같은 건강에 이로운 습관을 선택한 사람은 그만큼 기대수명이 연장될 것이다. 라이프 스타일과 수명 연장의 연관성은 이미 여러 연구를 통해서 입증되고 있다.

장수를 결정하는 주요인 중에 건강한 식생활이 손꼽힌다. 섭취한 음식이 곧 그 사람의 몸이 되기 때문이다. 음식과 건강의 연관성에 관한 연구는 미디어에 빈번하게 발표된다. 런던 대학교에서 65,000명을 대상으로 조사한 결과, 하루에 과일과 채소를 일곱 번 먹는 사람은 한 번 미만으로 먹는 사람보다 조기사망률이 42% 감소했고, 대여섯 번 먹은 사람은 36% 감소한 것으로 나타났다.

소식小食이 장수의 비결이라는 것은 너무나 잘 알려져 있다. 한 연구에 따르면 소식을 하는 사람은 5년의 수명 연장 효과를 기대할 수 있다고 한다. 세계적인 장수 국가 일본의 많은 장수 노인들은 80% 정도 포만감이 들면 식사를 멈춘다. 소식과 더불어 장수와 관련성이 깊은 또 하나의 식습관이 있다. 전 세계에 100세 이상 노인들 수백 명을 인터뷰한 덴 뷰트너Dan Buettner 박사는 그들의 라이프 스타일에 대해서 질문을 했는데 흥미롭게도 대다수가 늦은 오후나 저녁에 하루 중 가장 적은 양의 식사를 한다고 대답했다.

　운동이 수명 연장에 효과석이라는 것도 누구나 아는 시 싵이 다. 미국 보건복지부가 40세 이상을 대상으로 한 연구에 따르면, 1주일 권장 운동량인 중강도 운동을 150분 하거나 고강도 운동 을 75분 시행하면 3.4년의 수명 연장 효과가 있다고 한다. 권장 운 동량의 두 배로 운동한 사람들은 4.2년, 그 절반만 시행한 사람도 1.8년의 연장 효과가 있었다.

　수명 연장을 위해서는 마음가짐, 생활 태도, 인간관계도 중요 하다. 예일대 공중보건대 베카 레비Becca Levy 박사는 노화에 긍정 적인 시각을 가진 사람은 부정적인 시각을 가진 사람보다 7년 반 정도 오래 사는 경향이 있다고 말했다. 보통 아무것도 안 하고 편 안하게만 보내면 장수에 효과적일 것이라고 생각하는데 그러한 통념을 뒤집는 연구 결과도 있다. 열심히 일하는 성격은 수명을 2~3년 연장시키는데 이것은 조기사망률이 20~30% 줄어드는 효 과와 맞먹는다. 30만 명을 대상으로 한 143개의 연구 자료에 따르 면, 사회적인 유대가 강한 사람은 고립된 사람보다 평균 7년 반을 더 오래 산다고 한다.

　또 몸에 해로운 습관을 끊는 것은 수명 연장을 위해서 기본적 이고도 필수적이다. 35세에 금연을 한 여성의 경우 6~8년 더 수 명이 연장된다. 또 50세에 금연을 하면 계속 흡연하는 사람에 비 해 향후 15년간 사망할 가능성이 절반으로 줄어든다. 하루에 앉아 있는 시간을 3시간 미만으로 줄이면 기대수명을 2년 연장하는 효과가 있다.

이렇듯 건강한 라이프 스타일을 유지하는 것은 수명 연장과 직결된다. 위와 같이 주요 생활습관을 건강하게 바꿀 경우, 각각의 효과를 합치면 최소 10년에서 많게는 수십 년의 수명 연장 효과가 있을 거라고 짐작해 볼 수 있다. 120살을 사는 것이 마음먹은 대로 되냐고 물어보면 조물주가 아닌 이상 '당연히 가능하다'고 누구도 확답할 수 없다. 하지만 눈부신 의학 기술의 발달과 위와 같은 여러 연구 결과들을 토대로만 보아도 우리는 그 가능성에 점점 접근하고 있다고 할 수 있다.

당신은 몇 살까지 살기를 선택하겠는가

나는 노년을 더욱더 적극적으로 설계하기 위한 하나의 방법으로 당신이 몇 살까지 살 것인지를 선택해보라고 권하고 싶다. 당신이 스스로 결정하고 선택할 수 있다면 당신은 몇 살까지를 선택하겠는가? 특별히 떠오르는 나이가 있는가? 있다면 왜 그 나이인가? 단지 몇 살까지 살았으면 좋겠다는 소망을 품는 것이 아니라, 나는 몇 살까지 살겠다고 단단하게 마음을 먹어보라. 다른 누구에게가 아니라 당신 자신에게 아주 분명하게 나는 몇 살까지 살겠다고 의사 표명을 해보라.

당신의 수명을 선택했는가? 그 다음에는 낭신이 선택한 그 나이를 기준으로 지금부터 죽음에 이르기까지 얼마나 많은 시간이 남았는지 계산해보라. 30년? 40년? 50년? 대부분의 사람들에게 꽤 긴 시간이 남아 있을 것이다. 그 시간을 진지하게 생각해보라. 그 시간은 당신 전체 인생의 최소 3분의 1, 길게는 반평생에 가까운 것이 아닌가!

이제 당신에게 이런 질문들을 한번 던져보라. 나는 그 시간에 대한 목표와 설계가 있는가? 내가 선택한 그 나이까지 어떤 모습으로 살아갈 것 같은가? 그때까지의 삶을 통해 무엇을 이루고자 하며 무엇이 되고 싶은가? 이러한 질문에 당신 안에서 어떤 목소리가 들리는지 귀기울여보라.

우리 한 사람, 한 사람은 주어진 시간과 생명을 어떻게 사용하다 갈지 선택하고 결정할 수 있다. 이것은 우리에게 주어진 가장 위대한 힘이고 권리이다. 그런데 불행하게도 아주 소수의 사람만이 그 힘을 제대로 사용한다. 대부분이 내일의 일, 다음 주의 일, 다음 휴가 때의 여행지 등의 작은 계획은 갖고 있지만, 5년, 10년 뒤의 계획을 가지고 있는 사람은 많지 않다. 더욱이 자기 인생의 큰 물줄기가 어디로 흘러가게 할지, 청년기, 장년기, 중년기, 노년기 등 각각의 생애 단계에 어떤 목표를 이룰지 같은 '전체적인 인생설계'를 하는 사람은 드물다.

무엇을 위해 어떻게 살아갈지에 관한 큰 그림이 없으면, 그저 상황이 흘러가는 대로 자신을 맡기고 환경에 끌려 다니거나 되는 대로 살아가게 된다. 프랑스의 소설가 폴 부르제가 이런 말을 했다.

"생각하는 대로 살아야 한다. 그렇지 않으면 머지않아 사는 대로 생각하게 될 것이다."

나는 나처럼 인생의 후반기에 들어선 사람들을 주의 깊게 관찰하고 그들과 많은 대화를 나누면서, 대부분의 사람들은 70세, 80세 이후의 삶에 관한 구체적인 그림이 부족하다는 것을 알게 되었다. 은퇴 후에 소극적이고 고립적인 생활을 하는 사람들뿐만 아니라 육체적, 정신적, 사회적으로 활발하게 활동하는 사람들도 예외는 아니다. 여행, 취미생활, 자원봉사 등으로 노년을 바쁘게 보내는 사람들도 일과를 가득 채우는 '업무 목록'은 있지만, 그 시기를 통해 이루고자 하는 인생의 큰 그림이나 목표가 있는 사람은 드물다. 당신이 건강과 행복, 기쁨과 보람이 넘치는 인생의 후반기를 설계하려면 반드시 그 시간에 의미를 부여하는 목적이나 목표가 있어야 한다.

사실 당신이 언제까지 살 것인지를 선택하기 위해서 가장 먼저 해야 할 것은 여생을 통해 이루고 싶은 꿈이나 목표를 찾는 것이다. 그냥 당신의 머릿속에 떠오르는 숫자를 임의로 고르는 것은 별 의미가 없다. 그 숫자 자체가 당신에게 그 나이까지 살겠다는 동기부여를 해주지 않을 것이기 때문이다. 의미를 주는 목표가 있을 때 우리는 자신이 가진 모든 자원을 효과적으로 활용하여 그 목표를 이루기 위해 최선을 다한다. 특정한 나이까지 살아야 할 이유나 목표가 있을 때, 몸과 마음을 훨씬 더 적극적으로 관리하고 건강한 생활습관을 유지하기 위해서 더욱더 노력하게 된다.

미국 애리조나주 피닉스에 거주하는 올해 73세의 수전 제라체 Susan Gerace는 93세까지 건강하게 사는 것이 목표다. 그녀는 평생 동안 산모들의 출산을 돕고 환자들을 위해 처방전을 쓰는 간호사로 일하다가 은퇴했다. 싱글맘으로 다섯 명의 자녀들에게 좋은 교육을 시키고, 그들이 성숙한 개인으로, 훌륭한 시민으로 삶을 잘 꾸려나가고 있는 것에 큰 자부심을 느끼고 감사한다. 그녀는 93세까지 살겠다고 선택한 이유를 다음과 같이 말했다.

"작년 어느 날이었어요. 일곱 살 난 손자 녀석의 어깨에 팔을 두르고 앉아 있었죠. 그 녀석이 제게 말했어요. 할머니, 제가 커서 나중에 아이들을 갖게 될 때도 살아계실 거예요? 그 아이들도 지금처럼 안아주실 수 있도록이요? 그럼, 하고 대답했죠. 그리고 계산해봤어요. 가만 있자 녀석이 대학을 졸업하고 아이를 갖게 되는 때라면… 그래서 그 나이를 선택한 거예요."

자녀들과 손주들에게 엄마와 할머니로서 자신과 함께한 삶의 경험과 좋은 추억을 충분히 남겨주고 싶다는 생각이 수전에게 적어도 93세까지는 건강하게 살겠다는 목표를 갖게 한 것이다. 나의

120세나 수전의 93세나 우리의 선택에 분명한 이유와 목적이 있기 때문에 그 숫자들이 중요한 의미를 갖는다.

'나는 몇 살까지 살기를 선택하겠는가?' 단지 재미삼아서가 아니라, 스스로에게 진지하게 이 질문을 던지고 내면의 소리에 귀를 기울인다면 이 질문이 아주 강력하다는 것을 알게 될 것이다. 이 질문은 당신이 삶에서 무엇을 중요하게 생각하는지 자각하게 해줄 것이기 때문이다. 그 자각으로부터 인생의 후반기를 당신의 황금 시간대로 만들기 위한 진정한 여정이 시작된다.

오늘이 당신의 마지막 날일 확률은 아주 적을 것이다. 하지만 오늘이 남은 인생의 첫날일 확률은 100퍼센트다. 당신이 지나온 삶을 성찰하고 긴 안목으로 앞으로의 삶을 계획한다면, 당신이 몇 살까지 살기로 선택을 하든, 분명 더 건강하고 의미 있고 충만한 삶을 살 수 있을 것이다. 물론 나는 당신이 나처럼 120살까지 살기로 선택한다면 정말 기쁘겠지만.

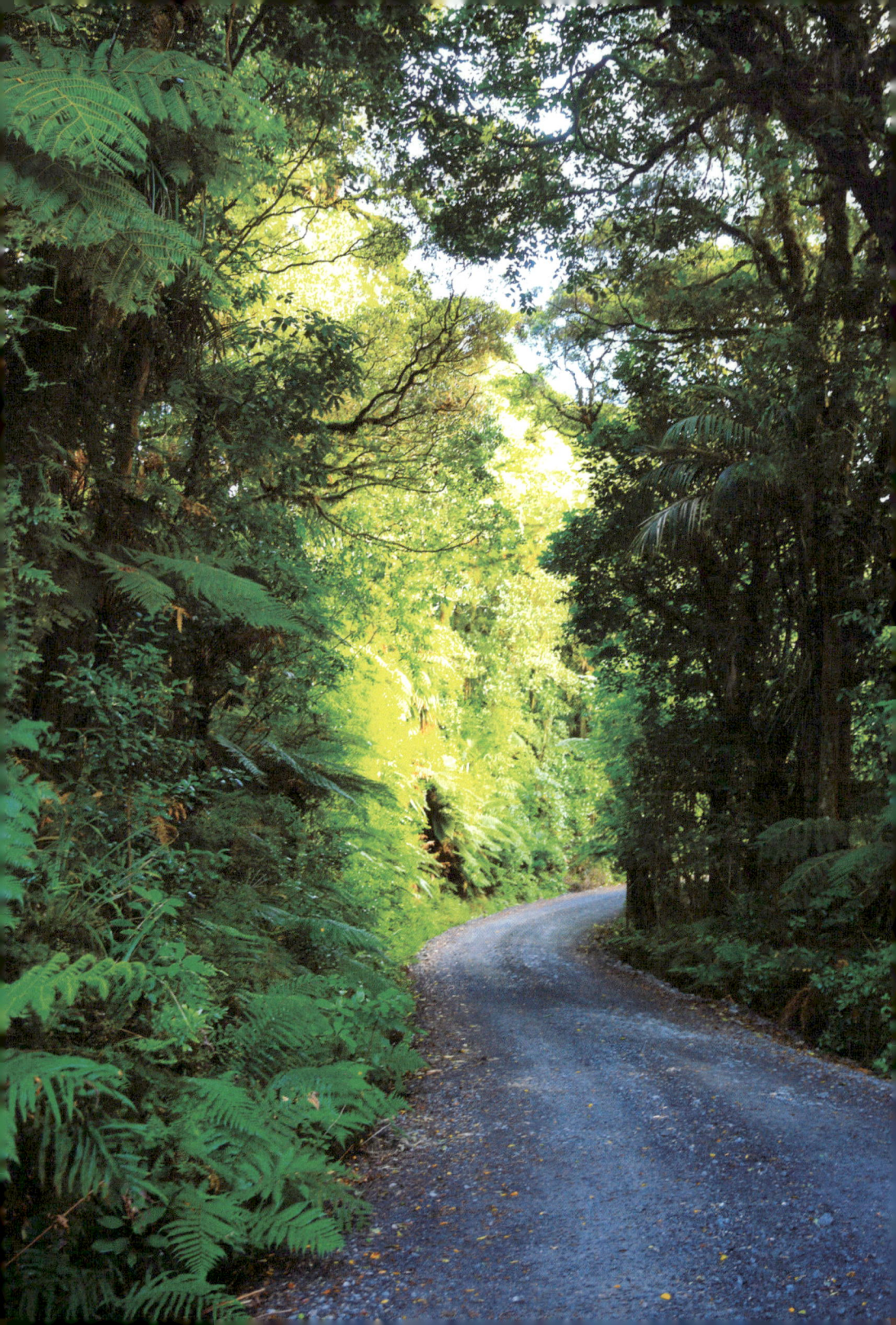

2 장

진정한
인간의 길은
무엇인가

전 세계 어느 국가를 보더라도 평균수명의 증가와 저출산으로 인한 고령화 현상이 두드러지게 나타나고 있다. 2050년에 세계 전체 인구는 현재보다 약 20% 정도 증가하는 데 반해 65세 이상 인구는 현재보다 무려 두 배나 급증할 것으로 전망한다. 전체 인구의 18%, 열 명 중에 약 두 명은 노인이라는 얘기다.

특히 선진국과 아시아 국가에서의 고령화 현상이 두드러진다. 한국의 경우 2050년에 65세 이상 노인 인구 비율이 36%나 되어, 일본의 40%에 이어 전 세계에서 두 번째로 높은 수치를 기록할 것으로 보인다. 이 말은 열 명 중에 무려 네 명 정도가 노인이라는 건데 정말로 놀라운 현상이 아닐 수 없다.

81세는 우리나라의 '평균' 수명이다. 다른 말로 하면 그 나이가 되기 전에 죽는 사람들도 있지만 평균수명을 훨씬 웃도는 사람도 아주 많다는 뜻이다. 주위를 둘러보라. 82세 이상은 물론이고, 90세 넘게 사는 사람이 이제 흔하지 않은가? 그런데 문제는 노년에 관한 일반적인 인식과 마음가짐, 태도 등은 평균수명 60세 시대의 수준에 머물고 있다는 것이다.

80세가 되었을 때, 당신의 하루 일과는 어떻게 구성될까? 평일에는 무엇을 하고 주말에는 무엇을 할까? 당신이 관심을 가지고 집중하는 활동이나 계획은 무엇일까? 당신은 삶에서 보람과 기쁨을 느끼면서 살고 있을까? 아니면 시간이 지나가는 것을 무력하게 바라보며 어제와 똑같은 오늘이 반복되는 지루한 삶을 살고 있을까? 이러한 질문에 대해 당신은 답할 수 있는가?

70세 혹은 80세 이후의 삶을 생명을 유지하는 것 이상으로, 어떤 활동을 위한 목표나 계획을 가진 사람은 매우 적다. 그로 인해 많은 사람들이 정신적으로 준비 없이 장수시대로 들어서고 있고, 20~40년의 무활동 시간이라는 새로운 과제에 부딪히게 된다. 이것은 개인적인 차원을 넘어서 국가적, 더 나아가 지구적인 차원의 문제라고 하지 않을 수 없다. 전체의 20~40%를 차지하는 인구가 20~40년간 무활동 시간을 갖는다는 것은 역사상 전례가 없는 새로운 상황이기 때문이다.

'노년의 시간을 어떻게 보내는가'가 미치는 영향은 실로 막대하다. 부정적으로 작용할 경우 개인으로는 무기력하고 비생산적이고 의존적인 삶을 살게 되고, 사회로는 큰 복지 부담이 될 수 있다. 긍정적으로 작용할 경우 개인은 오랜 경험과 넓은 시야를 통해 가치 있는 지혜를 나누는 보람 있고 충만한 삶을 살 수 있고,

사회는 문화의 정수를 단절 없이 다음 세대로 전달하는 생산적인 기여를 하고 그 활동에 대해 사회적인 가치를 부여함으로써 경제적인 문제까지도 스스로 해결할 수 있는 길을 찾을 수 있다.

이를 함께 고민하고 답을 찾고 준비함으로써, 청장년의 열정과 실행력 그리고 노년의 지혜와 너그러움이 어우러진 성숙하고 조화로운 새로운 문화를 창조할 수 있는 가능성이 열리는 것이다. 노년의 삶은 많은 사람들에게 매우 실존적인 문제가 되고 있으며, 우리 모두가 직면하게 될 현실이기 때문에, 이를 성찰하고 답을 찾는 것은 큰 의미가 있다.

성공을 위한 전반기 60년

나는 노년이 왜 흐지부지 지나가는 시간으로 인식되고 있는지를 고민하면서 태어남부터 죽음에 이르기까지 인생 전체를 놓고 성찰하게 되었다. 인간으로 태어나서 죽을 때까지 걸어가는 인생의 길이 있다. 그러면 인간이 인간으로서 걸어가야 할 진정한 길은 과연 무엇인가라는 의문을 갖지 않을 수 없다.

지금 이 순간도 우리는 각자 자신의 인생이라는 길을 걸어가고 있다. 그 길의 세부사항은 다를 수 있지만 보편적인 행로는 얼추 비슷하다. 태어나서 성장하고 배우고 직업을 갖고 가족을 이루고 살다 늙고 죽는 것이다. 60세까지를 인생의 전반기, 그 후를 인생의 후반기라고 해 보자.

인생의 전반기에 인간이 걸어가는 길과 목적지는 비교적 명확하게 정해져 있다. 한 마디로 말하면 '성공'이다. 사람들은 너나할 것 없이 성공이라는 분명한 목표를 향해서 달음박질을 하고 있다. 성공은 인생 전반기를 관통하는 가장 큰 패러다임이다. 그래서 나는 인생의 전반기를 '성공기'라고 이름 붙였다.

사람들은 성공이라는 패러다임 속에서 서로 부딪히기도 하고 엎치락뒤치락하며 인생이라는 길을 내달리기에 여념이 없다. 수많은 군중이 빽빽이 걸어가고 있는 길을 상상해 보라. 사람들은 그 길을 누가 만들었는지는 생각해 볼 겨를도 없고 상관하지도 않는다. 먹고 살아야 하기 때문에, 더 적나라하게 표현하면 다른 사람들보다 '더' 잘 먹고 잘 살아야 하기 때문에 모두 정신없이 그 길을 내달린다. 그 길은 인류의 오랜 역사를 통해 수많은 사람들이 걸어갔기 때문에 지금은 널찍한 대로가 되었다. 사람들은 왜 그 길을 걸어가야 하는지, 다른 길은 없는지에 대해 재고하지 않는다. 그저 길이 나 있으니까, 다른 사람들이 다 그 길을 걸어가고 있으니까 별 생각 없이 우르르 몰려간다. 그리고 경쟁에서 뒤처지지 않기 위해 앞서 있는 사람을 좇아가기에 바쁘다.

성공이라는 패러다임은 우리가 아주 어렸을 때부터 의식적으로든 무의식적으로든 뇌리에 박히기 시작한다. '인생은 전쟁터와

같다. 그래서 너는 싸워야 하고, 싸우면 반드시 이겨야 한다.' 이것
이 우리가 가정과 학교에서 귀에 못이 박이도록 듣는 메시지다.
지는 것은 곧 실패를 의미하기 때문에 우리는 끊임없이 이기기 위
해 노력한다. 경쟁에서 이기느냐, 지느냐에 따라 하루에도 몇 번
씩 천당과 지옥을 오간다. 이기면 나의 존재가치가 세상 그 무엇
보다 크게 느껴지고, 지면 순식간에 초라해지는 것 같다. 경쟁과
성공에 몰입하는 일은 직업을 구해 돈을 벌고 가정을 이루어 아
이를 키우면서 더욱 과열된다.

　물론 이 시기에 우리는 왕성한 활동력으로 원하는 것을 얻고,
사회의 성장과 발전에 기여하기도 한다. 우리는 직업을 통해 경력
을 쌓으며 사회에서 확고한 자기 자리를 마련하기 위해 애쓴다.
자신의 전문 분야나 몸을 담고 있는 조직, 책임을 맡은 일에서 결
실을 맺기 위해 헌신적으로 일한다. 가장 많은 성취와 경험과 노
하우를 쌓는 시기, 개인으로나 사회로나 몸으로 치면 척추처럼 중
심을 잡아주는 역할을 하는 시기이다. 하지만 성공기의 특징이 필
연적으로 불러오는 '경쟁'이라는 패러다임에서 우리는 자유로울
수가 없다.

　우리가 너무나 잘 알고 있듯이 경쟁에서는 모든 사람이 다 이
길 수 없다. 이기는 사람이 있으면 반드시 지는 사람이 생기기 마
련이다. 그러다 보니 이기는 소수의 사람들과 그 소수의 사람들
을 위해 박수를 치며 스스로를 '낙오자'라고 여기는 다수의 사

람들로 갈린다. 적자생존의 경쟁구도에서는 의도하지 않아도 나의 성공이 다른 사람에게 상처가 되며 다른 사람의 성공이 나를 불편하게 한다. 그래서 성공의 패러다임 속에서는 진정한 평화가 없다.

40대, 50대에 접어들면 많은 사람들이 사회가 강요하고 스스로 내면화한 성공의 패러다임에 의문을 갖기 시작한다. 경쟁에서 이겨 꼭대기까지 올라가고 돈, 명예, 권력 등 원하던 것을 얻었지만 '이게 다인가?' 하는 생각이 드는 것이다. 충분히 먹고 살만 한데도 행복하지가 않다. 왠지 허전하고 만족감이 없다. 원했던 것보다 더 많은 돈을 벌고 가족과 함께 해외의 호화롭고 이국적인 별장에서 장기 휴가를 보내면서도 공허감을 못 이기는 사람들이 많다. 이때 '왜 그럴까' 하고 진지하게 질문하는 사람들은 자연스럽게 자신의 삶을 성찰하게 된다.

인생의 후반 60년은 많은 사람들에게 은퇴와 함께 찾아온다. 이때 우리가 성공기에 의미를 부여했고 시간과 에너지를 쏟아 부었던 많은 것들에 변화가 일어난다. 직업 활동의 대가로 받았던 정기적인 수입, 특별히 신경 쓰지 않아도 생활에 규칙적인 리듬을 주던 일과, 일을 하면서 느꼈던 짜릿한 성취감, 프로젝트를 진행하며 다른 사람들을 총괄할 수 있는 사회적 지위, 미운 정 고운 정 다 들어서 가족이나 다름없이 느껴지는 직장에서의 인간관계… 이런 것들이 어느 날 갑자기 사라진다.

인생의 전반기에 돈이나 권력같이 자신의 가치를 오로지 밖에서만 찾았던 사람들은 이때 큰 상실감을 겪게 된다. 자신이 중요하다고 생각했던 것, 열정을 쏟아 부었던 것들이 사라졌는데, 그것들을 대체할 만한 다른 것이 없으면 인생이 너무나 허무하고 공허하게 느껴진다. 자신이 아무짝에도 쓸모없는 것 같고, 세상에서 자기 자리가 완전히 사라진 것처럼 느낀다.

그동안 기술자였고 선생님이었고 영업자였고 간호사였는데, 이제 그 일을 더 이상 하지 않는 나는 무엇인가? 무엇이 나를 나이게 하는가? 사회적인 성공이 더는 나를 자극하고 동기를 부여하는 목표가 되지 않을 때, 내 삶을 가치 있다고 느끼게 해주고 계속해서 삶에 의미를 줄 수 있는 것은 무엇인가? 나는 앞으로 남은 인생을 어떤 목표로 무엇을 하며 살아가야 하는가? 이런 질문에 맞닥뜨리게 되는 것이다.

후반기 인생을 위한 패러다임이 필요하다

인생의 전반기에 인간이 걸어가는 길은 아주 명확했다. 가정, 학교, 직장이라는 꽉 짜인 사회 시스템 안에서 그저 사람들이 가는 길을 좇아가면 됐다. 문제는 은퇴를 하고나서다. 은퇴 이후에는 모두 따라갈 수 있는 명확한 대로大路가 나 있지 않다. 그래서 은퇴라는 전혀 새로운 환경에 맞닥뜨린 사람들은 앞으로 무엇을 위해, 어떻게 살아야 할지 여간 난감하지 않을 수 없다. 은퇴 후의 삶은 그냥 각 개인에게 맡겨져 있을 뿐이다. 그것이 사회 시스템화 되어 있지 않기 때문에 사회적인 영향력을 주기에도 미미하다.

인간의 평균수명이 60~70세였을 때는 이것이 별 문젯거리가 아니었다. 하지만 전체 인구의 20~40%가 20~40년 동안 명확하고 의미 있는 목표나 활동 없이 인생을 허송세월한다면 그것은 개인은 물론 전체적으로도 크나큰 문제와 낭비가 아닐 수 없다. 나는 이 문제를 해결하기 위해서는 인생의 후반기를 대표하는 패러다임이 절실히 필요하다고 확신한다. '인생의 전반기에는 성공을 위해서 살았다면 후반기에는 이것을 위해서 살자'고 말할 그 무엇이 명확하게 있어야 한다. 인생의 전반기에는 모든 사람들이 성공을 위해 달려가듯이 인생의 후반기에는 다들 그 목표를 갖고 살아야 한다.

문제는 그 길이 아직 나 있지 않다는 것이다. 인생의 길이 절반까지만 나 있고 나머지 절반은 길이 없는 허허벌판이다. 그 허허벌판에서 자기만의 명확한 인생의 길을 만들어가는 사람은 아주 극소수에 불과하다. 그 나머지 절반의 길이 명확하게 제시되어 있지 않기 때문에 대부분의 사람들이 인생의 후반기를 흐지부지 보내다 가는 것이다.

인생의 후반기에 인간이 추구해야 할 가치를 나는 '완성'이라고 제안하고 싶다. 완성은 '완전하게 하다', '다 이루다'는 뜻이다. 무엇을 완전하게 할 것인가? 그것은 비로 자기 자신이며 자신의 인생이다.

나는 사람은 태생적으로 완성을 추구한다고 본다. 혼자는 불완전하다고 느끼기에 친밀한 인간관계나 소속감을 느낄 수 있는 커뮤니티를 찾는 것도 완전함을 추구하는 것이요, 자신의 부족함을 느끼고 더 나은 자신이 되기 위해 자기계발과 수양을 하는 것도 완전함을 추구하는 것이요, 보이지 않는 정신세계, 영성을 추구함으로써 신 또는 우주의 근원과 정신적인 합일감을 느끼는 것도 완전함을 추구하는 것이다.

사람은 누구나 자신이 누구인지 질문하고, 삶의 목적과 의미를 알려고 하고, 자기 존재의 근원을 찾으려고 한다. 그래서 인간은 근본적으로 영적이다. 인간은 유일하게 '나는 누구인가?'라고 질문하는 동물이다. 인생의 어느 시점에 들어서면 결국 성공을 넘어 완성의 가치를 추구하게 되는 까닭은 우리가 필연적으로 그럴 수밖에 없는 존재이기 때문이다. 우리의 뇌가 스스로 진정한 삶의 의미를 찾고 완전함을 추구하도록 프로그래밍 되어 있기 때문이다. 나는 그것이 인간의 본성이라고 생각한다.

완성이라는 것은 보이는 세계나 어떤 외형적인 것이 아니다. 그것은 내면에서 스스로 느낄 수 있는 감각이며 의식의 세계이다. 자긍심, 만족감, 합일감, 평화처럼 자신의 가슴을 가득 채우는 충만감이다. 인생의 완성은 숨을 거두는 마지막 순간에 가서 마무리된다. 죽음의 순간에 자신의 삶을 돌아보며 '내 삶에 더 이상 후회나 여한이 없다. 나는 충분히 의미 있는 삶을 살았고 내 자신이 자랑스럽다'는 만족감과 충만감 속에서 행복하고 평화롭게 눈을 감을 수 있는 삶이 바로 완성의 삶이다. 자신의 삶이 완전했다고 느끼는지 아닌지는 자신만이 알 수 있다. 그 누구도 그 것을 함부로 가늠하고 평가할 수 없다. 오직 자신의 가슴속에서 느껴지는 만족감과 충만감의 정도에 따라 인생의 완성도가 결정된다.

만약 생의 마지막 순간에 '내 삶에 후회가 남아 진정으로 원하는 삶을 살지 못했어.'라는 회한에 빠진다면, 결코 자신의 삶에서 완전한 충만감을 느낄 수 없을 것이다.

호주의 호스피스 전문가 브로니 웨어Bronnie Ware는《내가 원하는 삶을 살았더라면》이라는 자신의 책에서 죽음을 앞둔 사람들이 가장 후회하는 다섯 가지를 다음과 같이 꼽았다. 첫째, 남의 평판에 신경 쓰며 산 것. 둘째, 일만 하며 인생을 허비한 것. 셋째, '사랑한다'는 말을 하지 못하고 감정을 억누른 것. 넷째, 친구의 소중함을 깨닫지 못한 것. 다섯째, 행복을 위해 살아보지 못한 것이었다.

사람들의 생각은 거의 다 비슷비슷한 것 같다. 내가 진정으로 원하는 삶을 살고 싶어 하고, 더 행복해지고 싶고, 내가 느낀 것을 표현하고 싶고, 일 속에 파묻혀 사는 것이 아니라 사람들과 교류하고 싶어 한다.

인생은 한 번뿐이고 되돌릴 수도 없다. 자신이 진정으로 원하는 삶, 죽을 때 후회하지 않을 삶을 살기 위해서는 자신에게 끊임없이 물어보아야 한다. '내가 진정으로 원하는 것은 무엇인가?' 나는 이 질문을 어렸을 때부터 했지만 서른이 되기 전까지는 만족할 만한 답을 얻지 못했다. 왜 사는지 모르고도 살 수는 있었다. 그러나 행복하지 않았다. 겉으로는 아주 '정상적인' 삶을 살아가고 있었지만, 안에서는 사는 것이 빈껍데기처럼 공허하게 느껴졌고 더 이상 그러한 삶을 견딜 수 없다는 느낌이 들었다. 해결되지 않은 근원적인 의문들을 해결된 것처럼 묻어두고 사는 것이 아니라, 정말 제대로 바닥까지 파고들어 해결해야겠다는 생각이 들었다.

그 마음이 간절해졌을 때 전주 모악산을 찾았다. 먹지도 자지도 않고 오직 근원적인 의문에 집중해 질문을 던지고 또 던지는 21일 간의 수행에 들어갔다. 나는 누구이고 무엇을 원하는가에 대한 답을 찾은 후 마침내 나는 진정한 인생을 시작할 수 있었다.

지난 37년간 나는 셀 수 없이 많은 사람들에게 똑같은 질문을 해왔다. "당신이 진정으로 원하는 것은 무엇인가?" 사람에 따라 답은 아주 달랐다. 어떤 사람은 큰 사업을 일으키고 싶어 했고, 어떤 사람은 힘없고 덜 가진 사람들을 돕고자 했다. 어떤 사람은 그저 소박하고 큰 갈등 없는 편안한 삶을 원했다. 그런데 더 깊이 들어가면 천차만별인 답 뒤에 공통적으로 존재하는 어떤 것이 있었다.

사람들이 궁극적으로 원하는 것은 많은 돈이나 멋진 차, 값비싼 옷, 높은 지위 같은 것이 아니었다. 어떤 물건이나 대상, 사회적 지위 등과 같은 외적이고 물질적인 가치가 아니었다. 그들이 정말로 원하는 것은 한 인간으로서 독립적으로 자유롭게 살고 있다는 느낌, 사랑하고 사랑받고 있다는 느낌, 자신의 자아를 실현하고 있다는 느낌, 자신의 삶이 소중하고 의미 있다는 느낌, 자신이 더 나은 세상을 만드는 데 기여하고 있다는 느낌… 한마디로 자신의 의미와 가치를 실현하는 데서 오는 내적인 만족감과 충만감이었다.

'나는 나'라고 할 수 있는 참나를 찾아라

나 자신에게 충실한 삶, 이것이 우리가 정말로 원하는 삶이다. 그런데 나 자신에게 충실한 삶을 살려면 무엇보다도 그 '나'가 도대체 어떤 것인지를 찾아야 한다. '이것이 진정한 나다'라고 할 수 있는 참나를 찾아야 한다. 그것이 성공을 위한 삶에서 완성을 위한 삶으로 방향을 트는 데 필요한 첫 번째 과제이다.

희망적인 것은 인생의 후반기는 그 어느 때보다 나를 찾고 실현할 수 있는 최적의 시기라는 것이다. 우리는 성공기를 거치는 동안 경쟁에서 이기고 살아남기 위해 눈코 뜰 새 없이 바쁜 삶을 살아간다. 느긋하게 앉아서 정말로 내가 누구인지 내가 원하는 것은 무엇인지를 깊이 탐구해볼 여유를 갖기가 쉽지 않았다. 누구의 아들 또는 딸로, 누구의 어머니나 아버지나 파트너로, 회사가 명함에 새겨준 직함으로 하루하루를 살아내기에도 바빴다. 그런데 인생 후반기에는 사회와 가정에서의 책임이 줄어들면서, 그런 꼬리표가 다 떨어져 나가고 오직 나로서 살아갈 수 있는 기회가 찾아온다.

이때 우리는 그동안 자신을 규정했던 꼬리표들이 떨어져나간 것을 애석해 하지 말아야 한다. 오히려 그러한 변화가 우리에게 가져다줄 수 있는 가능성에 스스로를 활짝 열고 환영해야 한다. 이제 우리는 돈을 얼마나 버는지, 어떤 직함을 가지고 있는지, 어떤 전문 분야에서 일하는지로 더 이상 평가받지 않아도 된다. 어떤 일을 어떤 방식대로 언제까지 끝내야 한다고 지시하거나 닦달하는 사람도 없다. 물론 은퇴를 해도 사회와 가정의 어른으로서 해야 할 책임이 당연히 있지만, 그 전보다는 확실히 덜 매이고 자유로워진다. 이제 진정으로 원하는 진실한 나의 모습으로 내 삶의 내용을 스스로 채워 넣고, 속도를 스스로 조절하며 살아갈 수 있다. 얼마나 큰 축복인가!

우리를 완성의 삶으로 이끌어줄 참나는 무엇일까? 우리의 진정한 가치는 늘 변화하는 외형적인 것이 아니다. 외형적인 것은 끊임없이 허물어진다. 돈이나 명예는 있다가도 순식간에 없어질 수 있다. 몸은 시간이 가면 늙고 병들고 결국은 죽음으로 끝을 맺는다. 삶의 마지막 날들에 쇠약해져가는 몸을 담담하게 지켜볼 수 있는 '나'가 있다. 그 나는 내 이름도 아니고, 내 몸도 아니고, 내 생각도 아니다. 나의 지식이나 경험, 내가 소유한 것들도 아니다. 나의 성공도 아니고 나의 실패도 아니다. 그 모든 외형적이고 인위적인 가치들을 떠나서도 홀로 스스로 존재하는 참나를 찾아야 한다. 나는 그것을 '영혼'이라고 부르겠다.

영혼은 우리 안에 숨 쉬고 있는 생명 에너지이자 존재의 본질이다. 우리가 죽을 때 이 세상에서 얻은 그 어떤 것도 가져갈 수 없지만 딱 하나 가져갈 수 있는 것이 바로 자신의 영혼이다. 자신의 영혼만이 죽음의 차원을 넘어서도 항상 함께하는 존재의 본질이다. 자신의 영혼이 바로 내가 찾고 있는 참나이다.

그 '나'를 찾고 그 '나'와 만나야 한다. 나의 어떤 부정적인 생각과 감정, 경험과도 상관없이 존재하는 순수한 '나'가 내 가슴속에 존재하고 있음을 느꼈다고, 어떠한 상황에서도 변할 수 없는 영원한 '나'를 발견했다고, "나는 나다!"라고 기쁘고 자랑스럽게 외칠 수 있어야 한다. 그리고 그 나를 실현하고 완성시키기 위해서 남은 삶 동안 모든 노력을 다하겠다고 자신의 참나를 향해서 말해

주어야 한다.

"나는 나다!" 얼마나 가슴 벅차고 당당한 말인가? 살아도 나고 죽어도 나다! 그 나가 당신이 추구하는 모든 가치의 시작이자 끝이고, 중심이다. 그 나를 만나고 느낀 순간 온몸에 전율이 흐른다. 우리는 그 나를 찾아서 얼마나 많은 시간을 고민하고 방황했던가? 이 세상에 와서 그 나를 찾았다면 그것만큼 큰 축복이 없다. 기적 중의 기적이다. 병이 낫고 복권에 당첨된 것보다 더 큰 기적이다. 건강이나 돈은 있다가도 없어지고 결국 언젠가는 이 세상을 떠날 때 다 놓고 가야 한다. 그러나 참나, 영혼만은 언제나 당신과 함께할 영원한 동반자다. 이 세상에 와서 경험하는 가장 의미 있는 일생일대의 사건이 바로 참나를 찾는 것이다. 그것이야말로 하늘이 놀라고 땅이 흔들리는 경천동지의 대사건이다.

우리는 오랫동안, 자신도 무엇이라고 딱 꼬집어서 말할 수 없는 무언가를 찾아 왔다. 그 무엇이 바로 우리의 영혼이다. 우리의 영혼은 돈이나 권력, 세속적인 성공으로, 연인의 사랑만으로는 채워지지 않는 그 무엇이다. 세속적인 것으로 만족되지 않는 그 무엇, 원하는 모든 것을 다 손에 쥐었는데도 '이게 전부인가?' 하게 만드는 것이 바로 우리의 영혼이다. 아주 고귀하고 거룩한 영혼이 우리 안에 있다. 그것이 우리가 찾는 참나이며 우리의 진정한 정체성이다. 그 나를 찾고 만났을 때 비로소 완성을 향한 삶이 시작된다. 그 나를 사랑하라. 가슴이 터지도록 사랑하라. 죽을 만큼 사랑하라. 미치도록 사랑하라. '나는 나'라고 선언함으로써 자신이 깨달음의 중심이라는 것을 스스로에게 각인시켜라.

내 인생을 돌아보면, 모든 꿈과 비전의 원동력은 그 참나였다. 그 무엇과도 바꿀 수 없는 진짜 나를 만나면서부터 나는 완성을 향한 삶을 시작할 수 있었다. 내가 확신하는 것은 모든 사람들에 게 그 '나'가 있다는 것이다. 참나를 찾을 수 있는 감각이 모두에 게 있다는 것이다. 그 참나는 없는 것을 어디에서 가져오는 것이 아니다. 원래부터 자기 안에 있던 것이다. 그렇기 때문에 보물을 찾듯이 그냥 찾으면 된다. 그것을 찾고 느낄 수 있는 내면의 감각 을 회복하면 된다.

참나를 찾는 것은 시험을 볼 필요도 없고 경쟁을 할 필요도 없 다. 그것은 다른 사람이 대신 찾아줄 수 있는 것도 아니다. 자신 의 가치를 자기 아닌 외부의 어떤 권위가 결정하도록 허락해서도 안 된다. 그것은 학교나 국가, 종교가 대신해 줄 수 있는 것이 아니 다. 나의 가치는 오로지 나 스스로 찾을 수 있고 나 스스로 창조 할 수 있다. 나의 가치는 다른 사람이 인정해주어서가 아니라, 내 가 창조하고 내가 의미를 부여하기 때문에 귀중한 것이다. 참나를 찾는 것에서부터 모든 것이 새롭게 시작된다.

더 큰 나로 확장하라

'나는 나'라고 할 수 있는 '참나'를 만났을 때 진정으로 완성을 향한 삶으로 나아갈 수 있다. 나를 찾는 '자아발견'이 완성의 삶을 향한 첫 번째 과정이라면 두 번째 과정은 자신이 찾은 참나를 성장시키는 '자아실현'의 과정이다. 자신의 참나가 진정으로 원하는 삶을 사는 것이 바로 자아실현이다.

참나가 진정으로 원하는 것은 무엇일까? 그것은 성장과 완성이다. 자신 안에 있는 영혼의 에너지인 참나는 성장하며 완성하고 싶어 한다. 이제 막 자아발견을 한 상태에서 영혼의 에너지는 순수하지만 아직 여리고 약하다. 그 에너지를 키우는 방법은 영혼의 에너지, 즉 사랑의 에너지를 주위 사람들에게 나누고 베푸는 것이다. 그렇게 함으로써 영혼의 에너지는 점점 어른스러워진다. 그럴 때 또 하나의 자각이 찾아온다. 자신의 참나는 작은 나로 한정된 것이 아니라 모든 것과 하나로 연결된 '큰 나'라는 것이다. 개인 차원의 나에서 모든 것과 하나인 큰 나를 깨달았을 때 그만큼 의식이 확장된다.

이러한 원리를 모르는 사람들도 철이 들면 공통적으로 갖게 되는 생각이 있다. 자기 자신만의 이익을 좇는 이기적인 삶이 아니라 다른 사람과 세상에 도움을 주는 이타적인 삶을 살고 싶다는 생각이다. 그래서 다른 사람의 건강이나 행복, 평화를 위해 자신이 조금이라도 도움이 되었다고 느낄 때 자신이 자랑스럽고 대견하게 느껴진다. 우리는 원래 그렇게 만들어져 있기 때문에 그렇게 느끼는 것이다.

완성을 향해 나아가는 인생의 후반기에는 우리 안에 있는 이 선한 마음을 실천함으로써 자아를 실현하고 활짝 꽃피울 수 있다. 인생의 전반기는 배우고 일하고 축적하는 시기였다면 후반기는 나누고 베푸는 시기이다. 돈이 많아야 다른 사람을 도울 수 있는 것은 결코 아니다. 인생의 후반기에 들어선 사람들에게는 오랜 기간에 걸쳐 축적된 다양한 지식과 삶의 경험, 연륜이 있다. 그리고 여유로운 시간과 품어주는 마음, 자애로움이 있다.

자신이 가진 것이 무엇이든지 자신의 형편과 조건이 닿는 대로, 또 자신의 마음이 가는 대로 다른 사람들과 함께 나누면 된다. 자신의 인생 경험과 지혜가 자기 개인의 영역에만 머무르다 끝나버리는 것이 아니라 그것을 최대한 널리 확장하고 도움이 되게 해야 한다. 오늘 우리가 있도록 도와준 주위 사람들과 공동체에, 지금까지 아무 조건 없이 우리의 생명을 지탱해준 자연에게 자신이 가진 것을 공유하고 남기고 가야 한다.

우리가 가장 큰 내적 만족을 느끼는 때는 받을 때보다 줄 때이다. 우리가 세상에 미칠 수 있는 영향력은 무엇을 얻을 수 있는가에서 오는 것이 아니라 무엇을 줄 수 있는가로 결정된다.

주먹을 꽉 쥐고 숨을 한껏 들이마셔 보라. 그 상태로 숨을 계속 들이마셔라. 너무 힘들 것이다. 이제 주먹을 펴고 숨을 내쉬어 보라. 편안해질 것이다. 성공기는 배우고 소유하고 축적하는 시기이다. 우리 몸에 비유하자면 주먹을 꽉 쥐고 숨을 계속 들이마시는 상태이다. 하지만 누구도 그 상태로 계속 있을 수는 없다. 주먹을 펴고 숨을 내쉬어야 한다. 이것이 완성기에 삶의 자세이다. 성공기를 통해 우리가 얻고 받은 것들을 완성기에는 나누고 베풀어야 한다. 이렇게 해야 인생의 전 사이클이 완성된다.

70세, 80세가 되어서도 계속 외적인 가치 축적에만 집착한 채 성공기 때처럼 살려고 한다면 완성기가 우리에게 주는 선물을 받을 수 없다. 자유, 관용, 여유, 조화, 평화 등과 같은 내면적인 가치들이 들어설 자리가 없어진다. 우리의 삶에 숨어 있는 진정한 의미와 지혜를 경험할 기회가 사라져버린다. 다른 사람보다 더 많이 갖기 위해, 다른 사람들 눈에 들기 위해 노심초사 안달복달했던 성공기의 삶을 반복하지 마라. 성공기 때처럼 계속 움켜쥐기만 하고 비우는 연습을 하지 않으면 죽는 순간이 너무 두렵고 불행할 것이다. 그 상태로 인생을 마감하면 그 사람에게는 완성이란 없다.

성공과 완성의 차이점 중에 하나는, 완성을 추구하는 데는 경쟁이 필요 없다는 것이다. 성공한 사람들의 전리품인 물질적인 가치는 제한되어 있다. 나누면 몫이 작아지기 때문에 더 많이 차지하기 위해 경쟁하고 싸울 수밖에 없다. 그러나 완성을 위한 내면적인 가치는 무한하기 때문에 내가 가진 것을 나누어도 내 몫이 작아지지 않는다. 내가 완성을 이룬다고 해서 다른 사람이 완성을 이룰 기회가 줄지 않는다. 나의 평화를 다른 사람들에게 전한다고 해서 내가 덜 평화로워지지 않는다. 오히려 나의 평화가 더 늘어나고 깊어진다. 이겨서 먼저 차지해야 하는 성공은 선착순의 달리기이지만, 자신의 내적인 충만감이 기준인 완성은 각자의 우승컵이 준비되어 있는 달리기와 같다. 완성기의 우리에게 세상은 더 이상 싸워서 살아남아야 하는 전쟁터가 아니라, 우리가 뿌린 만큼 거두고 수확하는 100% 정직한 논밭이다. 이 논밭에서는 다른 사람과 경쟁할 필요가 없고 오히려 품앗이하며 서로의 수확을 도우면 된다. 이러한 라이프 스타일이 완성을 향해 가는 인생 후반기의 이상적인 문화로 자리매김해야 한다.

인간으로 태어나서 걷는 인생의 길이 이제 완전해져야 할 때가 왔다. 인류가 지금까지 만들어온 삶의 사이클에는 성공의 길밖에 나 있지 않았다. 그것은 사이클의 반 바퀴만 돌다 가는 불완전한 삶이었다. 그동안 얼마나 많은 사람들이 이 세상에 왔다가 정말로 찾아야 할 것을 찾지 못하고 그냥 돌아갔겠는가? 이제 인생의 나머지 반 바퀴의 길을 닦아야 한다. 완성의 길을 따라 걸어갈 때 우리 각자의 인생은 비로소 완전해질 것이다. 그리고 이러한 노년의 문화가 확산되어 모두가 완성의 길을 걷는다면 이 사회와 인류의 미래도 달라질 수밖에 없을 것이다. 나를 완성하고 인생을 완성하는 길, 이것이 나와 당신 우리 모두를 변화시킬 수 있는 인생의 새로운 길이다. 이것이 인간이 인간으로서 걸어가야 할 진정한 인간의 길이다.

모든 인간의 궁극적인 삶의 목적은
'의식의 성장과 영혼의 완성'이다.
각자의 방식으로, 자신이 선택한 일과 인간관계와
다양한 삶의 경험을 통해
이 목적을 실현하는 일만 남았다.

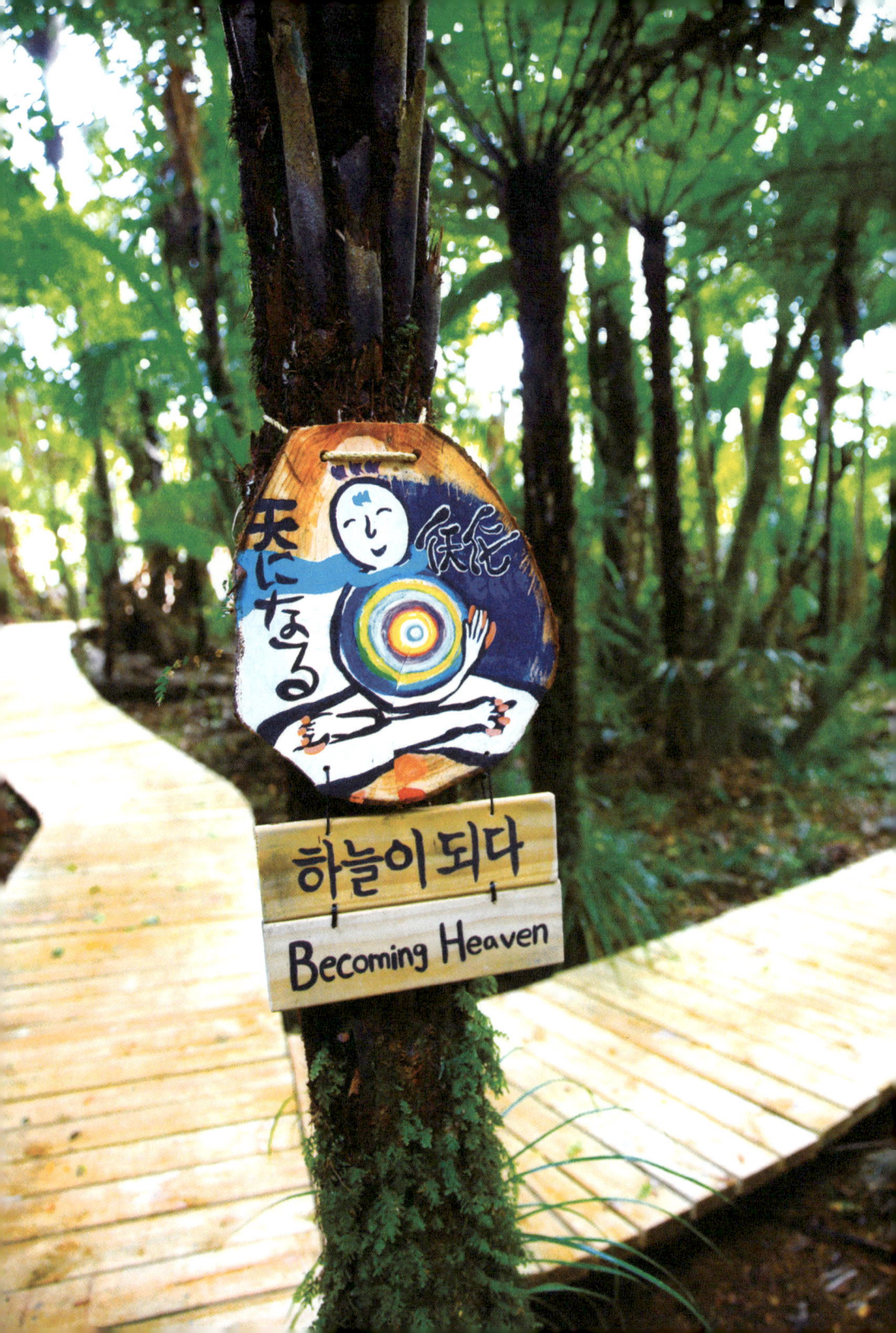

3 장

어떻게 완성을 이룰 수 있는가

인생의 새로운 길, 완성을 향해 가는 우리가 꼭 반추해야 할 중요한 지표가 하나 있다. 바로 죽음이다. 죽음의 순간에 나는 내 삶을 어떻게 느낄 것인가? 충만감 속에서 평화로울 것인가, 아니면 회한 속에서 두려워할 것인가? 죽음의 순간에 갖는 내면의 느낌이 자신의 삶을 종합한 결과라고 봐도 무방할 것이다. 우리가 인생의 후반기를 설계하면서 죽음을 미리 생각해 보는 이유는 부정적이고 비관적인 생각에 빠지려는 것이 아니다. 현재의 삶을 더 의미 있고 충실하게 만들기 위해서다. 죽음이 우리가 더 잘 살아갈 수 있도록 기준을 잡아주고 동기부여를 해주기 때문이다.

노년의 고민거리 중에 가장 근원적이면서도 인생의 마지막 순간까지 끈질기게 따라붙는 것이 바로 죽음에 관한 것이다. 살아가면서 누구나 한 번쯤은 죽음이라는 문제를 생각해 보곤 한다. 하지만 노년에 떠올리는 죽음은 먼 미래에나 일어날 추상적인 얘기가 아닌 바로 자신이 직면한 현실의 문제이다. 젊은 시절에는 좌충우돌하며 험한 길도 가보고 순탄한 길도 가보면서 나름대로 자신이 '선택'할 수 있는 여지가 있었다. 하지만 죽음을 목전에 두었을 때는 이제는 더 이상 뒤돌아갈 길이 없는 막다른 골목에 들어선 느낌이 든다. 그 길 끝에 자신의 선택 권한이 미치지 못하는 필연적이고도 불가피한 운명, 죽음이 기다리고 있다는 것을 알았을 때 당신이라면 어떤 느낌이 들겠는가?

호흡이 멈추고 더 이상 심장 박동이 뛰지 않는 상태, 육체적인 차원에서 죽음은 누구나 겪는 현상이다. 그러나 죽음이라고 해서 다 똑같은 것은 아니다. 호스피스 병동에서 죽어가는 사람들을 많이 지켜본 의사들과 간호사들에 따르면 어떻게 죽어가는지는 그 사람이 어떻게 살아왔는지와 밀접한 관련이 있다고 한다. 자신이 원하는 삶을 살지 못했다는 회한이 있는 사람은 대개 더 나쁘게 죽어간다. 죽음의 순간에 몸의 움직임이 고르지 못하고 고통으로 얼굴이 일그러지며 호흡도 거칠어진다. 몸이 뻣뻣하게 굳고 눈을 감지 못한 채 죽기도 한다.

반면 자신이 원하는 삶을 후회 없이 살았다고 생각하는 사람, 자신의 삶이 좋았고 그렇게 살 만했다고 긍정하는 사람은 훨씬 더 편안한 죽음을 맞이한다. 입가에 만족스러운 미소를 머금고 몸을 이완한 채 평화롭게 눈을 감는다. 어떤 죽음을 맞이할지는 결국 자기 삶의 발자취를 총결산하면서 자신의 인생을 긍정할 수 있느냐, 그렇지 않으냐에 달려 있다.

삶을 완성하는 죽음, 천화

만약 인간에게 죽음이 없다면 어떨 것 같은가? 무한히 죽지 않고 계속해서 산다면 우리는 행복할까? 생각해 보라. 당신이 현재 살고 있는 삶을, 그 하루하루를 수천 년간 끝도 없이 반복하고 또 반복한다면… 어떤 느낌이 들겠는가? 마냥 좋지만은 않을 것이다. 기본적으로 당신의 몸을 먹이고 입히고 재우는 의식주 문제를 해결하기 위한 노력을 끊임없이 되풀이해야 한다. 이를 위한 생존경쟁 속에서 도태되지 않고 살아남아야 하는 일상의 고통이 당신을 지치고 힘겹게 할 것이다. 끝없이 반복되는 삶이 너무 지루하고 고통스러워 하루 빨리 죽고 싶은 마음이 들지도 모른다. 또 무한히 살 수 있다는 안일함과 오만함으로 자기계발과 수양, 영성 추구에 무관심하고 나태해질 수도 있다.

죽음이 있다는 것은 사실 우리에게 더없는 축복이다. 우리는 우리에게 주어진 시간이 영원하지 않다는 것을 알기 때문에, 그 소중한 시간을 낭비하지 않고 잘 쓰기 위해 노력한다. 죽음 이후에 어떤 현상과 세상이 기다리고 있을지 모르기 때문에, 죽음이 그 누구도 확언해 줄 수 없는 미지의 세계이기 때문에 거기에서 오는 불안함으로 우리는 삶을 잘 살기 위해 노력한다. 다시 말하면, 우리가 유한한 존재이기 때문에 완전함과 영원성을 추구한다. 우리가 애초부터 죽음이 없는 무한한 존재라면 완성에 관심을 가질 리 만무하다. 불완전하고 유한한 존재이기 때문에 그러한 한계를 넘어 완전함과 영원함에 본능적인 이끌림을 느끼는 것이다. 그래서 나는 죽음은 인간의 삶을 완성하기 위해 마련한 창조주의 위대한 설계라고 느낀다.

죽음을 단지 삶의 끝이 아니라 삶의 완성으로 보는 지혜를 나는 우리 민족의 선도로부터 배웠다. 우리 문화에서는 죽음의 차원을 묘사하는 여러 가지 표현이 있다. 다른 사람에게 해만 끼치며 살다가 죽은 사람에게는 '뒈졌다'고 한다. 이것은 가장 낮은 차원의 죽음이다. '저 사람은 동물보다 못한 삶을 살았다. 차라리 죽는 편이 낫다'는 부정적인 감정이 섞인 표현이다. 두 번째는 '죽었다'는 표현으로, 감정 이입이 없는 평범한 죽음을 의미한다. 세 번째는 '돌아가셨다'는 표현으로, '원래 오셨던 곳으로 다시 되돌아가셨다'는 것을 의미한다. 이것은 부모님이나 어른들의 죽음을 애석해 할 때 쓰는 표현이다. 네 번째는 '서거하셨다' 또는 '붕어하셨다'는 표현으로 개인이나 가족 차원을 넘어서 국가나 공익 차원의 삶을 살았던 사람들의 죽음을 일컫는다. 그 다음 단계로, 인간이 경험할 수 있는 가장 아름답고 평화로운 차원의 죽음을 선도에서는 '천화伏化'라고 부른다. 직역하자면 '천'은 '하늘'을, '화'는 '되다'는 뜻으로, '하늘이 되다'라는 의미이다. 여기서 하늘은 생명의 근원을 의미하는 동시에, 우리의 내면에 깃들인 하늘의 속성, 즉 '완전성'을 뜻하기도 한다. 천화란 이 세상에서 삶의 여정을 통해 내 안의 완전성을 실현하고, 생명의 근원으로 돌아가는 대순환을 가리킨다.

나는 천화의 개념을 설명할 때 애벌레와 나비 이야기를 자주 예로 든다. 애벌레는 열심히 잎을 먹으며 성장한다. 그러다 어느 시기에 이르면 더 이상 잎을 먹지 않고 자신의 몸에서 실을 뽑아 고치를 만들기 시작한다. 고치 안에서 긴 인고와 변화의 시간을 보낸 후 어느 날 애벌레는 눈부신 날개를 펼치며 아름다운 나비가 되어 날아오른다. 엉금엉금 기어 다니기만 하는 기다란 애벌레의 외형은 아무리 훑어봐도 날개를 가진 나비로 변신할 수 있을 것이라는 상상이 안 된다. 그런데 애벌레 속에는 나비가 될 수 있는 인자가 원래부터 숨어 있었다. 그것은 인위적으로 가공할 수 있는 것이 아닌 자연의 순리요, 생명의 신비이다. 그러한 자연의 순리에 따라 스스로 고치를 치며 생애의 다음 단계를 준비하는 애벌레는 나비로 다시 태어난다.

모든 애벌레가 나비가 될 수 있는 인자를 가지고 있는 것처럼, 선도에서는 모든 인간은 완성을 이룰 수 있는 씨앗을 가지고 있다고 보았다. 그 완전함의 씨앗이 바로 '영혼'이다. 인간이 완성을 이룰 수 있는 가장 근본적인 이유는 우리가 육체만이 아니라 영혼을 지닌 존재이기 때문이다. 육체적인 삶은 아무리 많은 공을 들여도 결국 죽음과 함께 끝난다. 그래서 육체는 완성이 없다. 유한한 인간의 육체적인 삶을 넘어 무한한 영원성에 접근할 수 있는 것은 오로지 우리 영혼을 통해서이다.

　당신이 성공을 넘어 완성의 가치를 추구하고자 한다면, 죽음의 순간에 진정한 마음의 평화를 원한다면 스스로에게 이런 질문을 던져 보아야 한다. '나는 육체를 중심으로 하는 삶을 살 것인가? 아니면 영혼을 중심으로 하는 삶을 살 것인가?' 물론 우리는 몸을 지닌 존재이기 때문에 운명적으로 영혼의 욕구뿐만 아니라 육체의 욕구도 돌보고 만족시켜야 한다. 중요한 것은 무엇이 중심인가, 무엇이 당신의 삶을 이끄는 동력이 되게 할 것인가이다.

영혼의 완성을 위한 에너지 시스템

선도에서는 영혼의 성장과 완성이 인간이 궁극적으로 추구해야 할 삶의 목표이며, 우리 안에 이 목표를 이룰 수 있는 완벽한 시스템이 내장되어 있다고 본다. 이 시스템의 핵심은 기氣 에너지이다. 기는 만물을 구성하는 생명 에너지이다. 현대 과학으로 표현하면 더 이상 쪼갤 수 없는 가장 작은 물질의 단위인 미립자라고 할 수 있다. 인체의 기 에너지 시스템은 인간을 위해 설계되고 장착된 우주의 놀라운 어플리케이션이며 최고의 하이 테크놀로지이다.

　선도에서는 기 에너지가 집중적으로 모여 있는 센터를 단전丹田(에너지의 밭)이라고 부른다. 이것은 인도 요가 전통에서 말하는 차크라와 비슷한 개념이다. 우리 몸에는 크게 세 개의 단전, 아랫배 중앙에 있는 하단전, 가슴 중앙에 있는 중단전, 뇌 속에 있는 상단전이 있다. 이 세 개의 에너지 센터는 각각 고유한 성질의 에너지와 이름을 가지고 있다. 하단전의 에너지는 정精 에너지라 부르고 육체적인 힘을 관장한다. 중단전의 에너지는 기氣 에너지라 부르고 사랑의 힘을 관장한다. 상단전의 에너지는 신神 에너지라 부르고 정신적인 힘을 관장한다. 이 세 가지 에너지의 질은 고정불변하는 것이 아니라 우리의 생각, 감정, 의식, 주변의 상황에 따라 끊임없이 변화하며 노력에 따라 얼마든지 업그레이드할 수 있다. 각각의 에너지 센터를 강화하고 에너지의 수준을 끌어올리는 것이 바로 선도 수행의 요체이다.

이 세 가지 단전의 에너지가 이상적으로 개발된 상태를 일컫는 표현이 있다. 하단전의 정 에너지는 충만할수록 좋다고 하여 '정충精充'이라 하고, 중단전의 기 에너지는 어른스러울수록 좋다고 하여 '기장氣壯'이라 하고, 상단전의 에너지는 밝을수록 좋다 하여 '신명神明'이라고 한다.

정충·기장·신명, 이 세 가지의 인체 에너지 개발 단계가 중요한 이유는 이것이 영혼의 완성과 천화를 위한 구체적인 수행 방법이자 단계이기 때문이다. 선도의 완성은 인체 에너지의 구체적인 발달 및 변환의 과정이다. 먼저 하단전의 생명 에너지가 충만해지면 이 에너지는 중단전의 영혼의 에너지를 성숙하게 만들고,

성숙한 중단전의 에너지는 머리로 올라가 뇌 속의 신神에너지를
깨우고 밝게 한다.

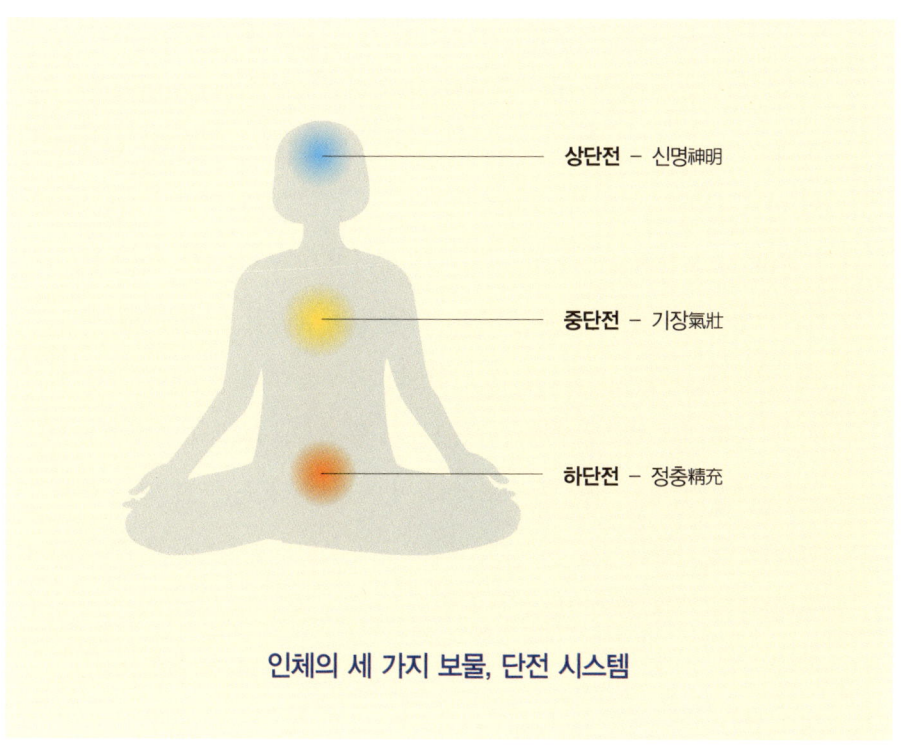

상단전 – 신명神明

중단전 – 기장氣壯

하단전 – 정충精充

인체의 세 가지 보물, 단전 시스템

이 에너지 발달의 마지막 단계에서 영혼의 에너지와 신성神性의
에너지가 만나는 것을 선도에서는 '신인합일神人合一'이라고 부른
다. 인간의 에너지라고 할 수 있는 가슴속의 영혼과 신의 에너지
라고 할 수 있는 뇌 속의 신성이 만나서 하나가 되는 것을 의미한

다. 마치 모체의 자궁에서 정자와 난자가 만나 태아가 되듯이, 뇌에 있는 상단전에서 영혼과 신성의 에너지가 만나 하나가 된다. 태아가 열 달 동안 자궁에서 성장한 후 육체적인 탄생을 맞이하는 것처럼, 상단전에서 하나가 된 영혼과 신성의 에너지는 육체적인 죽음의 순간에 영적인 탄생을 하게 된다. 완성된 영혼이 기능을 멈춘 몸을 떠나 우주의 대생명 에너지와 합일이 되는 것, 이것이 바로 천화의 에너지 현상이다.

이때 중요한 것은 완성된 영혼의 에너지가 우리 몸의 어떤 출구로 나가는가이다. 완성된 영혼은 우리의 정수리, 백회百會를 통해서 빠져 나간다. 그래서 선도에서는 이곳을 하늘과 통하는 문이라는 의미에서 '대천문大天門'이라고 부른다. 우리 문화에서는 다른 사람의 정수리를 함부로 만지지 못하게 하고, 누워 있는 사람의 머리 위쪽으로는 다른 사람들이 지나다니지 못하도록 한다. 우리 몸의 가장 높은 곳에 위치해서 하늘과 맞닿아 있는 이 정수리를 하늘 기운을 받는 신성한 곳으로 여긴 것이다. 죽음의 순간, 완성된 영혼의 에너지가 정수리로 나간다는 것을 아는 사람은 많지 않다. 이것이 바로 천화의 비밀이다. 이것을 알고, 평소에 자신의 몸과 뇌의 에너지 시스템을 개발함으로써 정수리를 열어 우주의 기운과 연결되어 있으면 죽음의 순간 우리의 영혼은 근원의 에너지와 쉽게 하나가 될 수 있을 것이다.

신인합일神人合一은 내 안에 있는 개체적인 영성이 우주의 전체적인 영성과 하나 되는 것이다. 그러므로 삶에서 나라는 개체가 전체와 연결되는 것을 느끼며 신성을 경험하는 모든 순간은 곧 신인합일의 순간이라고 할 수 있다. 이것은 깊은 명상을 통해서도 경험할 수 있고, 일상의 순간을 통해서도 경험할 수 있다. 내가 삶과 죽음을 초월한 무한한 생명 에너지 자체임을 느끼고 그 생명 에너지의 순리에 순응함으로써 깊이 감사하는 순간, 이해관계를 초월하여 무조건적인 순수한 사랑을 베풂으로써 영혼의 만족감과 자애로움을 느끼는 순간, 대자연의 품에서 내가 곧 그 자연의 일부임을 느끼고 자연과의 합일감을 체험하는 순간… 이 모든 순간들이 우리의 영혼이 신성을 만나는 순간들이며 완성에 한 걸음 더 가까이 다가서는 순간들이다.

그러면 정충·기장·신명의 단계를 거치며 영혼의 에너지를 성장시키고 완성하려면 구체적으로 무엇을 어떻게 해야 하는가? 선도에서는 세 가지 공부, 즉 원리 공부, 수행 공부, 생활 공부를 제시한다. 이에 관해서는 나의 책 《타오Tao, 나를 찾아가는 깨달음의 여행》에 자세히 소개되어 있는데, 간략하게 설명하면 이렇다.

원리 공부란 자기 안에 지혜의 눈을 뜨는 것이다. 심안心眼이 떠지면 생명과 자연, 인생의 숨겨진 이치를 꿰뚫어 볼 수 있게 된다. 그럴 때 내면에서부터 진리에 대한 깨달음이 저절로 일어난다. 중요한 것은 그러한 깨달음이 그냥 한 번의 자각으로 머리에만 머물러서는 안 된다는 것이다. 진리에 대한 자각이 머리에서 몸으로 내려와야 한다. 이것을 가능하게 하는 것이 바로 수행 공부이다.

수행 공부의 도구는 우리의 몸이다. 몸은 욕구만을 가진 살덩어리가 아니다. 우리의 영혼을 담고 있는 그릇이다. 만약 우리에게 몸이 없다면 영혼을 만날 길도 없다. 몸이 있기 때문에 몸을 통해서 영혼을 느낄 수 있고 영혼을 닦을 수 있는 것이다. 우리의 육체가 소중한 이유는 영혼을 담고 있는 그릇이자 영혼을 키울 수 있는 유일무이한 도구이기 때문이다. 마음이 복잡할 때 몸을 움직이고 걷거나 운동을 하고 나면 기분이 상쾌해지고 가벼워지는 것을 경험했을 것이다. 마음을 닦기 위한 가장 좋은 방법은 몸을 수련하는 것이다. 몸을 수련함으로써 몸과 마음의 에너지를 정화하고 업그레이드할 수 있다. 한마디로, 자신의 몸과 마음의 에너지를 닦는 수련이 바로 수행이다.

생활 공부는 생활 속에서 실천을 통해 영혼의 에너지를 키우는 것을 말한다. 일을 통해 또는 사람들과의 관계 속에서 자기 영혼의 에너지를 나누고 쓰는 것이다. 원리 공부가 깨달음의 씨앗을 심는 것과 같다면, 수행 공부는 씨앗이 자라나 꽃이 피는 것과 같고, 생활 공부는 그 꽃이 열매를 맺는 것과 같다. 즉 진정한 깨달음은 오랫동안 앉아서 명상하고 수행만 한다고 되는 것이 아니라 생활을 통해 실현되어야 한다. 자기가 깨우친 것을 실천하고 전하고 나누는 삶을 살 때 영혼의 에너지는 더욱 성숙해지고, 신성의 에너지는 더욱 밝아지게 된다.

원리 공부, 수행 공부, 생활 공부가 톱니바퀴처럼 서로 맞물려 돌아갈 때 완성의 삶을 위한 자동차에 강력한 추진력이 붙게 된다. 이 세 가지 공부를 통해 몸은 활력이 넘치고, 가슴은 사랑이 가득하며, 머리는 지혜와 창조력이 샘솟는다. 인생의 웬만한 파도나 감정의 폭풍에 흔들리지 않는 담대함과 용기, 이해타산을 따지지 않고 너그럽게 인간을 도우려는 원대한 사랑과 자비심, 인간과 세상에 대한 뜨거운 사랑과 우주의 선의에 대한 굳건한 믿음을 가진 전인적인 인격을 가진 사람으로 성장해간다.

천화를 알면 인생은 예술이 된다

모든 사람은 지구에 왔다가 언젠가는 다시 하늘로 돌아가야 한다. 그런데 그 하늘을 모르고 땅만 안다면 땅으로밖에 갈 수 없다. 육체는 땅에 속한 것이고 영혼은 하늘에 속한 것이다. 그래서 우리의 육체는 땅으로 돌아가고 영혼은 하늘로 간다. 이것을 '혼비백산魂飛魄散'이라고 한다. 죽음의 순간 몸은 흩어지고 혼은 날아간다는 뜻이다. 그런데 하늘을 알지 못하면 하늘로 돌아갈 수가 없다. 육체는 완성이 없고 죽음만 있을 뿐이다. 그래서 육체의 죽음을 바라볼 것인가, 영혼의 완성을 바라볼 것인가에 따라서 삶이 달라진다.

영혼은 우리가 죽을 때 가져갈 수 있는 유일한 것이기 때문에 우리가 마지막까지 의지할 수 있는 것 또한 영혼밖에 없다. 영혼을 다른 말로 표현하면 '양심'이라고 할 수 있다. 그것은 다른 어느 누군가가 또는 세상적인 기준으로 평가할 수 있는 것이 아니다. 그것을 진실로 평가할 수 있는 사람은 오직 한 사람, 자신뿐이다. 자기 자신이 바로 양심이자 하늘이다. 천화의 핵심은 자신의 양심에 비추었을 때 자신이 살아온 삶을 스스로 만족해 하고 자랑스러워 하고 평화로움을 느낄 수 있어야 한다는 것이다. 그것은 자기 영혼의 에너지를 얼마나 성장시켰는가에 달려 있다.

영혼의 에너지가 성장하는 기준이 있다. 상단전의 머리와 중단전의 가슴과 하단전의 아랫배의 에너지가 일직선이 되고 일체감이 느껴져야 한다. 즉, 생각(머리)과 느낌(가슴)과 행동(아랫배)이 따로 노는 것이 아니라 하나가 되어 완전하게 움직여야 한다는 것이다. 아무리 명상을 많이 하고 아무리 좋은 경전을 읽고 달달 외워도 행동하고 실천하지 않으면 영혼의 에너지가 성장하는 데는 한계가 있다. 또 아무리 선한 일을 많이 해도 이기심을 갖고 하면 영혼의 힘은 길러지지 않는다. 영혼의 에너지는 아주 순수한 상태에서 활성화하고 성장한다. 그것은 남에게 받는 인정과는 관계가 없다. 자기의 영혼이 스스로 만족하면 되는 것이다.

노년의 삶을 준비하는 데에 천화의 도를 아는 것이 중요한 이유는 그냥 늙어서 죽을 때를 기다리는 것이 아니라 천화의 꿈을 갖고 노년시대를 맞이할 수 있기 때문이다. 천화는 이상적인 죽음을 가리키는 말이지만, 영혼의 성장과 완성을 향한 평생의 과정을 이르는 말이기도 하다. 우리의 삶 전체가 하늘이 되어가는 과정이 천화의 과정인 것이다.

나는 천화를 이렇게 얘기하곤 한다. '천화란 내가 나를 구하는 것이다'라고. 다른 사람이나 외부의 시스템에 의존하는 것이 아니라 스스로 자기 자신을 구하는 것이다. 그것은 국가에서 해줄 수 있는 것도 아니고, 무엇을 믿는다고 되는 것도 아니고, 다른 누가 대신해줄 수 있는 것도 아니다. 또 많은 책을 읽었다고 해서, 지식이 많다고 해서 되는 것도 아니다. 중요한 것은 스스로 '선택'하는 것이다. 외부에 의존하는 것이 아니라 자기 자신이 스스로를 구원하겠다고 먼저 선택해야 한다. '나는 천화를 하겠다. 내가 나를 구하겠다'라고 결심하는 것이다. 그리고 자신이 전혀 부족하지 않다는 것, 자신 안에 완전함의 씨앗, 영혼이 있다는 것을 깨닫고 그 완전함을 계속 키워나가는 것이다. 그 완전함이 커지고 커져서 결국 영혼의 완성에 이르게 된다.

영혼의 완성, 천화를 모르고 살다 죽는다면 아주 슬프고 불행한 일이 아닐 수 없다. 천화를 모르면 죽음을 육체적인 차원에서만 생각하게 된다. 그렇게 죽음을 맞이한다는 것이 얼마나 불안하고 두려운 일인가? 다 놓고 죽어갈 모습을 생각하면 두려울 수밖에 없다. 그런데 죽음 속에서 피어나는 꽃, 천화라는 새로운 탄생이 있다는 것을 알면 죽음이 슬픔이나 절망이 아니라 큰 희망과 축제가 된다.

죽음은 우리의 영혼이 완성될 수 있는 하나의 무대다. 우리는 이미 마련된 죽음이라는 무대에 언젠가는 올라가야 한다. 그 무대를 벌벌 떨면서 기어 올라갈 것인가, 아니면 당당하게 걸어 올라갈 것인가? 영혼의 완성이 이루어진 사람은 죽음의 무대에서 스타가 될 수 있다. 죽음이라는 무대를 당당하게 올라가는 것, 그것이 바로 천화의 도다.

우리가 이 세상에서 할 일을 다 한 다음에 몸이 정말로 지쳐 있을 때는 아름답고 품위 있는 죽음이 필요하다. 아주 품위가 있는 죽음, 최고의 죽음이 천화다. 천화는 생사의 한계를 넘어서 영원한 세계로 들어가는 하나의 문이다. 천화의 죽음은 두려움이나 슬픔이 아니다. 바로 기쁨이고 영광이다. 그래서 천화의 법을 알면 우리의 인생은 고통이 아니라 예술이 된다. 존재의 유한성에서 오는 모든 마음의 불안과 갈등이 사그라지고 매일 매일이 영혼의 성장과 완성을 향해 가는 창조적인 예술이 된다.

인생을 고통으로 만들 것인가, 예술로 만들 것인가? 그것은 오로지 자신의 선택에 달려 있다. 자기의 진정한 가치를 더 높이고 귀중하게 만드는 것은 자기만이 할 수 있다. 영혼의 완성이라는 목표를 갖고 매일 창조하는 삶을 사는 사람이 바로 인생의 진정한 예술가다.

깨달은 어르신이 되자

우리말에는 인생의 단계를 영혼의 성장 과정으로 표현한 말이 있다. 성장기에 있는 사람을 '어린이', 성공기에 있는 사람을 '어른', 완성기에 있는 사람을 '어르신'이라고 부른다. 이 세 가지 표현의 공통분모는 바로 '얼'이라는 말이다. 얼은 '영혼'이라고 할 수 있고 '정신'이라고 할 수도 있다.

우리말에는 '얼'이 들어가 있는 표현들이 많다. 민족의 얼, 조상의 얼이라는 표현처럼 얼은 정신을 의미한다. 추임새를 넣을 때 "얼쑤", "얼씨구 좋다"라고 하는데, 정신이 깨어나서 신이 나고 좋다는 의미이다. 또 정신이 제대로 박혀 있지 않은 사람을 가리켜 '얼간이'라고 하는데, 이는 얼이 나간 사람, 얼이 빠진 사람이라는 뜻이다.

'얼굴'이라는 말도 있다. 굴은 구멍이라는 뜻으로, 얼굴은 얼이 드나드는 구멍을 의미한다. 얼굴에는 눈, 코, 입, 귀 총 일곱 개의 구멍이 있다. 이 구멍을 통해서 정신이 들어오고 나간다고 해서 얼굴이라고 했는데, 곰곰이 생각해 보면 너무나 적절한 표현이 아닐 수 없다. 정신은 곧 정보의 집합체이다. 눈으로 보고, 귀로 들고, 코로 냄새 맡고, 입으로 맛보는 등 얼굴에 있는 여러 감각 기관을 통해서 인지되는 정보가 우리의 정신에 지대한 영향을 준다. 또 우리가 어떤 눈으로 사람과 사물을 보는지, 어떤 말을 입 밖으로 내뱉는지에 따라서 그 사람의 정신이 드러난다. 그러니 얼굴은 얼이 들어오고 나가는 구멍이 확실히 맞다.

인간이 내면적으로 성숙하려면 얼이 성장해야 한다. 인생의 시기를 표현하는 말 중에 '어린이'는 아직 얼이 작고 어린 사람을 의미한다. 얼이 작으면 다른 사람들을 고려하지 못하고 자기 생각이나 감정을 우선시해서 행동한다. 그래서 어린아이는 아직 철이 없다. 뭐든지 자기 위주로 판단하고 행동한다. 자기가 좋아하는 것, 갖고 싶은 것, 먹고 싶은 것이 먼저다. 간혹 '애어른'이라고 해서 어른처럼 넓게 마음을 쓸 줄 아는 내면이 성숙한 아이들도 있다.

어린이가 성장하면서 점점 철이 들고 어른이 되어간다. '어른'은 얼이 큰 사람, 얼이 든 사람을 의미한다. 어른은 정신이 성숙해서 자신의 일에 스스로 책임을 질 수 있고 주위 사람들을 포용할 수 있는 사람이다. 인생의 성공기를 거칠 때 얼이 큰 사람일수록 성공할 수 있는 가능성이 많다. 그런데 요즘 보면 나이는 들었어도 나잇값, 어른값을 제대로 못 하는 사람들이 많다. 아이들처럼 주위 사람들을 고려하지 않고 자기 위주로 판단하고 이기적으로 행동한다. 그것은 얼이 아직 성숙하지 못했기 때문이다. '애어른'과는 반대 개념인 '어른애'인 것이다.

어른이 더 나이가 들어서 노인이 되면 어르신이라고 부른다. '어르신'은 얼이 신과 같은 사람, 신처럼 밝은 지혜를 가진 사람을 의미한다. 성장기에 있는 어린이가 몸집을 키우고 육체의 생명 에너지를 증강시키는 정충精充 단계라고 하면, 성공기에 있는 어른은 가슴의 영혼 에너지, 마음을 넓게 쓸 줄 아는 기장氣壯 단계이다. 마지막으로 완성기에 있는 어르신은 자연과 생명의 이치를 두루 통찰해 지혜의 에너지를 밝히는 신명神明 단계이다. 다시 말해서 어르신은 상단전의 신神 에너지가 밝아진 '깨달은 노인'인 것이다.

'노인', '늙은이'라는 말은 나이가 들어 늙은 사람, 단순히 외형적으로만 보이는 모습을 표현한 말이다. 이에 비해 '어르신'은 얼이 밝고 지혜가 있는 사람, 노인의 내면적인 모습까지 묘사하는 말이다. 이렇듯 우리 문화에서는 육체가 아닌 영혼, 얼을 중심으로 해서 사람의 생애 주기를 판단했다. 또 나이가 들어가는 것은 얼을 키우고 밝히는 완성의 과정으로 여겼다.

어르신, 얼을 키워 신처럼 밝아진 사람이라는 이 말 한마디는 인간이 궁극적으로 가야 할 길이 무엇인지를 알려준다. 자연의 숨은 이치를 통찰하고, 인생의 지혜와 덕을 나누어 주고, 주위 사람들로부터 존경받는 어르신이 되는 것이야말로 가장 행복하고 아름답게 나이들 수 있는 노년의 이상적인 모습일 것이다.

어르신이 되는 것은 나이를 먹었다고 해서 저절로 이루어지는 것이 아니다. 내면이 성숙해야 하고 넓은 관용과 큰 사랑, 밝은 지혜를 갖춰야 한다. 한마디로, 신령스러운 에너지가 풍겨 나와야 한다. 자연과 인생의 이치를 깨닫고, 자신의 에너지를 닦는 수행을 하고, 나누는 삶을 통해 진정한 행복과 기쁨을 창조하며 사는 것이 신령스러운 어르신이 되는 길이다.

우리 민요 '아리랑'은 대개 님을 버리고 떠나는 한의 노래로 해석하지만, 나는 참나를 깨닫고 완성을 향해 가는 삶을 노래한 곡으로 풀이한다. 아리랑은 분단국면에 있는 남한과 북한이 둘 다 유네스코 인류무형유산에 등재했을 만큼 오랜 역사를 통해 여러 세대를 걸쳐 우리 민족에게 널리 사랑받아온 노래이다.

"아리랑 아리랑 아라리요 아리랑 고개를 넘어간다.
나를 버리고 가시는 님은 십 리도 못 가서 발병 난다."

여기서 아我는 '참나', 리理는 '깨달음', 랑朗은 '즐거움'을 뜻한다. 그래서 아리랑은 '참나를 깨닫는 즐거움이여'라는 의미이다. '아리랑 고개를 넘어간다'는 것은 우리의 삶이 참나를 깨닫는 고갯길이라는 뜻이다. '나를 버리고 가시는 님은', '참나를 깨닫지 못하고 가는 사람은'이라는 뜻이다. '십 리도 못가서 발병 난다'에서 '십'은 완성을 뜻한다. 기독교의 십자가나 불교의 '만卍'자가 완성을 의미하는 것과 같다. 십 리를 못 간다는 말은 완성을 이루지 못한다는 뜻이다. 노랫말 전체를 다시 풀어보자.

참나를 깨닫는 즐거움이여, 참나를 깨닫는 즐거움이여
우리네 인생은 참나를 깨닫는 고갯길이라네
참나를 깨닫지 못하고 가는 사람은
완성을 이루지 못한 채 병이 난다네

아리랑 가사처럼 우리 삶의 모든 고갯길은 참나를 깨닫도록 도와주는 수행이라고 기꺼이 받아들이자. 인생의 고갯길마다 기다리고 있을 삶의 교훈에 감사해 하며 기쁘게 그 길을 걸어가자. 그러다 보면 참나를 깨닫고 완성을 이루는 기쁨을 맛보는 인생길이 그리고 그 길에서 만난 사람들이 사뭇 아름답고 사랑스럽게 보이기 시작할 것이다.

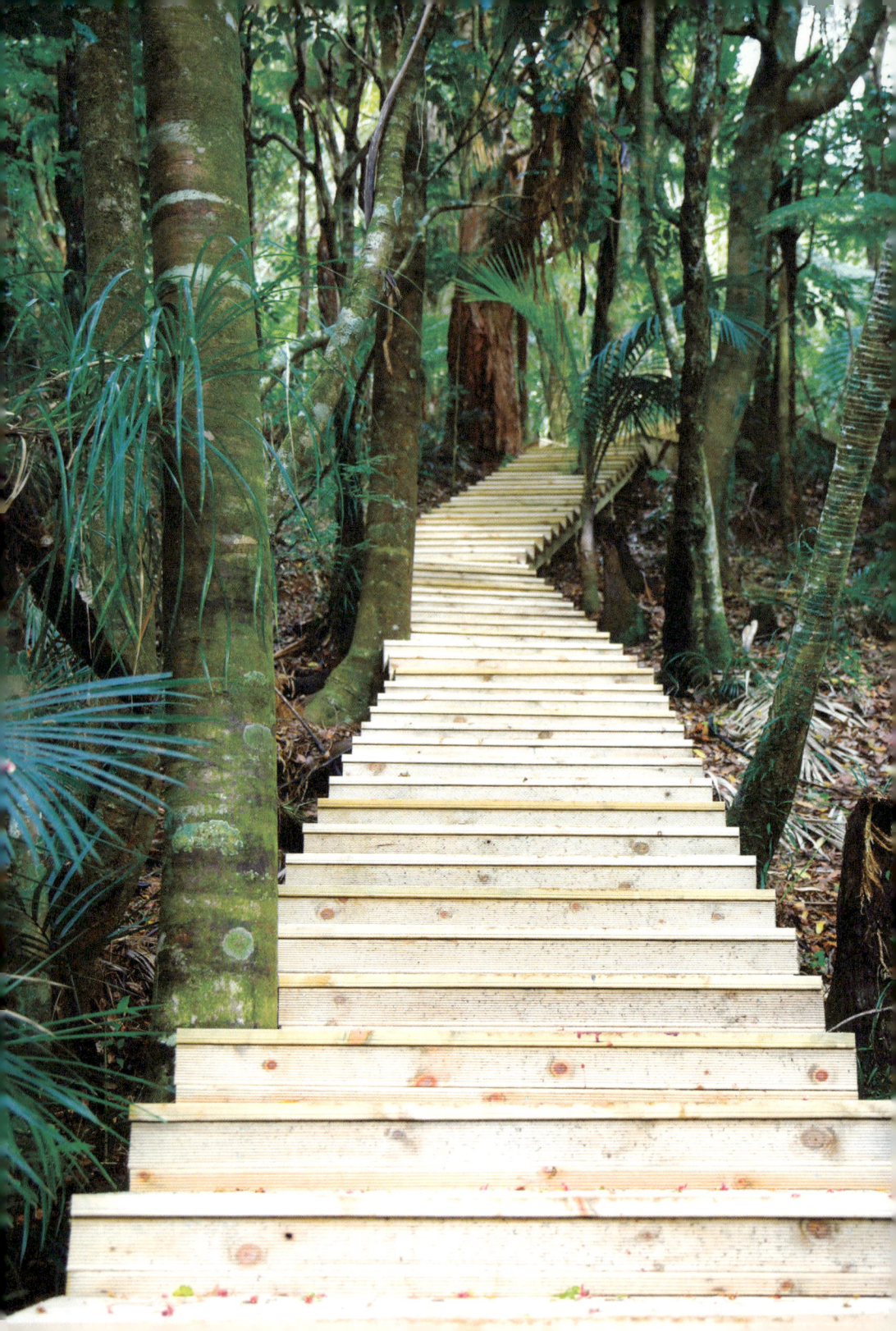

4 장

전반기 인생을
성찰하고
후반기를 설계하라

인생의 후반기에 진정한 내적 만족과 영혼의 충만감을 주는 완성의 삶을 살고자 한다면 누구나 반드시 거쳐야 하는 과정이 있다. 자기 인생의 전반기를 성찰하고, 후반기를 설계하는 시간을 갖는 것이다.

먼저 지금이 당신의 인생에서 아주 중요한 전환기라는 것을 철저히 자각해야 한다. 이 자각의 중요성은 아무리 강조해도 오히려 부족하다. 인생의 후반기를 성공기에 대한 보상이나 연장의 차원에서만 살아갈 것인가, 아니면 완성의 관점으로 자신의 삶을 새롭게 계발하고 창조할 것인가. 이것은 당신이 전환기에 어떤 선택을 하느냐에 달려 있다.

인생의 후반기에 들어서면 많은 사람들이 자기 과거를 돌아보기 시작한다. 특히 좋았던 때나 힘들었던 때를 회상하며 추억에 잠기는 일이 많아진다. 하지만 그런 소극적인 돌아봄만으로는 충분하지 않다. 자신의 과거를 더 의도적이고 적극적으로 돌이켜 보며 자신의 삶을 중간 결산하는 시간을 가져야 한다. 그렇게 하는 이유는 다시 새로운 마음과 목표를 갖고 자신의 완성기를 더 충실하게 설계하기 위해서이다.

나이가 서른만 되어도 알 것이다. 해가 바뀐다고 해서 새로움이 절로 오는 것은 아니라는 것을. 나이가 한 살 더 먹었다고 삶에 변화가 그냥 찾아오는 것은 아니다. 자연의 순환에 따라 해가 바뀌고 계절이 바뀌지만, 그런 변화에 의미를 부여하고 새로움을 선택하는 것은 자기 자신이다. 당신이 지난 한 해를 통해 무엇을 배웠고 그 교훈을 앞으로의 삶에 어떻게 적용할지 성찰해보지 않으면, 한 살 더 먹는다고 해서 더 지혜로워지는 것은 아니다. 마찬가지로 인생의 전반기를 의식적으로 돌아보며 그 시간이 자신에게 무엇을 남겼는지 주의 깊게 성찰하는 시간을 갖지 않으면, 모든 것이 어렴풋한 기억이나 느낌으로만 남아 있을 뿐, 인생의 후반기를 더 잘 살기 위한 지혜가 되어주지 않는다.

언젠가 어느 학자가 95%의 사람들이 오늘도 어제같이, 한 달 전이나 지금이나 똑같은 생각을 반복하며 아무런 변화 없이 살아간다고 말하는 것을 들은 적이 있다. 변화는 그냥 오는 것이 아니다. 의식적으로 깨어 있는 사람에게만 온다. 새벽은 새벽에 눈을 뜬 사람만이 볼 수 있다. 새벽이 와도 눈을 뜨지 않으면 여전히 깜깜한 밤이다. 봄이 와도 봄이 온 줄 모르면 씨앗을 뿌릴 수 없다. 씨앗을 뿌리지 않으면 가을에 곡식을 수확할 수 없다. 우리 앞에 펼쳐진 장수시대는 우리의 인생을 우리가 원하는 대로 완성할 수 있는 무한한 가능성을 품고 있다. 그러나 그것을 인식하고 자기 인생의 후반기를 의식적으로 설계하지 않으면 그냥 가능성으로 끝날 뿐이다. 선택하지 않으면 새로운 삶의 길은 열리지 않는다.

개인이나 기업의 자기혁신을 강조할 때 종종 인용되는 '독수리의 환골탈태' 이야기가 있다.

어떤 독수리 마을이 있었다. 그 마을의 독수리들은 대략 40년을 살다 죽었다. 전설에 따르면 70년까지 살 수 있는 방법이 있었다. 하지만 그 방법은 너무나 고통스러웠기 때문에 마을의 어떤 독수리도 시도해볼 생각조차 하지 않았다.

그 마을에 호기심이 많고 용감한 독수리가 있었다. 그는 높이, 아주 먼 곳까지 날기를 좋아했다. 그 독수리가 40세가 가까워졌다. 발톱은 노화하여 사냥감을 효과적으로 낚아채기 힘들었다. 부리는 날이 갈수록 약해지고 무디어졌다. 깃털도 두껍게 자라 날개가 매우 무거워져 멋진 비상이 힘들었다. 독수리는 어느 날 생각했다. '어차피 곧 죽는다. 70년까지 사는 그 방법이 고통스럽다 해도 시도나 한번 하고 죽자'. 그는 전설이 알려준 대로 힘을 내어 마을의 가장 높은 산으로 날아올라 둥지를 틀었다.

먼저 부리로 바위를 쪼아 부리가 깨지고 빠지게 만들었다. 그러자 서서히 새로운 부리가 돋아났다. 그 후 새로 돋은 부리로 발톱을 하나하나 뽑아냈다. 새 발톱이 돋아나자 이번에는 날개의 깃털을 하나하나 뽑아냈다. 그렇게 몇 개월에 걸친 고통스러운 과정을 통과하자 마침내 새 깃털이 돋아났다. 그 용감한 독수리는 완전히 새로운 모습으로 변신하여 크고 아름다운 날개를 펴고 다시 마을로 내려왔다. 그리고 30년을 더 살면서 마을의 다른 독수리들에게 자기처럼 새롭게 태어나는 법을 가르쳤다.

이 이야기는 독수리의 실제 생태를 바탕으로 한 것이 아닌 하나의 우화이다. 우리가 삶에서 원하는 진정한 변화는 선택과 헌신 없이 그리고 그 헌신을 지키려는 노력과 실천 없이 그냥 오는 것이 아니라는 것을 알려준다. 나는 이 독수리 이야기를 처음 들었을 때 큰 감동을 받았다. 자신의 한계를 극복하고 현재의 자기 자신을 넘어서 새롭게 태어나려는 독수리의 용기가 완성을 향한 우리 안의 갈망을 일깨워주기 때문이다.

물론 우리는 인생의 후반기에 새로 태어나기 위해 이 독수리처럼 스스로를 고통스럽게 할 필요는 없다. 하지만 자신의 인생을 차분하게 돌아보면서 자신의 참모습을 덮고 있는 것들을 기꺼이 다 털어내려는 용기를 가져야 한다. 그리고 인생의 후반기에 나는 이런 꿈을 갖고, 이런 사람이 되겠노라 결심하고 내가 디자인한 인생을 스스로 완성해야겠다는 선택을 해야 한다.

당신의 인생 스토리를 다시 써라

지금까지 살아온 당신의 인생을 돌아보는 방법은 여러 가지가 있다. 당신의 인생을 10년 단위로 나누어서 각 시기에 어떤 중요한 일이 있었는지를 떠올려 볼 수도 있다. 혹은 초등학교, 중학교, 대학교, 직업을 갖기 시작했을 때, 가정을 꾸린 때, 자녀가 태어났을 때, 자녀가 결혼했을 때 등 자신에게 의미가 있었던 생애 단계별로 어떤 일이 있었는지를 떠올려볼 수도 있다.

당신의 인생 전반기를 더 적극적으로 성찰하기 위해 스스로 다음과 같은 질문을 던져볼 것을 권한다.

- 내 삶에서 그동안 이룬 것들은 무엇인가?
- 가장 기쁘고 행복했던 순간은 언제였는가?
- 가장 힘들었던 순간은 언제였는가?
- 힘든 순간을 어떻게 극복했고 그것을 통해 무엇을 배웠는가?
- 내 인생에서 후회되는 순간들은 언제였는가?
- 내가 한 일이 뿌듯하고 보람 있게 느꼈던 순간들은 언제였는가?
- 순간적인 나의 선택이 내 삶을 바꾸게 된 계기가 된 것들은 어떤 것인가?
- 내가 삶에서 지키려고 노력했던 가치들은 어떤 것인가?

- 그 가치들을 지키는 데 도움이 되었던 것은 무엇인가?
- 그 가치들을 지키는 데 방해가 되었던 것은 무엇인가?
- 나에게 지금까지 어떤 삶의 목표가 있었는가?
- 그런 삶의 목표들을 세우게 된 동기는 무엇인가?
- 내가 세운 삶의 목표들 중에서 이룬 것은 무엇인가?
- 내가 세운 삶의 목표들 중에서 이루지 못한 것은 무엇인가?
- 살아오면서 내 삶에 큰 영향을 준 사람들은 누구인가?
- 지금까지 내가 소중하게 여겼던 사람들은 누구인가?
- 고마움을 전하고 싶은 사람은 누구인가?
- 인간관계에서 얽힌 감정을 풀어야 할 필요가 있다고 느끼는 사람은 누구인가?
- 나의 습관 중에서 계속 유지하고 발전시키고 싶은 것은 무엇인가?
- 나의 습관 중에서 버리고 싶은 것은 무엇인가?
- 정말 하고 싶었는데 못 했던 일들은 어떤 것인가?
- 원했던 그 일들을 할 수 없었던 이유는 무엇인가?

위 질문에 관해 당신의 생각을 가능하면 글로 적어보라. 머릿속으로 생각만 하기보다는 글로 정리해보면 엉킨 실타래가 풀리듯 머릿속에 맴돌던 생각들을 명료하게 정리하는 데 도움이 될 것이다.

인생을 돌아볼 때 중요한 것은 인생의 스토리가 완성의 삶을 살아가는 데 실질적인 도움이 되고 긍정적인 에너지가 되는 방향으로 정리를 해야 한다는 점이다. 과거의 스토리가 혼란이나 상처, 절망으로 남아 당신의 발목을 잡게 해서는 안 된다. 과거는 자신의 오늘과 미래를 밝히고 강하게 만드는 원동력으로 활용해야 한다. 그런 의미에서 우리는 우리의 인생 스토리를 재편집하고 재해석해야 한다. 이것은 자신에게 좌절과 상처가 되었던 일을 일어나지 않았던 것처럼 지우거나, 일어나지도 않았던 좋은 일들을 마치 일어났던 것처럼 끼워 넣으라는 것이 아니다. 자신의 과거를 왜곡하라는 것이 아니라, 새로운 관점으로 바라보라는 것이다.

훌륭한 역사학자는 과거에 이런 일이 있었다고 말해주는 사람이 아니다. 과거에 있었던 일을 자신만의 독특한 관점으로 해석하여 그 전에는 우리가 잘 몰랐던 역사의 흐름과 맥락을 짚어주거나, 오늘을 사는 우리에게 행동의 근거를 제공해주거나, 미래의 어떤 흐름을 예견하거나 더 나은 미래를 설계하도록 도와준다.

우리는 훌륭한 역사학자가 하듯이 자신의 인생을 성찰하고 해석해야 한다. 과거에 이런 일이 있었다. 그래서 나는 기뻤다, 슬펐다. 그래서 나는 성공했다, 실패했다에서 멈추지 말고, 그 일이 내게 어떤 의미가 있었고 앞으로의 삶을 사는 데 어떤 의미를 제공하는지까지 생각해보아야 한다. 그렇게 하려면 우리는 자신의 스토리를 담담하고 객관적인 눈으로 바라볼 수 있어야 한다. 과거의 스토리에 매이거나 집착해서는 안 된다. 또 이기심과 피해의식에 빠져서도 안 된다. 그 속에 빠져 있으면 불만족스럽고 혼란한 스토리 속에 계속 주인공으로 남아 있거나, 과거의 영광과 성공의 스토리 속에서만 머무르며 현실을 외면하게 된다.

우리에게 많은 감동과 영감과 용기를 주는 사람들은 모두 자신의 인생 스토리를 스스로 재해석하여 다시 썼던 사람들이다. 그들은 실패와 절망이 없는 삶을 산 사람들이 아니다. 비참한 환경속에서 수많은 좌절과 역경을 겪은 사람들이 더 많다. 그들은 자신의 역사 앞에 서서 '나에게 이런 일이 있었다'에서 멈추지 않고 '그럼에도 불구하고 나는 이렇게 되겠다'거나 '나는 이것을 배웠고 이 배움을 바탕으로 이렇게 나아가겠다'는 스토리를 선택하고, 그 스토리를 통해서 스스로 일어난 사람들이다. 스스로 자기 운명의 주인이 된 사람들이다.

그 일례를 소개한다. 오스트리아 비엔나에서 저명한 유태계 정신과의사였던 37세의 빅토르 프랑클Viktor Frankl은 1942년에 아내와 부모님과 함께 아우슈비츠의 나치 강제 수용소로 끌려갔다. 3년 뒤 전쟁이 끝나 수용소가 해방되었을 때 당시 임신중이던 그의 아내와 부모님, 가족의 대부분은 나치에 살해당했고, 프랑클은 살아남았다.

가지고 있던 모든 것, 사랑하는 사람들, 인간으로서의 존엄과 자유를 완전히 박탈당한 채 죽음의 공포와 싸우며 수용소 생활을 하는 동안 프랑클을 사로잡은 것은 단 한 가지 질문이었다. 자신의 환경을 전혀 통제할 수 없고 고통만 지속되는 이런 상황 속에서도 인간이 계속 살아야 할 이유가 있을까?

그의 결론은 'Yes'였다. 프랑클은 비참한 수용소 생활을 견디고 살아남은 사람들과 죽은 사람들의 차이는 단 하나, '의미'라고 결론을 내렸다. 사랑하는 사람이나 책임감을 느끼는 일 등 사소하든 크든 무엇인가에 의미를 부여하는 사람들은 끝까지 살아남았다. 그는 왜 살아야 하는지를 아는 사람은 어떤 상황도 견뎌낼 수 있다는 것을 목격했다.

그는 《죽음의 수용소에서Man's Search for Meaning》라는 자신의 유명한 책에서 이렇게 썼다. '인간은 모든 것을 빼앗길 수 있지만, 인간의 마지막 자유, 어떤 상황에서도 자신의 태도를 선택하고 자신만의 길을 결정할 수 있는 그 마지막 자유만은 빼앗길 수 없다.'

프랑클은 인류 역사상 가장 야만적인 수난을 가장 극한 상황에서 체험했지만, 인간과 삶에 대해서 결코 절망하지 않았다. 그는 어쩔 수 없이 겪어야 하는 고통이라면 그 고통마저도 용감하게 겪어내리라 다짐하며, 어떤 힘든 상황이라도 우리의 삶은 의미와 가치로 가득찰 수 있다는 것을 증명했다. 그는 자신의 경험을 바탕으로 불안, 강박, 무력함 등을 겪고 있는 사람들이 의미를 찾도록 도와주는 새로운 심리기법을 정립했다. 빅토르 프랑클이 다시 쓴 그의 삶의 스토리는 지금도 많은 사람들에게 희망과 용기를 주고 있다.

지금까지 살아오면서 당신에게도 인생의 전환점이 되었던 중요한 순간과 사건이 있을 것이다. 자랑스러운 일도 있는가 하면 후회되는 일 또한 있을 것이다. 지금까지 어떤 인생을 살아왔든지 지난 인생의 모든 단계가 모여 현재의 나를 있게 했다. 중요한 것은 '현재까지의 삶은 모두 내가 창조한 것'이라는 자각이 있어야 한다는 점이다. 그렇게 생각하는 사람은 자신의 현재와 미래를 창조할 수 있다. 그러나 현재의 상태가 내가 만든 것이 아니라 주위의 환경과 상황 때문에 만들어졌고, 나에게 아무런 선택권이 없었으며, 나는 피해자였을 뿐이라고 생각한다면 자신의 미래 또한 스스로 선택할 수 없고 책임질 수 없다.

내가 어떤 삶을 살았든 그것은 나의 삶이었다. 인생의 모든 순간들이 모여 지금의 나를 만들었다. 그 누구도 아닌 나만의 고유한 역사이다. 이런 마음으로 자신의 인생 스토리에 배경과 등장인물이 되어주었던 모든 시간과 공간과 사람들에게 진심으로 감사하는 마음을 가져야 한다. 무엇보다 삶의 그 모든 순간들을 헤치고 지금에 다다른 자신을 사랑하고 스스로에게 감사해야 한다. 그동안의 삶이 나에게 준 모든 가르침을 겸허하게 받아들이며 인생 전반기의 스토리를 거름 삼아 후반기의 스토리가 아름답게 꽃필 수 있도록 만들어야 한다.

우리는 삶의 어느 순간에나 운명의 주인으로서 스스로 자신의 삶을 선택하고 계획하며 실천하는 주체적인 삶을 살아야 한다. 하지만 이것이, 세상 모든 일이 자기가 원하는 대로 다 된다는 뜻은 아니다. 일이 우리가 계획하고 원했던 방향과는 다르게 흘러가는 때도 많다. 그래서 누구나 '그때 내가 다른 선택을 했더라면…' 하고 후회하는 때가 있기 마련이다. 하지만 과거를 후회만 하고 있는 것은 아무런 도움이 되지 않는다. 지나간 일은 결코 돌이킬 수 없기 때문이다. 잘 되고 좋았던 일을 감사하게 받아들이고, 어리석어서 범한 실수를 솔직하게 인정하고 그것에서 배우면 된다. 과거에 집착하고 매달려서는 앞으로 나아갈 수 없다.

어떤 경우에도 좌절이나 자기비하는 금물이다. '지금까지 나는 완전히 잘못 살았다. 내 인생은 조금도 가치 없었다.' 이런 마음으로 스스로를 자책한다면 후반기를 다시 시작할 에너지를 낼 수가 없다. 자기 인생을 부정적으로 평가하면 자신을 미워하게 되고, 다른 사람들과 세상에 대해서도 문을 꽁꽁 닫아걸게 된다. 지금까지 자신의 인생 스토리를 담담한 눈으로 정리하되, 그 스토리로부터 스스로에게 힘을 주는 희망과 열정을 끌어내라. 앞으로 당신이 창조할 후반기의 스토리에 새로운 에너지가 되게 하라.

어느 95세 노인의 고백

인생의 후반에 관한 설계는 일찍 시작하면 할수록 좋다. 가장 바람직한 것은 십대 때부터 인생은 자기 완성의 과정이며 성공은 그 과정으로 가는 길에 있는 가치의 하나일 뿐, 유일한 것이 아니라는 인식을 갖는 것이다. 인생에 대해 그렇게 성숙하고 긴 안목을 가진 사람은 성공기에도 환경에 휩쓸리지 않는 자기 철학과 진실을 가지고 살아갈 수 있다.

40대에는 노년을 어떻게 보내고 싶은지 미리 그림을 그려볼 수 있다. 늦어도 50대에는 자신이 인생의 후반기를 어떻게 살아갈지에 관해 방향성을 정하고, 자신이 선택한 인생을 살기 위한 구체적인 준비를 해야 한다. 그러한 설계가 있느냐, 없느냐에 따라 은퇴 후의 생활은 완전히 달라질 수 있다.

보통 은퇴할 나이에 은퇴하지 못하고 생존을 위해서 저임금을 받고 잔 일을 계속해야 하는 사람들이 많다. 그런가 하면 늦게까지 은퇴하지 않겠다고 선택한 사람들도 많다. 예를 들어 의사와 같은 의료계 전문가들이 80대까지 일하는 것이 이제 특이하지 않게 보인다. 노년에도 일하는 사람들은 자신의 후반기의 삶을 설계하고 완성을 향해 집중할 충분한 시간이 없다고 느낄 수도 있다. 그런데 그것은 꼭 은퇴를 해서 많은 시간이 확보되어야만 할 수 있는 것도 아니고, 하루 종일 수련이나 명상을 해야만 되는 것도 아니다. 완성을 향한 삶의 핵심은 매 순간순간을 임하는 자신의 태도이다. 즉 자신이 하고 있는 일들과 마주치는 사람들을 어떤 태도로 대하는가이다. 우리의 생활 자체 곧 일과 인간관계가 완성을 향한 훌륭한 공부 시간이자 가장 좋은 명상 거리이다. 이런 관점에서 긍정적으로 생각하면, 노년에 아무런 할 일 없이 지내는 사람들보다 일을 하는 사람이 더 활력 있고 의미 있는 삶을 꾸려나갈 수 있다. 한 가지 주의할 점은 일에만 지나치게 편중되지 않도록 일과 개인의 삶을 적절히 분배해 균형을 잡는 것이다.

설계도 없이는 아무리 노련한 건축가라도 훌륭한 건물을 지을 수 없다. 인생을 설계하지 않으면 그저 상황이 흘러가는 대로 자신을 내맡기고 환경에 지배당하게 된다. 당신은 아마 이런 생각을 가지고 있을지도 모른다. '지난 30년을 연간, 월간, 주간, 일간 단위로 목표와 계획을 세우며 죽도록 일했다. 설계란 말만 들어도 신물이 난다. 은퇴 후에도 무슨 설계를 하라는 것이냐? 나는 그냥 자유롭게 살고 싶다!'

정말로 자유롭게 살고 싶은가? 그러면 그렇게 살 수 있도록 당신의 인생을 설계해야 한다. 당신이 원하는 자유로운 삶이 구체적으로 어떤 모습일까를 깊이 생각해보고, 그러한 삶을 살아갈 수 있도록 필요한 준비를 해야 한다. 그렇지 않으면 당신은 자유롭게 사는 것이 아니라 그냥 익숙하고 안정감을 주는 것들로 둘러싸인 채 별다른 변화와 도전과 성장이 없는 삶만 살다 가게 될지도 모른다.

'앞으로 시간도 많은데 서두를 게 뭐 있어. 천천히 생각하지 뭐.' 당신이 아직도 이런 생각을 하고 있다면 아래 글을 읽어보라. 2008년에 한 신문에 소개되어, 많은 사람들에게 깊은 생각을 안겨준 어느 95세 어른의 글이다.

나는 젊었을 때
정말 열심히 일했습니다.
그 결과 나는 실력을 인정받았고
존경을 받았습니다.

그 덕에 65세 때 당당한 은퇴를 할 수 있었죠.
그런 내가 30년 후인 95살 생일 때
얼마나 후회의 눈물을 흘렸는지 모릅니다.

내 65년의 생애는 자랑스럽고 떳떳했지만,
이후 30년의 삶은 부끄럽고 후회되고
비통한 삶이었습니다.

나는 퇴직 후

'이제 다 살았다, 남은 인생은 그냥 덤이다.'라는 생각으로
그저 고통 없이 죽기만을 기다렸습니다.

덧없고 희망이 없는 삶
그런 삶을 무려 30년이나 살았습니다.

30년의 시간은
지금 내 나이 95세로 보면
3분의 1에 해당하는 기나긴 시간입니다.
만일 내가 퇴직할 때
앞으로 30년을 더 살 수 있다고 생각했다면
난 정말 그렇게 살지는 않았을 것입니다.

그때 나 스스로가 늙었다고,
뭔가를 시작하기엔 늦었다고 생각했던 것이
큰 잘못이었습니다.

나는 지금 95살이지만 정신이 또렷합니다.
앞으로 10년, 20년을 더 살지 모릅니다.

이제 나는 하고 싶었던 어학공부를

시작하려 합니다.

그 이유는 단 한 가지

10년 후 맞이하게 될 105번째 생일 날

95살 때 왜 아무것도 시작하지 않았는지

후회하지 않기 위해서입니다.

이 글을 쓴 사람은 한국 호서대 설립자인 강석규 박사다. 그는 100세 때에도 강단에 서서 자신이 인생에서 배운 지혜를 세상과 나누다가 103세에 돌아가셨다. 그는 95세 때 자신에게 노년의 설계가 없었다는 것을 알고 후회했다. 긴 시간이든, 짧은 시간이든 의식적으로 살지 않으면 시간은 그냥 흘러간다. 한국의 속담에 '물은 물길 트는 대로 흐른다'는 말이 있다. 당신이 40대가 넘은 사람이면, 당신의 인생 후반기가 어디로 흐르게 할지, 그 길을 새롭게 터야 할 때가 왔다는 것을 알고 준비해야 한다.

변화는 선택에서 시작한다

인생의 후반기를 설계하라고 하니 많은 사람들이 '노후자금 마련과 투자, 노후에 거주할 집과 함께할 커뮤니티 찾기, 여행계획 짜기, 유언장과 장례절차 미리 정해놓기'와 같은 것들을 먼저 생각한다. 노후설계에서 가장 중요한 것은 그런 구체적인 것들을 결정하기 전에, 은퇴 후의 삶이 자신에게 갖는 의미를 사려 깊게 생각해보고 완성에 대한 꿈을 갖는 것이다. 그러한 큰 방향성이 있어야만 자신에게 남은 시간을 주체적이고 창조적으로 사용할 수 있다. 단지 버킷 리스트bucket list(죽기 전에 꼭 하고 싶은 일을 담은 소망 목록)를 만드는 것이 아니라, 내 인생의 후반기가 흘러갈 물길의 방향을 선택하는 것이 먼저다. 그 방향이 분명하면 거기에 도달할 수 있는 구체적인 방법은 다양하게 찾을 수 있다.

은퇴 이후의 인생을 어떻게 살 것인가, 밖에는 이미 많은 정보가 넘쳐난다. TV 광고에서는 그동안 열심히 일하며 모은 돈을 써서 젊음과 아름다움과 정력을 유지하라고 한다. 투자자들과 보험회사들은 당신의 돈과 건강은 우리에게 맡기고 낭만적인 여행을 즐기라고 한다. 정치가들은 내가 당신의 노후를 안전하게 지켜줄 정책을 만들어줄 테니 나만 믿으라고 한다. 정보는 밖에서도 들어오지만 당신의 내면에서도 솟아나온다. 당신은 스스로에게 남은 인생에 관해 어떤 정보를 주고 있는가? 당신 스스로에게 앞으로의 시간에 관해 어떤 메시지를 보내고 있는가?

자신의 몸을 잘 관리하여 나이가 들어도 근육이 힘을 빨리 잃지 않도록 하고, 주름살도 더 빨리 늘지 않게 하고, 청력과 시력도 가능한 한 오래 건강하게 유지하는 것은 바람직하고 권장할 만한 일이다. 노년을 더 활기차게 보내기 위해 현대의학을 적극적으로 활용하는 것도 좋다. 그러나 우리의 몸은 아무리 잘 관리해도 시간이 가면 늙는다. 세상에 변화하지 않는 것은 없다. 우리의 몸도 예외가 아니며, 자연의 이치에 따라 늙어가는 몸을 기꺼이 받아들이는 것 또한 지혜이다.

그러나 우리에게는 영원히 늙지 않는 것이 있다. 인간의 내면에서 솟아오르는 위대한 정신, 자유롭고 창조적인 의식은 나이가 들어도 늙지 않는다. 이것은 삶의 마지막 순간까지 우리에게 나는 누구인가를 묻게 하고, 시간을 의미 있고 가치 있게 쓸 수 있도록 우리를 독려하고 체크한다. 자신의 영혼을 만나고, 그 영혼이 안내하는 대로 살아가는 사람은 환경의 노예가 되지 않는다. 그는 자신의 운명의 주인이 된다. 건강하고 행복한 노년을 위해 우리에게 가장 필요한 것은 노후설계를 도와줄 재무 전문가나 운동 프로그램과 다이어트 식단을 짜줄 코치가 아니다. 우리에게 가장 필요한 것은 우리 내면에서 우러나는 목소리, 자신의 영혼에 귀를 기울이고 과연 나는 어떻게 살고 싶은지, 어떤 사람으로 살아가기를 원하는지 찾아내고 선택하는 것이다.

내가 진정으로 원하는 삶은 무엇인가? 당신 스스로에게 끊임없이 물어라. 세상이 정해준 답이 아니라 당신의 영혼이 원하는 인생이 무엇인지를 찾아야 한다. 자신의 머리에 물어보는 것이 아니라 가슴에 물어보아야 한다. 정말로 내 가슴속에서 간절히 원하는 것이 무엇인지, 어떤 삶이 내 영혼이 진정으로 기뻐할 삶인지 묻고 또 물어야 한다. 눈을 감고 자신의 가슴속의 느낌을 따라 내면으로 들어가다 보면 어느 순간 그 답을 찾을 수 있다. 그 답을 찾았다면 소중하고 새로운 시간을 당신이 정말로 원하는 꿈을 이루기 위해 최선을 다해 살겠다고 결심하라.

어떤 변화든 선택에서부터 시작된다. 때로는 우리가 통제할 수 없는 인생의 폭풍과 파도로 인해, 때로는 우리의 게으름이나 두려움, 습관 때문에, 여러 번 실패할 수는 있다. 그러나 진심으로 선택하고, 포기하지 않고 행동하면, 자신이 원하는 인생에 한 걸음씩 가까워진다. 선택할 수 있다는 것, 이것은 정말로 귀중한 일이다. 아무리 크고 힘들어 보이는 변화라도 선택하고 결정하는 것에서부터 시작된다. 어떤 환경에 있든지, 내가 그 환경에 처한 것 자체를 바꾸기는 힘들 수 있지만, 그 환경을 조금이라도 나은 것으로 만들 수 있는 선택은 내가 할 수 있다. 나이가 들면 우리는 쇠약해지는 몸, 은퇴, 이별 등 새로운 환경의 변화를 맞이하게 된다. 많은 사람들이 그러한 변화를 제약과 한계로 받아들이고, 자신이 아무것도 할 수 없다는 생각에 의기소침해진다. 우리를 아무것도 할 수 없도록 만드는 환경이란 없다. 우리의 영혼이 깨어 있는 한 우리는 어떤 환경에서도 변화를 선택하고 창조할 수 있다.

우리는 저마다의 인생의 선장이다. 우리는 자신의 인생 여정을 표류기로 만들 수도 있고, 항해일지가 되게 할 수도 있다. 그것을 결정하는 것은 오직 한 가지, 어디로 갈지를 아느냐 모르느냐의 차이다. 그 방향을 선택할 수 있는 사람은 오직 자기 자신이다. 자신을 돌아보고 성찰하며 나는 이렇게 되겠다고 꿈꾸고 선택하는 힘, 이것은 오직 인간에게만 주어진 선물이다. 그 힘이 있기 때문에 우리는 완성을 꿈꾸고, 완성을 향해 나아갈 수 있다. 이러한 선택의 힘은 나이가 들었다고 해서 결코 사라지거나 줄어들지 않는다. 인생의 거친 파도를 헤쳐 오며 자기 인생은 어느 누구도 아닌 자신만이 개척하고 책임질 수 있다는 것을 충분히 알 만큼 산 우리이기 때문에, 그 힘은 오히려 더 깊고 강해질 수 있다. 우리는 항해를 마치는 최후의 순간까지, 이 아름답고 위대한 선택의 힘을 아낌없이 쓰다가 가야 한다.

나는 뉴질랜드 케리케리에 있는 얼스빌리지의 한 숲길을 걸으면서 120살까지 살겠다는 선택을 했다. 내가 '더 웨이 오브 뉴 라이프The Way of New Life'라고 이름 붙인 그 아름다운 숲길은 천천히 걸으면 한 시간 반 정도 걸린다. 걷기명상 코스로 활용되는 그 숲길의 중간쯤에 경사진 언덕길이 하나 있다. 나는 그 언덕길에 120개 나무 계단을 놓았다. 땅 표면에 드러난 나무뿌리들이 사람들의 발에 밟혀서 훼손되는 것을 막고, 사람들이 나무뿌리에 걸려서 넘어지거나 미끄러지는 것을 방지하기 위해서다. 계단의 숫자를 굳이 120개로 한 이유는 이 계단을 오르는 사람들이 자연과 교류하며 자신의 무한한 가치를 깨닫고, 더 건강하고 아름답고 평화로운 지구를 만드는 데 기여하겠다는 큰 꿈을 꾸면서 120세 인생을 선택하기를 바랐기 때문이다. 120개의 계단은 쉬지 않고 이어지는데 60번째 계단의 오른쪽에 나무로 만든 너른 데크가 있다. 이 데크를 기준으로 앞의 계단 60개는 인생의 전반기를, 뒤의 계단 60개는 나머지 후반기를 의미한다. 중간의 나무 데크는 전반 60년에서 후반 60년으로 넘어가는 전환기를 상징한다. 개인차는 있지만 일반적으로 직장생활에서 은퇴하는 시기를 전환기라고 할 수 있다.

나는 전반기 60년은 선천운先天運에 해당하고, 후반기 60년은 후천운後天運에 해당한다고 말한다. 선천운이란 하늘에서 타고난 운이고, 후천운이란 자신의 선택과 노력으로 창조해 가는 운이다. 지금 이 순간 당신이 어떤 선택과 설계를 하는가에 따라서 오늘이 확연히 달라지듯이, 인생의 후반기에 대한 당신의 선택이 노년의 삶의 질뿐만 아니라 수명에까지도 영향을 준다는 것은 두 말할 필요가 없다. 우리의 최종 운명은 하늘에 달려 있지만 그 세부 운명을 개척하는 것은 자기 자신이다. 우리에게 주어진 자유 의지 그리고 선택의 권한에 눈을 뜨는 것이 중요하다. 그리고 장기적인 인생 설계에 따라 하루하루 운명을 바꿔 나가다 보면 새로운 삶의 길, 놀라운 후천운을 맞이할 수 있다.

건강, 행복, 평화를 자급자족하라

완성의 가치를 중심으로 인생의 후반기를 설계할 때 모든 사람이 반드시 염두에 두어야 할 기본 중의 기본이 있다. 자신의 건강, 행복, 평화를 자급자족할 수 있어야 한다는 것이다. 누구에게 의지하는 것이 아니라 스스로 건강과 행복과 평화를 창조하겠다는 결심을 하라. 자신의 건강과 행복과 평화를 스스로 책임지고 키우기 위해서 적극적인 자세로 임하다 보면 자연스럽게 수명도 연장될 것이다.

생각해 보라. 자신의 건강과 행복과 평화를 다른 사람이나 시스템과 같은 외부적인 환경에 의존하면서 어떻게 100살, 120살까지 살기를 바라겠는가? 그것은 분명 과욕일뿐더러 다른 사람에게 피해만 줄 뿐이다. 다른 사람에게 피해를 주는 자신을 보는 것은 분명 괴로울 것이고 그럴 바에야 차라리 일찍 눈감는 편이 낫겠다고 여길 것이다. 핵심은 늙어서도 자신의 건강과 행복과 평화를 스스로 '자급자족'할 수 있어야 한다는 것이다.

그런데 요즘 세태를 보면 많은 사람들이 건강과 행복과 평화를 자급자족하지 못하고 외부에 의존하는 경향이 있다. 건강적인 측면만 보더라도 조금만 아프면 약국이나 병원을 찾는다. 물론 꼭 필요할 때는 의학의 도움을 받아야 한다. 하지만 약과 의사가 우리의 근력, 폐활량, 균형감각, 순발력, 면역력 같은 근본적인 건강까지 보장해 주지는 않는다. 건강한 체력은 누구도 대신 키워줄 수 없다. 스스로의 힘으로 키워야 한다.

행복과 평화도 마찬가지다. 많은 사람들은 행복과 평화를 외부에 의존하며 살아간다. 어떤 것을 갖게 되어서 행복하고, 누가 자기의 옆에 있어서 행복하다고 느낀다. 그렇게 외부에 의존하고 살다가 그 사물이나 사람이 사라진다면 그 순간 즉시 '행복 끝 불행 시작'이 되기 쉽다. 외부 환경에 따라 한순간에 행복과 불행이 오락가락하는 줄타기를 하며 살아간다면 그것만큼 불안한 삶도 없을 것이다. 외부 환경에 의존해서 건강과 행복과 평화가 오기를 기대하고 구걸할 것이 아니라 스스로 그것을 창조하는 법을 익힐 때 우리는 건강과 행복과 평화의 진정한 주인이 될 수 있다. 더 나아가 자신이 건강과 행복과 평화의 중심이 되었을 때 그것을 다른 사람들에게도 나누어 줄 수 있다.

당신은 지금 어떠한가? 스스로 건강하고 행복하고 평화롭다고 느끼는가? 당신 자신의 건강 지수, 행복 지수, 평화 지수를 매기라고 한다면 100점 만점에 각각 몇 점을 주겠는가? 당신은 건강과 행복과 평화를 자급자족하고 있는가, 아니면 외부 환경에 의지하는 편인가? 시간을 갖고 곰곰이 생각해 본 후에 점수를 매겨 보라. 건강, 행복, 평화를 평가하는 객관적 지표가 아니라 당신의 주관적인 느낌과 생각, 만족도를 중심으로 점수를 매겨보는 것이다.

- 나는 건강한가? (   )점
- 나는 건강을 자급자족하고 있는가? (   )점
- 나는 행복한가? (   )점
- 나는 행복을 자급자족하고 있는가? (   )점
- 나는 평화로운가? (   )점
- 나는 평화를 자급자족하고 있는가? (   )점

점수가 낮다고 해서 실망할 필요는 없다. 아직 늦지 않았다. 지금이라도 자신의 노년을 설계하고 준비에 들어가면 된다. 희망적인 것은 건강도 행복도 평화도 다 우리 몸 안에서 일어나는 에너지의 현상이기 때문에 충분히 가변적이고 성취할 수 있다는 것이다. 아주 많은 노력을 기울여야만 얻을 수 있는 요원한 어떤 것이 아니다.

건강과 행복과 평화를 자급자족하기 위해서는 체력體力과 심력心力 뇌력腦力을 단련해야 한다.

체력은 건강하고 행복한 노년을 위한 주춧돌이다. 체력을 기르는 것은 심력과 뇌력을 키우는 지름길이기도 하다. 노년을 설계할 때 무엇을 어디서부터 시작해야 할지 모르겠다면 가장 먼저 체력을 키우는 일부터 시작해보라. 몸에 힘이 생기면 자연히 의욕도 따라 커지고, 새로 해보고 싶은 일이나 좋은 아이디어도 생긴다. 자신이 도달하고 싶은 체력의 구체적인 목표나 자신이 따라할 수

있는 이상적인 모델을 찾아보는 것도 좋은 생각이다.

심력은 자신의 삶을 안내하는 핵심 가치가 있을 때 커진다. 영혼과 양심에 따라 말과 행동을 선택하고, 자신 안에 있는 긍정적인 인격적 자질들을 완전하게 드러내기 위해 노력하며, 성숙하고 어른스러운 정서를 갖춘 상태이다. 마음의 힘도 체력과 마찬가지로 쓰면 쓸수록 커진다. 심력은 관계를 통해서 길러지는 힘이다. 우리 내면의 포용력, 연민, 이해, 용서와 배려 등도 체력과 같이 훈련하면 커진다. 가족이나 친구 등 가까운 인간관계, 우리가 속한 공동체는 훌륭한 심력의 훈련장이다.

뇌력의 핵심은 창조력이다. 지식을 많이 가지고 있다고 해서 뇌력이 강한 것은 아니다. 뇌력은 통찰력과 지혜를 활용해서 나와 세상에 도움이 되는 무엇인가를 창조할 수 있는 힘이다. '필요는 발명의 어머니'라는 말이 있다. 뇌력의 특징인 창조력이 어떻게 발현되는지를 너무나 잘 표현한 말이다. 창조력은 자신과 사물, 세상에 대한 관심과 애정, 호기심에서 나온다. 애정을 갖고 자기 자신과 주위를 주의 깊게 살피면 고칠 것, 개선할 것, 필요한 것에 대한 아이디어가 생기게 마련이다. 이 아이디어를 의지와 집중력을 가지고 실행에 옮길 때 그것이 창조로 이어진다.

완성의 삶은 체력, 심력, 뇌력을 길러 건강, 행복, 평화를 자급자족하는 것에서 시작한다. 이 과정은 또한 우리의 선도 전통에서 인체의 에너지 시스템을 개발하여 인간완성에 이르는 과정과도 일치한다. 아랫배에 있는 하단전이 충분히 발달하면 다부진 체력이 길러지며 육체의 생명 에너지가 강화된다. 가슴에 있는 중단전이 발달하면 심력이 커지며 사랑, 포용, 공감력 등이 발현된다. 머리에 있는 상단전이 발달하면 뇌력이 커지며 통찰력과 사물의 이치에 대한 이해, 지혜가 발달한다.

다음 장들에서 건강과 행복과 평화를 자급자족하면서 완성을 향한 아름다운 노년을 설계하고 영위하는 데 도움이 되는 구체적인 방법들을 소개하겠다.

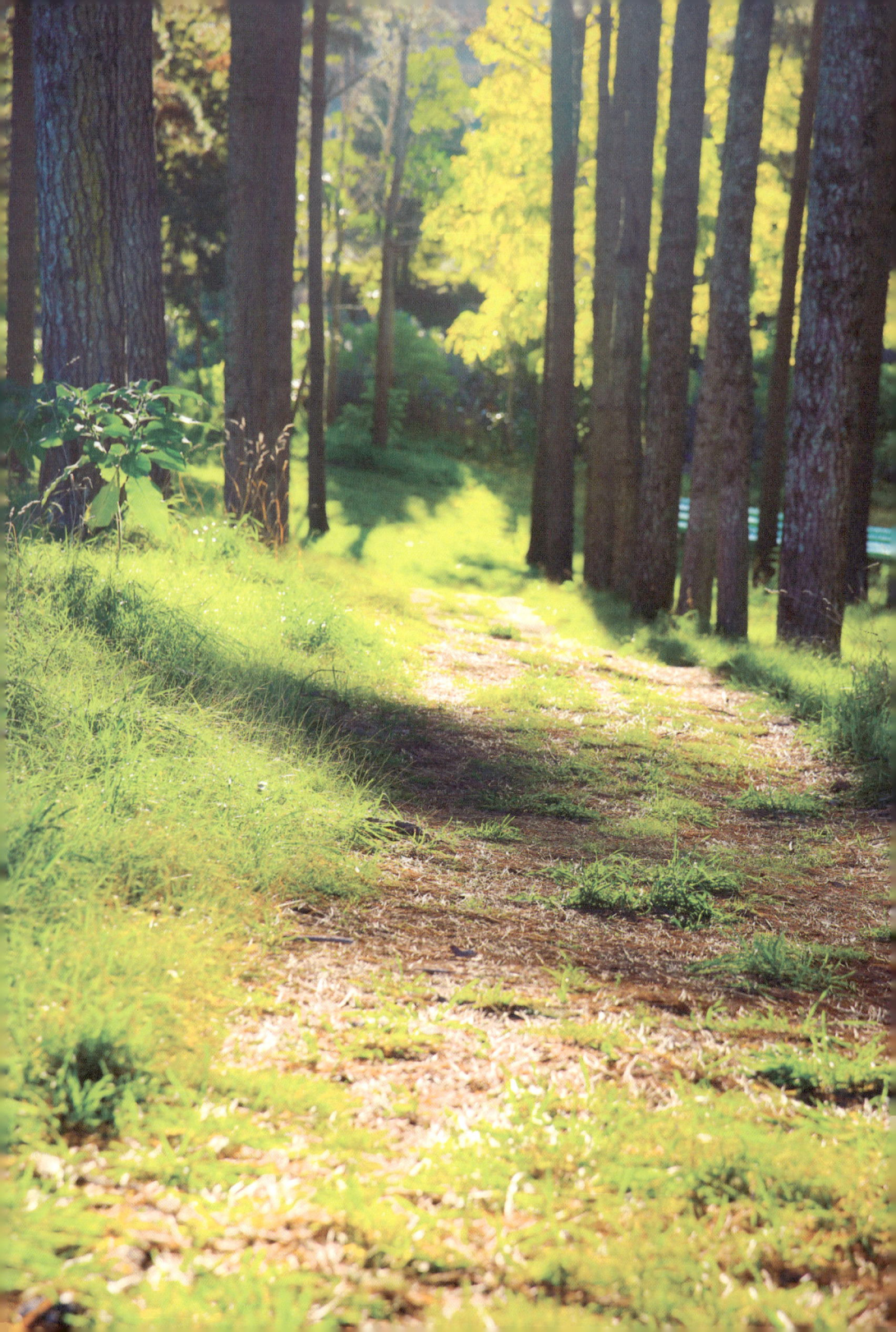

5 장

체력은 생명,
뇌력은 창조,
무조건 움직여라

건강과 행복, 평화를 자급자족하기 위해서 가장 우선적으로 챙겨야 할 것을 꼽으라고 하면 건강이다. 건강이 행복과 평화를 위한 기본적인 발판이자 지름길이기 때문이다. 나는 '체력은 곧 생명'이라고 말한다. 말 그대로 체력은 자신의 생명력과 비례한다. 그러니 체력을 다지는 것이야말로 자신의 생명력을 연장하는 최고의 방법이다. 120살까지 살기 위해서 기본적이고도 필수적인 노력을 기울여야 할 것이 바로 체력을 다지는 것이다.

운동이야말로 강력한 효과를 가진 보약이다. 운동은 기대수명과 건강, 에너지 수준을 모두 증강시킬 수 있는 탁월한 방법이다. 캐나다의 한 연구에 따르면 이전에 운동을 한 적이 없는 50세의 사람이라도 1주일에 세 번 30분씩 빠르게 걷기를 하면 생체 나이를 10년 정도 앞당길 수 있다고 한다.

운동의 효과는 무수히 많지만 특히 노년의 근육감소증을 완화하는 데 도움이 된다. 사람은 이르면 30대부터 근육이 감퇴하기 시작하는데 40대, 50대에서 가장 큰 변화가 일어난다. 90대는 20 대에 비해서 근육이 거의 50% 감소하고, 70대는 50대에 비해서 힘이 30% 감소한다고 한다. 근육감소증을 예방하기 위한 가장 주요한 대처법은 운동이다. 특히 버티기 운동이나 근력 운동이 효과적이다.

나의 아버지는 올해 94세로 돌아가셨는데, 아버지를 뵐 때마다 안타까울 때가 많았다. 80대까지만 해도 꽤 건강하셨는데 90세를 넘기면서부터 기력이 부쩍 쇠해지고 말수까지 확연히 줄어드셨다. 아버지께 운동법을 가르쳐 드리고자 몸에 손을 대기라도 하면 아버지는 싫다면서 한사코 거절하시곤 했다. 내가 해드릴 수 있는 것이라곤 고작해야 좋은 음식을 권해 드리고, 팔다리를 주물러 드리고, 얼굴에 난 검버섯에 크림을 발라드리는 것밖에 없었다. 그런 아버지를 뵈면서 '아버지가 좀더 건강하셨을 때 운동법들을 가르쳐 드렸어야 했는데, 90대가 되니 몸도 인내력도 약해져서 운동 습관을 기르는 것이 쉽지가 않구나' 하는 것을 느꼈다.

운동하는 습관은 조금이라도 젊을 때 기르는 것이 좋지만 노년이 되어서 시작해도 늦지 않다. '노인은 힘이 없다'는 것은 하나의 사회적인 통념일 뿐이다. 힘을 기르지 않고 쓰지 않으면 누구나 약해진다. 노년에 많은 사람들이 관절이나 근육의 퇴행, 균형감각의 저하로 고통을 겪는다. 이러한 증상을 호전시킬 수 있는 최고의 보약은 몸을 움직이고 운동을 하는 것이다. 몸이 쇠퇴해져 가는 것을 한탄하며 그냥 보고만 있을 것인가, 아니면 적극적으로 움직이면서 몸에 힘을 키울 것인가에 대한 자기 선택의 문제다. 나이가 들었어도 힘을 기르고 쓰다 보면 힘이 생기는 법이다. 이 것을 보여주는 한 가지 사례를 소개한다.

이 사례의 주인공은 로베르 마르샹Robert Marchand이라는 105세 프랑스 사이클리스트이다. 그는 1911년 북부 프랑스에서 태어나 소방수, 대형트럭 운전수, 벌목꾼, 농부 등으로 직업을 바꿔가며 일했다. 젊었을 때 사이클링을 해본 경험이 있었지만 본격적으로 사이클링을 시작한 것은 67세였다. 그리고 38년 뒤 2017년 1월에 는 한 시간에 22킬로미터를 완주하여 105세에 세계기록을 갱신 했다. 2년에 걸쳐 그의 최대산소 흡입량, 심박수, 심장과 폐의 건강 정도를 측정한 결과, 그는 자신의 나이보다 무려 55세나 젊은 50 세의 유산소능력을 갖고 있는 것으로 밝혀졌다. 더욱 놀라운 점 은 최대산소 흡입량이 지난 2년간 13%가 증가했다는 것이다.

나는 그 뉴스를 읽고 눈이 번쩍 뜨였다. 전문 사이클리스트가 아니라면 젊은 사람도 한 시간에 22킬로미터를 주파하기가 쉽지 않을 것이다. 그런데 105세의 나이로 그렇게 건강과 활력을 유지 할 수 있다니 놀라운 충격이 아닐 수 없었다. 나는 그가 사이클링 하는 사진을 복사해서 책상 앞에 붙여 놓았다. 그 사진을 볼 때마 다 '나이 들면 몸이 약해진다'는 고정관념을 깨고 체력을 키우겠 다는 희망과 자극을 스스로에게 주기 위해서다.

뉴스에 세계에서 가장 나이가 많은 사람들의 소식이 가끔 뜬다. 그때마다 내가 놀라는 것은 그들 중에 많은 이들이 로베르 마르샹처럼 비교적 늦은 나이에 어떤 일을 시작했다는 것이다.

2015년에 92세로 세계 최고령 여성 마라톤 완주자가 된 미국 샌디에고의 해리엇 톰프슨Harriette Thompson은 76세 때에 처음 마라톤을 완주해 보겠다고 결심했다. 피아니스트이자 암생존자였던 그녀는 그 결심 이후 거의 해마다 '백혈병·임파종학회'를 위한 기금마련 마라톤 대회에 출전하여 16년 동안 10만 달러 기금을 모았다. 그녀는 마라톤 종주 기념 인터뷰에서 다음과 같이 말했다.

"내가 할 수 있으면 모든 사람이 다 할 수 있다고 생각합니다. 나는 한 번도 달리기 트레이닝을 받아본 적이 없거든요."

이런 사람들의 이야기를 들으면 '이 나이에…' 하는 망설임이나 핑계가 쏙 들어가게 된다. 이런 사례들은 나이가 몇이든 자기 관리를 어떻게 하느냐에 따라서 충분히 활력 있고 건강한 삶을 살 수 있다는 가능성과 희망을 보여준다. 물론 노화는 누구도 피해 갈 수 없는 자연 현상이다. 나이가 들어가면서 몸의 활력과 기능이 떨어지고 크고 작은 병이 생길 수도 있다. 문제는 자기의 삶에 노화나 질병이 다가오는 것을 그냥 두 손 놓고 구경만 하고 있을 것인가, 아니면 몸의 주인으로서 적극적으로 건강을 관리할 것인가에 대한 선택이다.

병의 뿌리는 결국 하나다. 어딘가 에너지 흐름이 막혀서 본래

생명체가 가진 자연치유력을 발휘하지 못한 데 원인이 있다. 막힌 곳을 풀어주고 기혈순환만 잘 되게 해 주면 웬만한 증상은 시간이 지나면 회복된다. 유전을 비롯한 몇 가지 요인들은 우리의 통제 밖에 있지만 그 외의 요인들은 조절이 가능하다. 자기 몸과 친해지면 몸이 보내는 경고 신호에 적절히 대처하며 병을 예방할 수 있다. 자연히 병원과 약국은 멀어질 수밖에 없다. 병원이나 약국은 찾는 사람이 계속 찾는다. 조금 아프다고 병원이나 약에 매달릴 것이 아니다. '내 몸에 관한 한 내가 의사'라는 생각을 가지고 스스로 자신의 체력을 키울 생각을 해야 한다. 의지와 노력이 있다면 얼마든지 젊고 건강하게 오래 살 수 있다.

여기서 덧붙여 말하고 싶은 것은 일반적인 경우가 아닌 심각한 만성질환이나 신체 장애가 있는 사람들의 경우이다. 그 사람들은 건강의 점수가 상대적으로 낮을 수 있다. 그러나 건강하지 못하다고 해서 행복하지 않거나 평화롭지 않은 것은 아니다.

내가 아는 61세의 일본인 여성 야하타 치에코는 젊었을 때부터 조기발현 파킨슨 증후군으로 인해 몸을 많이 떨면서 상체도 구부정하게 숙이고 항상 지팡이를 짚고 비틀비틀 걸었다. 걸을 때 발바닥 전체가 바닥에 완전히 닿지 않고 발의 앞쪽만 바닥에 닿아서 마치 공중에 떠서 걷는 것 같았다. 단센터에서 열심히 수련하는 등 각고의 노력을 기울이던 중 2011년 6월 한 프로그램에 참석했을 때 그녀에게 놀라운 변화가 일어났다. 발꿈치가 땅에 닿으며 걸을 수 있게 된 것이다. 지팡이도 없이 심지어 다리를 한쪽씩 번갈아 들어올리면서 춤까지 출 수 있게 되었다. 너무나 행복하게 춤을 추는 그녀의 모습은 다른 참석자들까지 기쁨과 감동의 눈물을 흘리게 했다. 야하타는 그 날의 감회를 이렇게 말했다.

"40년 만에 발바닥을 바닥에 붙이고 설 수 있게 됐습니다. 저에게는 정말 이것이 기적입니다. 발바닥이 땅에 붙으면 발바닥에서 기분좋고 행복한 느낌이 올라옵니다. '발바닥이 바닥에 닿게 걷는 것만으로도 이렇게 행복하구나' 생각했죠. 정말로 태어나서 처음으로 느끼는 행복이었어요. 인간이란 지구 위에 발바닥을 딱 붙이고 서는 것만으로 이미 충분히 행복하다고, 그 이상의 행복이 없다고 그때 생각했습니다. 이런 게 저런 게 없어서 불행하다는 사람도 있지만 저는 이 땅 위에, 지구 위에 똑바로 서서 숨 쉬는 것만으로도 충분히 행복합니다." 다른 사람들은 전혀 특별하게 느끼지 않는 보통의 걸음걸이가 그녀에게는 세상의 그 무엇과도 비교할 수 없는 큰 행복이었다.

건강을 잃어버린 경험이 있는 사람일수록 건강의 소중함을 더욱 깊이 느낄 수 있다. "내 몸은 약해", "나는 아파", "나에게는 장애가 있어"라며 자신을 계속 한정짓지 말고, 매일 조금씩 아주 조금씩이라도 자신의 몸을 움직이고 운동시키다 보면 결국 변화는 일어날 수밖에 없다. 자신의 한계를 극복하기 위한 움직임을 통해 자신의 몸뿐만 아니라 마음의 에너지가 바뀌고, 나는 할 수 있다는 용기와 자신감이 점점 솟아오른다. 자신의 몸을 단련하고 한 계를 넘어가는 시간은 자신의 참나를 만나고 진정으로 살아 있음을 온몸으로 느낄 수 있는 순간이다. 그러한 작은 변화의 과정에서 오는 기쁨과 보람, 행복은 이루 말할 수 없다. 자신에게 걸을 수 있는 두 발과 움직일 수 있는 몸이 있다는 것, 그 몸을 움직이는 의식과 의지가 있다는 것 그리고 생명 에너지가 아직 남아 있다는 것, 그것 자체가 감사함으로 다가온다.

두 팔과 다리가 없이 태어났지만 지금은 전 세계를 순회하며 동기부여 강사로 활약하고 있는 닉 부이치치Nick Vujicic의 이야기를 들어보았을 것이다. 그는 왼쪽에 있는 두 발가락을 사용해 글씨를 쓰고, 발뒤꿈치와 발가락을 사용해 컴퓨터도 다루고, 수영, 낚시, 골프도 즐긴다. "나는 내 삶을 즐기고 있습니다. 난 행복합니다." 그는 강연에서 이렇게 말했다. "이렇게 넘어지면 어떻게 하죠? 제가 다시 일어나는 것은 불가능하겠죠. 하지만 그렇지 않아요. 저는 백 번이라도 다시 일어나려고 노력할 거예요. 실패해도 다시 시도한다면 그리고 또 다시 시도한다면 그것이 끝이 아니예요. 다시 일어날 수 있는 용기를 얻을 수 있을 거예요. (일어나며) 이렇게요."

아주 오래 전에 어떤 TV 채널에서 본 사례도 있다. 위장병으로 고생하면서 건강에 자신감을 잃어버렸던 한 남자가 스스로 건강을 회복한 얘기다. 그는 계단을 다리로 걸어서 올라갈 힘도 없을 만큼 병약했다. 늘 병원에서 준 위장약에 의지해서 살아왔는데 어느 날 '내가 더 이상 이렇게 살면 안 되겠다'는 결심을 했다. 그때 제일 먼저 시도한 게 푸시업이다. 푸시업 숫자를 하나씩 늘려가면서 팔과 다리, 허리 등 근육의 힘을 기르기 시작했다. 자신감이 생기자 그 다음에는 물구나무서기를 연습했다. 그리고 몇 년 후, 그는 물구나무를 선 채로 남산의 수많은 계단을 올라가는 놀라운 일을 이뤄냈다. 그렇게 되는 동안에 언제부턴지 모르게 위장병은 다 나아버렸고, 몸도 아주 건강해졌다고 한다.

그는 자기 몸을 사용한 것이고, 자기 몸의 주인이 된 것이다. '더 이상 나약한 몸과 위장병에 고통받지 않고 약에 의존하지 않겠다, 내가 내 몸을 고치겠다'고 결심하고, 그것을 꾸준히 실행했기 때문에 기적 같은 일이 일어난 것이다. 건강과 체력은 누가 대신 만들어 줄 수 있는 것이 아니다. 나를 바꾸는 힘은 바로 나 자신에게 달려 있다.

그런데 체력을 다지라고 하면 사람들은 대개 헬스장의 런닝머신에서 달리거나 무거운 역기를 들면서 웨이트 트레이닝을 하는 상상을 한다. 그래서 지레 겁을 먹고 포기한다거나, 큰맘 먹고 헬스장에 등록을 했어도 며칠 못 가서 흐지부지 나태해져버린 자신에게 실망하곤 한다. 바쁜 일정을 쪼개어 굳이 몇 시간씩 내지 않더라도 생활 속에서 운동을 할 수 있는 방법은 없을까? 그래서 내가 생각한 것이 틈날 때마다 하는 운동이다. 생활 속에서 틈나는 대로 몸을 움직이는 습관을 들이는 것이다.

　내가 틈틈이 하는 운동에 관심을 갖게 된 계기는 50대 중반, 몸의 변화를 겪으면서였다. 젊은 시절에는 태권도, 유도, 합기도 유단자였고 몇 시간씩 운동을 해도 지칠 줄 모르는 무쇠체력이었는데 언제부턴가 몸의 기력, 근력, 순발력도 떨어지고 마음도 우울하고 의욕도 저하되는 증상이 나타났다. '아, 나도 이제 나이가 드는구나' 실감이 났다. '이대로 방치하면 정말 늙을 일밖에 없겠다'는 자각이 들자 정신이 번쩍 들었다. 나 스스로 뭔가 변화하지 않으면 안 된다는 각성의 소리가 들렸다. 내 몸 상태를 다시 활력 있게 되돌려놓을 수 없을까, 어디서부터 시작할까 고민하다가 시도한 것이 바로 1분 운동과 장생보법 그리고 최근에 개발한 배꼽 힐링이다. 이 방법들은 몇 시간을 할애하여 작정하고 하는 운동이 아니라 생활 속에서 틈날 때마다 하면 되는 운동이다. 사실 장생보법은 굳이 따로 시간을 낼 필요조차도 없다. 평소 걸을 때 걸음걸이만 조금 바꿔주면 된다.

　생활 속에서 잠깐 하는 운동이 얼마나 효과가 있을까 의구심이 들 수도 있겠지만 내 경험을 통해 확답할 수 있다. 꾸준히만 하면 정말로 운동이 된다. 몸이 가볍고 민첩해지고 활력이 생긴다. 지금은 70이 다 되어가는 나이지만 매일 일하는 중간 중간 벽에 기대어 물구나무도 서고, 그 자세에서 푸시업도 한다. 안 쓰던 근육을 써주면서 힘이 생겼는지 골프를 칠 때 공이 40대 때보다 더 멀리 정확하게 날아간다.

　나이가 들수록 체력을 길러야 하는 이유는 더 이상 자기 몸 상태에 끌려다니지 않기 위해서다. 몸의 진정한 주인이 되어 건강을 자급자족하는 생활 속 운동법을 소개한다.

1분 운동

1분 운동은 바쁜 현대인들에게 제격이다. 나 역시 새벽부터 저녁까지 하루에도 수십 장의 보고서를 읽고, 수많은 사람들을 만나고, 강연을 하는 바쁜 일정을 소화해야 할 때가 많다. 따로 몇 시간씩 운동할 여유가 없기 때문에 1분은 나에게 놓칠 수 없는 황금 같은 시간이었다.

　1분 운동은 간단하다. 화장실에서 손을 씻고 나오기 전에 세면대 벽에 비스듬히 기대어 푸시업을 한다거나, 의자에 앉아서 업무를 보다가 주먹이나 손가락을 바닥에 대고 몸을 들어 올렸다 내렸다 한다. 또 베어워킹이라고 해서 곰이 네 발로 걸어가듯이 발바닥과 손바닥을 바닥에 대고 엉덩이를 들어 올린 채 방 안을 몇 바퀴 돌기도 한다.

　1분 운동은 푸시업, 스쿼트, 싯업, 플랭크, 베어워킹같이 단시간에 효과적으로 근력을 쓰고 심박수를 높일 수 있는 중고강도의 운동으로 한 시간마다 1분씩 해주면 좋다. 한 시간마다 알람이 울리게 맞춰놓으면 적어도 하루에 열 번 정도는 할 수 있다. 이런 중고강도 운동도 갑자기 하다 보면 근육통이 올 수 있는데 그럴 때는 근력 운동 대신 스트레칭 같은 가벼운 운동을 섞어서 해주면 좋다. 몸에 질병이나 장애가 있는 사람은 자신의 건강과 신체 상태에 맞는 운동을 해주면 된다.

1분 운동이라고 해서 꼭 1분만 해야 한다는 법은 없다. 5분을 해도 되고 10분을 해도 된다. 시간적인 여유가 있을 때는 몇 가지를 세트로 하면 효과가 훨씬 배가된다. 예를 들어 푸시업이나 스쿼트를 한 후에 베어워킹을 해주면 심장이 세차게 뛰고 숨이 차오르며, 근육들이 뻐근해지고 몸에서 땀이 난다. 단기간에 심박수, 폐활량, 체온이 상승하고 근력이 단련되는 속성 운동 효과를 체험하게 되는 것이다.

하지만 여건이 안 되면 1분이라도 투자하자. 1분이 별 의미 없이 훌쩍 흘러가버리는 짧은 시간 같지만 막상 1분간 푸시업이나 스쿼트를 해보면 그렇게 길게 느껴질 수가 없다. 근육이 약해서 1분을 마저 채우지 못하고 주저앉을 수도 있다. 1분간 숨을 참고 안 쉬어 보면 1분이 얼마나 긴 시간인지 알 수 있을 것이다. 1분 운동을 통해 짧은 시간을 잘 활용하는 연습을 하면 나머지 시간들도 생산적이고 창조적으로 쓸 수 있는 동기부여가 된다.

한 시간에 한 번씩 중고강도의 운동을 통해 얻을 수 있는 효과는 대단히 많다. 오랫동안 앉아있는 습관이 건강에 악영향을 준다는 것은 잘 알려져 있는데 한 시간에 한 번씩 운동함으로써 그러한 습관을 고칠 수 있다. 앉아 있는 시간이 많은 사람들은 심장병으로 사망할 위험이 매일 운동하는 사람들에 비해 여섯 배나 높다고 한다. '스포츠 및 운동 의과학Medicine & Science in Sports & Exercise'에 따르면 1주일에 스물세 시간 이상 앉아 있는 사람은 열한 시간 미만으로 앉아 있는 사람보다 심장병에 걸릴 위험이 64% 높게 나타났다.

또 하루에 앉아 있는 시간을 세 시간 미만으로 줄이면 기대수명을 2년 연장하는 효과가 있다고 한다. 주 4~5회 피트니스 센터에서 운동을 한다고 해도 하루에 대부분의 시간을 책상이나 소파에서 보낸다면 오랜 시간 앉아 있을 때 생기는 신진대사 저하와 세포 노화를 우려할 수밖에 없다. 노년에는 업무보다 주로 TV를 보느라 앉아 있는 경우가 많다. 리모컨을 쥐고 소파에 앉아 있는 시간이 길어질수록 건강은 그만큼 나빠진다.

최근 미국 샌디에이고 캘리포니아 대학 연구팀이 64~95세 여성 1천5백 명을 대상으로 세포 나이를 조사한 결과, 하루 열 시간 이상 앉아 있는 여성은 8년은 더 빨리 늙는다는 연구 결과가 나왔다.

미 항공우주국(NASA)의 베테랑 연구원인 조앤 버니코스Joan Vernikos는 건강의 열쇠는 하루 종일 가능한 한 많이 활동하는 것

이라고 한다. 운동선수처럼 몇 시간씩 운동을 해야 한다는 의미
는 아니다. 하루 중에 틈나는 대로 몸을 움직여 주라는 것이다.
가능하면 자주 움직일수록 더 좋다. 이상적인 것은 15분에 한 번
씩은 자리에서 일어나서 몸을 움직여 주는데, 운동이 아닌 단순
한 일상적인 움직임이라도 괜찮다. 계속 앉아 있는 습관을 끊어주
는 간헐적인 운동이야말로 생명의 질을 극대화하는 데 매우 중대
하다.

운동을 할 때 나타나는 신체 현상은 다양하다. 심박수가 높아
지고, 근육에 산소를 더 빨리 순환시키고 세포에 있는 독소를 더
빨리 제거하기 위해서 심박수당 혈액량이 증가한다. 더 많은 산소
를 혈액으로 보내고 독소를 배출하기 위해서 호흡수가 증가하고
폐는 더 많이 확장·수축 운동을 하게 된다.

중고강도 운동을 해주면 땀이 나면서 체온이 상승한다. 그럴
때 늘어져 있던 몸에 갑자기 활력이 돌 뿐만 아니라 마음의 고삐
도 당겨진다. 1분 운동을 하고 나면 정신이 반짝 깨어난다. 한마디
로 얼이 차려진다. 그래서 잡념이 없어지고 집중력도 높아지며 나
중에는 자신감과 열정도 생겨난다.

1분 운동의 중요한 포인트는 운동이 생활과 분리되어서는 안
된다는 것이다. 운동이 생활 속에 일부로 녹아들어야 한다. 생활
이 운동이고, 운동이 생활이 되는 것이다. 그랬을 때 정말로 습관
이 바뀌고 체질이 바뀐다. 스스로 건강을 책임질 수 있는 체질로,

행복과 평화를 창조할 수 있는 체질로 바뀐다.

30여 년 전, 국내에 심신수련법을 보급하던 초창기에 지금은 글로벌 기업이 된 현대 창업자인 정주영 회장과 SK 창업자인 최종현 회장을 개인지도 한 적이 있다. 그때 그분들을 보면서 그들은 뭔가 다르다는 것을 느꼈다. 무엇보다 부지런했고, 시간을 효율적으로 썼으며, 집중력이 남달랐다. 한마디로, 성공할 수밖에 없는 체질이었다. 특히 정주영 회장은 초등학교밖에 안 나왔다. 학벌이 좋아서, 환경이 좋아서 성공한 게 아니라 그의 라이프 스타일 자체가 특별했던 것이다.

중요한 것은 좋은 생활 습관을 갖는 것이다. 스스로 건강할 수 있는 습관과 체질을 생활 속에서 만들어야 한다. 나쁜 습관을 갖고 있으면 건강이 나빠지는 것은 당연하다. 습관에 따라 인생이 만들어진다. 그런데 오랜 기간 몸에 밴 습관과 라이프 스타일을 하루아침에 바꾸기란 어렵다. 그래서 한 시간에 한 번씩 1분 운동을 하면서 과거의 습관을 끊어주라는 것이다. '의지'라는 검을 들고 자기 삶에 들어가 오랜 습관을 쳐내는 것이다. 그리고 기존에 안 했던 행동을 자꾸 반복함으로써 새로운 습관을 들이는 것이다.

1분 운동을 석 달쯤 하고 나면 많은 변화가 올 것이다. 몸에 물리·화학적인 변화와 마음에 정서적인 변화가 오는 것은 물론이고, 무조건 몸을 움직이는 새로운 라이프 스타일이 자리를 잡게 된다. 나이가 들수록 무기력하게 넋 놓고 있거나, 고민이나 잡념으로 헛되이 시간을 보낼 때가 많은데 1분 운동을 통해 그러한 시간을 끊어낼 수 있다. 스트레스를 받을 때도 1분 운동을 통해 바로 기분을 전환하고 답답한 에너지를 해소할 수 있다.

한 시간에 한 번씩 1분 운동을 하면서 우리는 자신의 몸과 감정을 향해 '내가 주인'이라는 것을 정확하게 알려줄 수 있다. 그러면 그 한 시간을 구할 수 있다. 그 한 시간을 더 생산적이고 창조적으로 활용함으로써 몸과 감정의 나약하고 나태한 상태에서 벗어나 정신을 차리고 자신의 삶에 집중할 수 있게 된다. 체력관리가 되면 시간관리, 감정관리, 목표관리가 되고 그것이 모여서 인생관리가 된다.

나는 1분 운동을 '1분의 깨달음'이라고도 한다. 동양의 전통 철학에서 깨달음이란 자기의 에고가 없어지는 무아無我의 상태를 체험하는 것이고, 무아가 되기 위해서는 굉장히 힘든 수행 과정을 거쳐야 한다고 여긴다. 그런데 1분 운동을 하는 즉시 아무 생각이 없는 상태, 무아가 되는 것을 체험할 수 있다. '무아지경'이라는 말처럼 정신이 몸에 집중되어 다른 잡념이 사라지는 상태가 되는 것이다. 그때 진짜 자기 자신을 대면할 수 있다.

1분간 쉬지 않고 푸시업을 해 보라. 생각이 몸의 느낌에 집중되어 다른 생각은 하나도 안 날 것이다. 푸시업을 하느라 힘든 상황에서 쓸데없는 고민이나 맛있는 음식이 생각나겠는가? 생각을 단순화하는 가장 좋은 방법은 의식을 몸에 집중하는 것이다. 몸에 집중할 때 잡념이 없어진다. 머리에 불이 꺼지고 아랫배 단전에 불이 들어온다. 1분 운동을 통해 그러한 현상을 몸으로 체험할 수 있다. 한 시간에 한 번씩 자신의 몸에 감동을 주는 것이다.

1분 운동의 중요한 핵심은 열정의 온도를 높이는 것이다. 열정은 자신의 삶에 대한 의지를 엿볼 수 있는 지표다. 얼마나 열정을 갖고 살아가는가가 그 사람의 인생을 좌우한다고 해도 과언은 아니다. 요즘은 한창 혈기왕성해야 할 젊은이들도 열정 없이 무기력하게 살아가는 것을 많이 보는데, 은퇴 후 마땅히 하는 일 없이 세월을 보내는 노인들이라면 열정을 유지하기가 더욱 쉽지 않다. 새로운 열정을 끌어낼 만한 목표도 없고, 열정을 갖고 무언가에 새롭게 매진하기에는 이미 나이가 들었다고 생각하기 쉽다.

열정은 나이가 젊다고, 환경이 좋다고 해서 생기는 게 아니다. 다른 사람이 자신의 열정의 온도를 높여주기를 바라거나, 외부 환경이 좋아져서 자신의 열정이 살아나기를 바라서도 안 된다. 열정은 누가 갖다 주는 것이 아니라 스스로 만들고 일으키는 것이다.

1분 운동은 열정의 온도를 높일 수 있는 훌륭한 방법이다. 자기 안에 세차게 뛰는 심장의 맥박을 통해, 턱까지 차오르는 숨을 통해, 뻐근하게 단련되는 단단한 근육을 통해 살아 있음을 실감해 보라. 그 순간이 스스로 열정의 온도를 높이는 순간이다. '이제부터 내 건강은 내가 책임지겠다. 내 인생도 내가 만들고 내가 창조하겠다'는 의지와 자신감과 열정이 분출되어 나온다. 열정은 곧 희망이다. 1분 운동으로 열정의 온도를 높여라.

장생보법

내가 장생보법長生步法을 개발하게 된 계기가 있다. 2006년, 56세 되던 해에 낙마 사고로 허리를 크게 다친 적이 있다. 애리조나 주 세도나에서 말을 타고 산을 오르는데, 말이 갑자기 멈춰서는 바람에 일어난 사고였다. 당시 나는 미팅과 강연, 출장 등으로 항상 바쁘게 돌아다녔는데 그 사고로 몸을 회복하기 위해 모처럼 내 몸에만 온전히 집중하는 시간을 가질 수 있었다. 내 걸음걸이가 젊은 시절의 박력 있던 걸음이 아니란 걸 알게 된 것도 그 무렵이다. 언제부턴가 나는 허리를 뒤로 젖힌 채 발뒤꿈치에 무게 중심을 실어서 걷는, 이른바 '회장님 걸음'에 익숙해져 있었던 것이다.

그때부터 걸음걸이 연구에 들어갔다. 아기가 걸음마를 배울 때처럼 한 발짝 한 발짝 조심조심 걸으면서 자세와 각도를 달리했을 때, 몸의 느낌이 어떻게 변하는지 면밀히 관찰했다. 그리고 주변 사람들의 걸음걸이도 관찰했다. 젊은 사람과 나이 든 사람의 걸음걸이가 달랐고, 아가씨와 아주머니의 걸음걸이도 달랐다.

그런 연구와 관찰을 통해서 탄생한 것이 바로 장생보법이다. 두

발을 나란히 11자로 해서 '용천湧泉'을 꾹꾹 눌러주면서 발가락 끝까지 힘을 주고 걷는 것이 포인트다. 용천은 발바닥 길이를 3등분했을 때 앞쪽 3분의 1 지점 오목 들어간 곳에 있는데, 발 앞쪽에 무게중심을 싣고 힘차고 경쾌하게 걷다보면 몸에 힘이 붙고 기분도 상쾌해진다. 나는 방 안에서도 걷고, 숲길에서도 걷고, 골프를 할 때도 장생보법으로 걸었다. 걸을 일을 계속 만들면서 열심히 걷다보니 걷는 것이 무척 재미있었다.

그렇게 장생보법을 생활 속에서 습관화한 지 5개월이 지났을까. 어느 날 문득 내 몸이 한창 젊었을 때처럼 활력이 넘치는 것을 느낄 수 있었다. 몸도 몰라보게 가벼워지고 행동도 민첩해졌다. 두 다리로 걸을 수 있다는 것이 그저 기쁘고 감사했다. 나는 걸음이 단순히 이동 수단이 아니라 건강 수단이 될 수 있고, 나아가 즐거움의 수단이 될 수 있다는 사실을 깨달았다. 걸을 때 어떤 마음으로 걷느냐가 굉장히 중요하다. 이동 수단으로 바쁘고 힘겹게 걷는 사람들은 얼굴에 수심이 가득하지만, 운동이라고 생각하며 즐겁게 걷는 사람은 표정이 밝다. 건강이나 행복, 평화가 먼 데 있는 것이 아니라 바로 걸음걸이 속에 있다는 것을 발견했다.

장생보법은 너무나 쉽고 간단한 걸음걸이다. 그래서 장생보법을 처음 소개하면 다들 따라하면서도 속으로는 '저게 무슨 효과가 있을까' 의구심부터 가진다. 하지만 체험을 해 본 사람들은 안다. 아주 단시간 내에 조금씩 걸어주는 것만으로도 놀라운 효과를 볼 수 있기 때문이다. 장생보법 체험담을 들어보면 한결같이 하는 소리가 있다.

'걸음걸이가 이렇게 중요한 줄 몰랐다.'
'걷는 게 너무 재미있고 신난다.'
'두 다리와 발의 묵직한 통증이 사라지고 가벼워졌다.'
'불면증으로 고생했는데 숙면을 취할 수 있게 되었다.'
'혈색이 좋아지고 몸이 가벼워진 느낌이다.'
'불안하고 긴장을 잘 하는 편인데 마음이 많이 편해졌다.'
'몸에 활력이 생기고 머리가 맑아져 일에 집중력이 높아졌다.'

걸음걸이 하나 바꾸는 것이 이렇게 큰 변화를 가져온다. 우리는 대부분 별 생각 없이 그냥 걷는다. 자신의 걸음에 별 관심도 없다. 각자 자기 편한 방식대로 걸어도 누가 뭐라고 하는 사람은 없다. 학교에서 특별히 걸음걸이를 배운 적도 없고, 발바닥까지 신경 쓸 생각도 안 할 것이다. 하지만 무의식적으로 행하고 있는 이 '걸음'을 어떻게 걷느냐에 따라 삶의 질이 달라진다. 그냥 걸어야 하니까 걷는 것이 아니라 '나는 걸으면서 운동을 하겠다'고 마음을 먹으면 걸음이 '장생을 위한 건강 수단'으로, '행복을 창조하는 기쁨의 수단'으로 바뀌게 된다.

나이가 들어서 근육량이 소실되고 골격이 틀어지면 걸음걸이

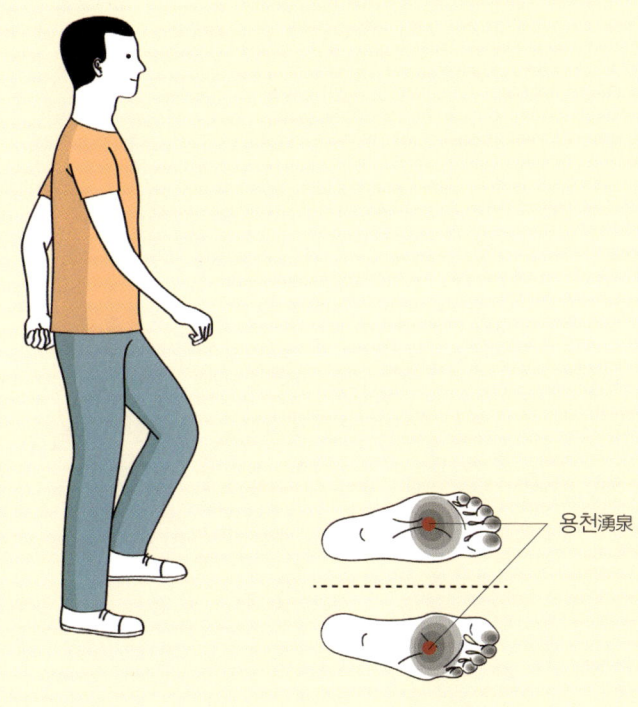

용천湧泉

걸을수록 기운이 쌓이는 장생보법長生步法

1. 바르게 선 자세에서 몸의 중심을 발바닥 용천에 둔다.

2. 발을 내딛을 때 발가락까지 힘을 주고, 발끝은 11자가 되도록 한다.

3. 몸의 중심이 발바닥(용천) – 단전 – 가슴 – 뇌로 하나가 되게 연결한다.

4. 걸을 때 발바닥의 자극이 뇌에 전달된다는 기분으로 힘차게 걷는다.

가 달라진다. 나이 60이 넘어가면 자세가 구부정하게 변하고 무릎도 쫙 펴지지 않으며 어정쩡한 팔자걸음이 된다. 무릎이 약해지면 걸을 때 몸의 중심이 발바닥에서 허리로 올라온다. 또 허리가 약해지면 나중에는 어깨에 힘이 들어간다. 마치 아기 때는 호흡을 아랫배로 하다가 어른이 되어서는 가슴으로 하고, 죽을 때는 목에까지 차 숨이 넘어가는 것처럼 걸음걸이와 호흡은 닮은 점이 많다.

장생보법은 가장 순수하고 건강했던 어린아이의 걸음걸이로 돌아가는 것이다. 원기왕성한 아이들은 넘어질 듯 몸이 앞으로 쏠린 채, 발 앞쪽에 힘을 주어서 팍팍 내딛는다. 뒷짐을 지고 무게 잡고 느릿느릿 걷는 걸음이 아니라 앞을 향해 진취적으로 나아가는 활기찬 걸음이다. 늙은 걸음을 젊은 걸음으로 되돌려 놓기 위해서는 걸음걸이도 훈련이 필요하다.

장생보법의 기본자세는 다음과 같다. 편안하게 서서 발바닥의 용천에 의식을 두고 발가락에 힘을 살짝 주어 땅을 움켜쥔다는 느낌이 들도록 선다. 그러면 발바닥 전체에 체중이 분산되면서 힘이 무릎과 고관절, 아랫배 단전으로 올라가 몸의 중심이 잡힌다. 이어 가슴과 목, 정수리로 기운이 연결되어 뇌에 자극을 준다. 마음속으로 용천에서 정수리까지 하나로 연결된다는 느낌을 상상하면서 걸어보라. 용천을 지압하듯 하는 움직임을 통해 발가락 끝까지 기운을 살리고 본래의 생명력을 회복할 때 우리 인체의 자연치유력을 극대화할 수 있다.

장생보법이 일반 걸음과 다른 점은 발바닥에 힘을 줌으로써 뇌를 활성화시킨다는 데 있다. 발바닥 중에서 뇌로 전달되는 신경이 밀집되어 있는 곳은 발가락이다. 발가락에 힘을 제대로 주기 위해서는 용천과 발가락을 함께 꽉꽉 눌러줘야 한다. 용천湧泉은 한의학에서 가장 중요시하는 경혈 중의 하나이다. 용천은 '샘물이 땅속에서 분출하듯이 인체에 있는 생명의 기가 샘처럼 솟아오른다'는 뜻을 담고 있다. 용천과 발가락을 얼마나 잘 눌러주느냐에 따라 뇌에 전달되는 힘이 다르다.

세계 각국의 장수촌들을 조사하면 언덕이나 산이 있는 곳이 많다. 언덕과 산을 아침저녁으로 오르내리는 일은 발 앞쪽에 체중을 싣고 걷는 방법이 된다.

발바닥 용천을 꾹꾹 눌러주면서 걷다 보면 기운이 자연스럽게 발바닥으로 내려간다. 스트레스로 들뜬 화기가 발바닥으로 내려가기 때문에 발바닥은 따뜻해지고 머리는 맑아진다. 한의학에서 무병장수의 비결은 '머리는 시원하게, 발은 따뜻하게 보존하라'는 것이다. 우리 몸에는 따뜻한 불의 에너지인 화기火氣와 차가운 물의 에너지인 수기水氣가 함께 흐르는데 몸의 균형이 깨지지 않고 조화로울 때는 수기가 위로 올라가 머리에 머물고, 화기는 아래로 내려가 아랫배 하단전에 머문다. 이러한 상태를 '수승화강水昇火降'이라고 한다. 수승화강이 될 때 몸은 물론이고 우리의 뇌가 최적의 상태에서 최고의 기능을 발휘할 수 있다. 새로운 기운과 활력이 솟을 뿐만 아니라 집중력과 판단력이 좋아지고 마음이 안정되어 편안해진다.

그런데 현대인들이 앓고 있는 질환의 대부분은 기운이 역상하는 데 있다. 아랫배의 뜨거운 열기가 머리로 치솟는 것이다. 이 상태가 지속되면 머리가 뜨거워지고 맑지 못하다. 그러면 집중력이 떨어지고 심해지면 두통이 온다. 특히 몸을 움직이지 않고 의자에 장시간 앉아 머리를 많이 쓰는 연구직이나 정신 노동자들은 머리로 기운이 많이 떠 있기 때문에 더욱더 장생보법을 습관화해야 한다.

장생보법의 또 하나의 포인트는 두 발을 11자로 나란히 걷는 것이다. 몸이 약하거나 건강이 좋지 않은 사람들은 대부분 발 앞쪽을 양옆으로 벌린 채 걷는다. 이것은 몸의 기운이 술술 새나가는 걸음걸이다. 이렇게 오래 걷다 보면 무릎이 안 좋아지고, 고관절이 틀어지고, 디스크나 요통의 원인이 된다. 또한 근육이나 뼈에 무리를 가져와 몸의 형태가 변형되기도 한다. 양발이 11자가 되게 나란히 걸으면 다리와 아랫배 단전에 힘이 들어가고 등이 곧게 펴진다. 척추가 바르게 서면 인체의 기혈순환이 원활하게 이루어지고 뇌척수액의 흐름이 좋아져 머리가 맑아진다.

장생보법을 할 때 꼬리뼈를 살짝 앞으로 말아주면 좋다. 꼬리뼈가 있는 부분을 앞으로 약간만 당겨주면 항문의 괄약근이 조여지면서 하단전下丹田에 에너지가 더 잘 모일 수 있게 된다. 단전에 기운이 모이면 아랫배가 따뜻해지고, 꼬리뼈에서 척추로 기운이 잘 올라가게 되어 온몸의 기혈순환이 원활해진다.

일반적으로 사람들은 몸이 피곤하거나 컨디션이 안 좋으면 눕고 싶은 마음부터 든다. 그리고 나이가 들수록 기력이 줄어, 활동하는 시간보다 누워서 쉬는 시간이 많아진다. 하지만 누우면 누울수록 몸은 약해진다. 주말에 잠을 충분히 잤는데도 몸이 찌뿌드한 경험들을 했을 것이다. 기의 소통이 안 되는 상황에서 장시간 가만히 누워 있었기 때문이다. 자고 일어나면 당연히 온몸이 축축 늘어지고 활력이 떨어진다. 정 눕고 싶을 때는 장생보법으로 5~10분 정도 가볍게 걷고 나서 기혈순환을 원활하게 해 준 다음에 누우면 좋다. 그러면 숙면을 취하고 개운하게 일어날 수 있다.

걷기의 효과는 익히 많이 들었을 것이다. 인간은 동물과 가장 크게 구분되는 직립보행으로 인해 두뇌 용적을 끊임없이 늘려올 수 있었다. 네 발로 걷는 개의 뇌는 아무리 세월이 지나도 변하지 않는다. 그러나 4백만 년 전, 두 발로 걷기 시작한 인간은 400g이던 뇌를 1,400g까지 진화시킬 수 있었다. 자신의 몸무게를 지탱하며 걷는 직립보행을 통해 양손을 함께 사용하면서 비약적으로 발달한 것이다.

걷기는 우리 몸을 구성하는 600개 이상의 근육과 그와 함께 움직이는 200여 개의 뼈를 모두 동원하는 온몸 운동이다. 특히 발바닥을 통해 몸 전체에 수없이 뻗은 신경을 자극하고 다리의 혈액순환과 물질대사를 활발하게 일으켜 하체의 근육을 단련시켜 주는 데 중요한 역할을 하며 노화 예방을 돕는다.

걷기는 뇌에 산소를 효과적으로 공급해 줄 수 있는 방법이다. 뇌는 체중의 2% 정도로 작지만 인체에서 가장 많은 에너지를 사용하는 부위다. 심장에서 나가는 피의 15%를 소비하고, 활동하지 않고 쉬기만 해도 호흡을 통해 들어오는 산소의 25% 가량을 소비한다. 만약 뇌에 혈액이 15초 정도만 공급되지 않아도 사람은 의식불명 상태에 빠지고, 4분간 중단되면 뇌세포는 되돌릴 수 없을 정도로 손상을 입는다. 뇌세포의 활성도가 떨어지면 머리가 맑지 않고 집중력도 떨어지며 의욕도 줄어든다. 뇌에 산소를 충분히 공급하려면 혈액순환이 원활해야 하는데, 제 2의 심장이라는 발을 움직임으로써 심장의 움직임을 도와줄 수 있다. 이로 인해 전신의 혈액순환이 원활해지고, 산소공급이 잘 되어 머리끝부터 발끝까지 건강을 유지할 수 있다.

운동을 하면 뇌의 크기가 수축되거나 기능이 저하되는 것과 같은 뇌 관련 노화를 늦춰줄 뿐만 아니라 뇌의 크기를 증가시킬 수도 있다. 미국 피츠버그대학의 커크 에릭슨Kirk I. Erikson 박사는 60~80세 사이의 노인들이 1년간 하루 30~40분씩, 일주일에 세 번을 걸었을 때 기억력을 관장하는 해마와 뇌의 핵심 조직이 평균 2% 증가했다고 발표했다. 이것은 뇌 노화의 시계를 1~2년 되돌려 놓은 것이나 다름없다. 반대로, 우리 몸은 사용하지 않으면 그 기능이 떨어지기 마련이다. 일례로 한쪽 다리를 다쳐서 한동안 깁스를 했다가 풀어보면 다른쪽 다리에 비해 훨씬 가늘어진 것을 알 수 있다. 건장한 남성을 대상으로 3주간 꼼짝 않고 누워 지내게 한 뒤 근육이 어떻게 퇴화했는지를 조사한 실험이 있다. 실험 결과 팔 근육은 그대로인 데 비해 다리 근육은 무려 15%나 가늘어졌다. 그리고 퇴화한 다리 근육을 다시 훈련시킨 결과 9주 만에 본래의 상태로 돌아왔다. '다리가 바빠야 오래 산다'는 말도 있듯이 걷지 않으면 다리가 가장 먼저 퇴화한다는 사실이 과학적으로 증명된 셈이다. 본래의 근육을 회복하기 위해서 세 배의 시간을 투자했다는 사실도 눈여겨볼 만하다. 이것은 평소에 몸을 자주 움직이는 생활 습관이 건강에 얼마나 중요한지를 반영하고 있다.

다리는 활력의 원천이다. 인체의 활력은 근육을 얼마나 보유하고 있느냐에 달려 있는데, 다리에는 무려 인체 근육의 30%가 몰려 있다. 또 운동선수들은 40%를 웃돈다. 다리 근육에서 인체 근육이 많을수록 원기가 왕성하다. 반대로 근육이 적을수록 피로하고 기력이 떨어진다. 노인들이 쉽게 골절상을 입는 것은 근육량이 소실되었기 때문이다. 계단을 조금만 올라가도 다리가 후들거리는 사람들은 나이 탓을 할 게 아니라 지금부터라도 다리 힘을 길러주는 훈련을 매일매일 해야 한다.

장생보법을 활용하면 아주 간단하고 자연스럽게 생활 속에서 건강을 증진시킬 수 있다. 몸이 건강해지면 저절로 행복해지고 평화로워진다. 주변 사람들에게도 너그러워지고 돕고자 하는 마음이 생긴다. 내가 모든 문제의 출발을 건강에 두는 것은 이 때문이다.

제주도에서 35년 넘게 정형외과 의사를 해온 65세의 문성철 원장은 장생보법이 환자들의 인체 골격의 균형을 잡아줌으로써 빠른 시간 내에 근골격계의 통증을 완화시켜준다고 본다. 그는 직업상 골격에 이상이 있는 사람들을 많이 보아왔고, 그들에게 장생보법을 적용해본 결과 척추선이 바로잡힘에 따라 무릎 통증, 고관절 통증, 요통, 경추와 어깨의 통증, 두통 등이 연쇄적으로 좋아지는 것을 많이 보았다.

대표적인 사례가 그의 아내다. 그녀는 워낙 약골인 데다가 유전적으로 약한 무릎 관절로 20년 넘게 고생했다. 그녀도 의사인지라 그는 현대 의학의 모든 치료법들을 아내에게 가장 먼저 시도해보고 효과가 있으면 환자들에게도 적용하곤 했다. 그러나 모든 치료가 간헐적으로 반복되는 관절부종과 통증을 속 시원하게 해결해 주지 못했다. 걷기 운동을 해도 무릎 통증이 심해져 지속하기가 어려웠다. 그래서 그는 늘 아내로부터 '마누라 다리도 못 고치는 정형외과 의사'라는 타박을 들어야 했다.

그러던 차에 나에게 장생보법을 배운 후 그는 아내와 매일 한 시간씩 병원에서 가까운 오름에 오르기 시작했다. 처음에는 짧게 하다가 점점 시간을 늘려가는 방식으로 했다. 걸음 속도도 빠르지 않게, 용천을 의식하고 그 느낌이 뇌에서 충분히 느껴질 수 있도록 시간 여유를 주었다. 그녀는 예전에는 걸을 때 통증이 있는 무릎으로 의식이 집중되었는데, 장생보법을 하면서 발바닥과 뇌로 의식이 옮겨가 몸 전체가 바로 서는 것 같다고 했다. 한 달쯤 지나니 더 이상 통증이 없어지면서 몸의 활동량도 늘어났고, 체지방이 감소하고 무릎 통증도 완화되었다. 그래서 전에는 엄두도 못 냈던 한라산 등반도 같이 다닐 수 있었다.

그는 아내의 사례를 바탕으로 환자들에게 매일 장생보법을 지도하고 권하고 있다. 처음에는 아파서 잘 걸으려 하지 않던 환자들도 바른 자세로 걷는 시간을 점차 늘려가면서 몸에 힘이 생기고 통증이 줄어든다고 좋아했다. 바른 걸음걸이 방법으로 추천되는 방법들이 많지만, 그는 장생보법이 많이 걷지 않아도 몸의 긴장이 빨리 풀리고, 몸의 균형을 바로잡아주면서 만성 통증 완화에도 효과가 높다고 추천한다.

배꼽힐링

스스로 건강을 지키기 위한 생활 속 운동으로 내가 가장 근래에 개발한 것이 배꼽힐링이다. 배꼽힐링은 '배꼽'을 자극함으로써 심신의 건강을 도모하는 자가힐링법이다. 나는 지난 37년 동안 수많은 심신건강법을 개발해왔지만 늘 더 쉽고 더 강력한 방법이 없을까를 고민한다. 갈수록 더 간단하고 직접적인 방법을 찾다보니 배꼽힐링도 내놓게 되었다. 장생보법만큼이나 간단한데 자극하는 부위가 워낙 독특하다 보니 처음 듣는 사람들은 놀라서 종종 이렇게 묻는다. "방금 뭐라고 하셨어요?" 그리고 배꼽힐링을 직접 체험하고는 그 단순한 동작이 가져다주는 효과에 한 번 더 놀란다.

배꼽힐링의 기본동작은 손이나 기구를 이용하여 배꼽을 반복적으로 자극하는 것이다. 배꼽힐링을 체험한 사람들이 공통적으로 느끼는 효과는 소화가 잘 되고 잠이 잘 오며, 기분이 좋아지고 에너지가 증강되며 통증이 완화되는 것이다. 배꼽을 리듬감 있게 눌러주는 간단한 동작이 이렇게 다양한 효과를 갖는 이유는 배꼽의 위치 때문이다. 배꼽은 우리 몸의 중심, 복부 한가운데 위치한다. 배꼽 주변에는 소화, 순환, 호흡, 면역을 포함해서 생명을 유지하는 주요 기관들이 모두 모여 있다. 소화와 혈액순환을 원활하게 하고, 깊은 호흡을 하고, 면역체계를 강화하는 것은 건강을 지키는 가장 기본적이면서도 핵심적인 요소이다. 이것을 한 번에 작동시키는 버튼이 바로 '배꼽'이라고 할 수 있다.

배꼽힐링의 가장 직접적인 효과는 장 건강이 좋아진다는 것이다. 장은 우리 몸에서 음식물의 소화와 흡수 배변을 담당할 뿐만 아니라 해독과 면역에도 깊숙이 관여한다. 최근에는 장과 뇌의 연결성에 대한 연구가 활발해지면서 장내 미생물이 우리의 감정과 사고에도 밀접한 관계가 있다는 것이 밝혀졌다.

배꼽힐링을 통해 가장 직접적으로 자극이 되는 장기는 배꼽 바로 밑에 위치한 '소장'이다. 배꼽을 규칙적으로 리듬감 있게 눌러주는 물리적인 운동은 소장의 연동운동을 활성화하여 소화를 돕고, 배변을 규칙적이고 원활하게 한다.

우리 몸에서 면역기능을 담당하는 큰 림프절들이 배꼽을 에워싸듯이 복부에 많이 모여 있다. 배꼽힐링은 이 림프절에 적절한 자극을 주어 림프액의 흐름을 원활하게 함으로써 면역 반응과 노폐물 배출작용을 돕는다. 근래에 들어 면역세포보다 장내 미생물의 면역기능이 훨씬 중요하게 부각되고 있다. 장 속에는 300~1000종의 미생물이 살고 있는데, 이들은 음식물을 분해하고 비타민이나 호르몬을 만들어내는 일뿐만 아니라 병원체를 막아내는 역할도 한다. 장 속의 면역세포와 미생물의 활동까지 포함한 장의 면역 시스템은 몸 전체 면역력의 70~80퍼센트를 차지할 만큼 절대적이다.

배꼽힐링의 장 마사지 효과는 장의 깊숙한 곳까지 산소를 공급해서 혈액순환을 원활하게 하고 복부 온도를 높여 장내 환경을 개선함으로써 장의 면역기능을 향상시킬 수 있다.

식도에서 항문에 이르는 소화관을 관리하는 신경을 장신경계(ENS)라고 부른다. 이 장신경계는 뇌와 독립적으로 운영되는데, 마치 뇌처럼 정보를 받아들여서 처리하고 소화기관에 명령하는 세포들이 있다. 장신경계와 뇌의 연결이 끊어졌거나 뇌가 활동을 멈추어도, 이 장신경계는 계속해서 활동한다. 그래서 장신경계를 '제 2의 뇌' 또는 '장뇌腸腦'라고 부른다.

뇌에는 1천 억 개의 세포가 있고, 장신경계에는 3~5억 개의 세포가 있는데 이것은 척수에 있는 세포 수보다 다섯 배가 많은 수치이다. 우리 뇌와 장은 둘 사이를 연결하는 미주신경이라는 2천 개의 신경섬유를 통해 서로 긴밀하고 빠르게 소통할 수 있다. 그래서 장에 문제가 생기면 바로 뇌에 영향을 주고, 반대로 뇌에 문제가 생기면 곧바로 장에 문제가 생긴다. 안 좋은 정보를 듣거나 긴장했을 때 배가 아프거나 소화가 안 된 적이 있는가? 장에 가스가 차거나 변비가 있을 때 두통이 생긴 적이 있는가? 그것은 장과 뇌의 긴밀성을 보여주는 사례이다.

장뇌가 우리의 뇌 상태와 기능에 미치는 영향은 더욱 크다. 예를 들어, 장에 있는 신경세포와 호르몬을 분비하는 세포들은 우리의 감정에 영향을 주는 화학적인 신호를 일으킨다. 행복감을 주는 신경전달물질인 도파민의 약 50퍼센트가 장신경계에서 생성된다. 또 평화로운 느낌을 주는 신경전달물질인 세로토닌은 95% 이상이 장에서 생성되고, 뇌에서 만들어지는 것은 3% 정도에 불과하다. 세로토닌은 기분, 의욕, 수면, 성욕과 성기능, 기억과 학습, 사회적 행동에 영향을 미친다. 세로토닌이 부족할 때 나타나는 우울증이나 불안증은 장내 환경에 큰 영향을 받는다. 그러므로 장 건강을 향상시키면 세로토닌 분비가 증가하여 안정감과 좋은 기분을 유지할 수 있고, 만족감과 의욕을 느끼게 된다.

장 건강은 우리의 감정뿐만 아니라 뇌에도 영향을 준다. ADHD(주의력결핍 과잉행동 장애)나 자폐증, 알츠하이머 같은 뇌 증상도 장의 상태와 밀접한 연관 관계가 있음이 밝혀지고 있다. 구체적으로 세로토닌 부족으로 우울증을 앓는 50대 이상의 사람들은 우울증이 없는 같은 나이대 사람들보다 혈관성 치매에 걸릴 확률이 두 배나 많고, 알츠하이머에 걸릴 확률이 65%나 많다는 연구 결과가 있다. 장의 상태가 개선되면 이러한 많은 뇌 병변들도 호전된다고 하니, 때로는 장의 상태를 개선시키는 방법이 뇌를 직접 치료하는 방법보다 더욱 효과적이다.

나는 세계적인 뇌와 장의 연결성 전문가인 에머런 메이어Emeran Mayer 박사와 함께 몇 차례 컨퍼런스를 하면서 뇌와 장의 연결축을 강화할 수 있는 전인적인 건강에 관해 대화를 나눌 기회가 있었다. 그는, 배꼽 부근에 있는 태양신경총 차크라는 전통적으로 음식의 소화뿐만 아니라 개인의 에너지, 공포와 불안을 통제한다고 여겨지는데 이 차크라가 뇌와 장 사이의 연결성을 암시한다고 말했다. 배꼽힐링이나 마사지처럼 직접 물리적인 자극을 주거나, 요가나 복식호흡처럼 간접적인 자극을 줌으로써 태양신경총 차크라를 활성화하면 이것이 뇌와 장의 연결성을 강화할 수 있다고 말했다.

뇌와 장 건강을 위해서는 건강한 식습관을 기르는 것이 기본이고 중요하지만, 배꼽힐링은 음식물이나 약을 섭취하지 않고도 간단한 운동을 통해 뇌와 장 건강에 실질적인 도움을 줄 수 있다는 장점이 있다.

배꼽힐링을 통해 많은 사람들이 경험하는 또 하나의 효과는 스트레스 완화이다. 스트레스로 삶의 질이 떨어지고 건강이 악화되는 것은 많은 사람들이 겪는 심각한 문제이다.

앞에서 뇌와 장이 미주신경으로 연결되어 있다는 언급을 했다. 미주신경은 뇌간에서부터 소장, 위, 간, 신장, 폐, 심장 등 체내의 거의 모든 장기까지 뻗어 있으며 이들 장기와 뇌를 직접 연결시켜준다. 미주신경은 호흡이나 심박동 등을 조절하는 뇌의 명령을 각 장기에 전달하고, 위장관 등의 소화기관이 비어 있는지의 여부 등 각 장기의 상황을 뇌에 전달하는 쌍방향 정보 고속도로 역할을 한다.

배꼽은 복부에서 가장 적은 근육층을 가지고 있기 때문에 몸

바깥에서 미주신경에 직접적인 자극을 주기에 가장 효과적인 지점이다. 배꼽을 반복적으로 리듬감 있게 눌러줌으로써 배꼽 바로 밑에 위치한 소장의 미주신경을 자극하고, 이를 통해 미주신경으로 연결된 다른 장기와 뇌에까지 물결효과를 일으킬 수 있다.

미주신경을 자극해서 얻는 가장 큰 효과는 스트레스 조절능력을 키우는 것이다. 미주신경은 우리 몸에서 가장 큰 규모의 부교감신경이다. 부교감신경은 우리 몸을 쉬게 하고 소화를 통해 에너지를 보충하며, 독소를 배출하고 손상된 부분을 보수하는 역할을 한다. 반대로 교감신경은 우리 몸을 흥분, 긴장시키는 스트레스 반응을 일으키기 때문에 교감신경이 지나치게 활성화되면 고혈압, 당뇨, 심장병, 동맥경화, 지각장애, 소화불량 같은 온갖 이상증세에 시달리게 된다. 그래서 스트레스가 만병의 근원이라고 하는 것이다. 배꼽힐링은 부교감신경을 자극해서 만성스트레스에 시달리는 우리 몸에 깊은 휴식과 이완을 준다. 배꼽힐링을 5분만 해도 입안에 침이 고이고 호흡이 깊어지는데 이것은 부교감신경이 활성화되어 우리 몸의 자연치유력이 증가하고 있다는 증거이다.

한의학에서 배꼽은 신궐神闕로 불리는 중요한 에너지 포인트이다. 신궐은 신의 궁궐, 즉 신이 드나들고 거주하는 곳이라는 뜻이다. 한의학에서는 신궐혈을 자극하면 인체의 면역력이 높아지고, 복부에 있는 내장기관의 기혈이 원활하게 소통되어 몸이 따뜻해지고 몸의 전반적인 건강이 회복된다고 본다. 또한 신궐혈은 갑자기 실신하거나 고혈압, 중풍으로 쓰러졌을 때 응급처치의 혈자리로 쓰인다. 또한 체온이 낮아서 생기는 각종 장 질환, 사지가 냉할 때, 월경이상이나 불임증 같은 여성의 생식계 질환을 치유할 때도 이 혈자리를 활용한다.

배꼽힐링은 기력이 약하고 호흡이 점점 짧아지는 노인들에게는 더할 나위 없이 좋은 간편한 건강법이다. 배를 눌러 주는 동작은 장 속에 고여 있는 혈액을 전신으로 순환시키는 효과가 있다. 또 복근을 운동시키고 장을 유연하게 하여 횡격막이 복부 깊숙이 내려올 수 있게 해준다. 그래서 기력이 없을 때, 피곤할 때 잠깐만이라도 배꼽을 누른 후에 배꼽호흡을 하면 금방 몸에 활력이 살아나고 몸이 따뜻해지는 것을 느끼게 된다. 심장이 멈춘 사람에게 심폐소생술을 하듯이, 배꼽힐링은 건강이 무너진 사람의 활기를 되살리는 기력소생술이라고 할 수 있다. 실제로 미국에서는 배꼽힐링의 강력한 효과를 직접 체험한 많은 이들이 시니어 센터나 요양원을 방문하여 노인들과 직원들에게 배꼽힐링을 가르쳐 주는 봉사활동을 하고 있다.

배꼽힐링을 더 잘 이해하기 위해서 배꼽힐링의 효과를 직접 체험해 보기를 권한다. 배꼽힐링은 짧은 시간에 할 수 있는 너무나 손쉬운 방법으로 그 효과도 즉각적으로 느낄 수 있다.

먼저 편안하게 등을 대고 눕는다. 상황이 여의치 않다면 앉은 자세도 무방하다. 몸과 마음을 편안하게 이완하고 현재 자신의

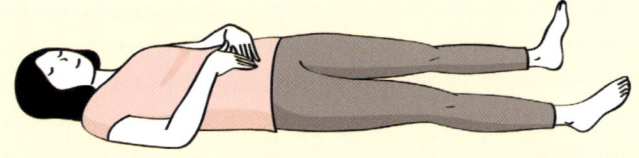

혼자서 하는 배꼽힐링

1. 바닥에 등을 대고 편안히 눕는다.
2. 몸에 힘을 빼고 아랫배에 집중해
   1분간 호흡을 한다.
3. 양 손끝을 세워 배꼽에 대고
   가볍게 반복적으로 눌러준다.
   배꼽을 누를 때 숨을 내쉬면서 하면
   더 빨리 이완이 된다.
4. 통증이 느껴지는 부위는 손끝이나 손바닥으로 지그시 누르면서
   부드럽게 풀어준다.
5. 따뜻해진 배가 부드럽게 움직이는 것을 느끼며 편안하게 호흡한다.

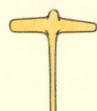 힐링라이프(배꼽힐링기)가 있을 때는 힐링라이프로 지그시
누르며 풀어준다. 통증이 강하게 느껴지면 손바닥으로 배꼽
과 배꼽 주변을 부드럽게 쓸어준 다음 다시 시도한다.

호흡과 활력, 배와 다리의 온도와 같은 몸의 상태를 느껴 본다. 양손의 검지와 중지, 약지를 하나로 모아 배꼽을 가볍게 눌러준다. 이때 손을 맨살에 대는 것이 아니라 입고 있는 옷 위에 댄다. 눈을 감고 의식을 배꼽에 집중한 상태에서 1분에 100회 정도 한다고 생각하고 리듬감 있게 눌러준다. 배꼽힐링을 효과적으로 하기 위해 내가 개발한 '힐링라이프'라는 도구가 있는데, 그것을 사용해도 좋다.

가슴이 답답한 경우에는 코나 입으로 숨을 자연스럽게 내쉬면 가슴에 정체된 공기와 에너지가 밖으로 배출된다. 배꼽을 100회 정도 누른 다음에 동작을 멈춘다. 편안한 자세에서 눈을 감고 의식을 배꼽과 아랫배에 집중하면서 호흡을 한다.

배꼽힐링의 핵심은 배꼽을 반복해서 누르고 난 후에 하는 배꼽호흡에 있다. 배꼽호흡의 효과를 극대화하려면 상상력이 추가되어야 한다. 마치 얼굴에 있는 코가 배꼽으로 옮겨진 것처럼, 배꼽에 숨구멍이 하나 있다고 시각화하는 것이다.

숨을 들이마실 때 생명 에너지가 배꼽의 숨구멍을 통해서 배로 가득 들어오는 것을 시각화하며 배를 부풀리고, 숨을 내쉴 때는 배꼽을 등쪽으로 당기면서 의식을 배꼽에 집중한다. 마치 고무풍선이 부풀었다가 수축하는 모습을 상상하면서 계속해서 배꼽을 통해 생명 에너지가 복부로 들어온다고 상상한다. 호흡이 너무나도 편안하고 깊어지면서 마치 자신이 그 옛날 어머니의 자궁 속에서 탯줄을 통해 생명 에너지를 공급받고 있는 듯한 느낌, 안전하고 아늑한 그곳에서 어머니의 사랑을 받으며 한없이 편안하고 평화로웠던 그때로 다시 돌아가는 느낌이 들 것이다. 자신이 분리된 생명체가 아니라 배꼽을 통해서 어머니와 연결되어 있는 안정감과 합일감을 느끼게 된다.

이렇게 5분만 배꼽힐링을 해도 호흡이 깊고 자연스러워진다. 복부와 하체까지 따뜻해지고, 머리가 맑아지며, 이완과 동시에 활력이 충전된다. 깊은 호흡을 하는 것은 노년에 건강과 활력, 마음의 안정과 평화를 유지하는 비결이다. 사람은 나이가 들수록 호흡이 짧아지기 마련이다. 아기 때는 아랫배까지 깊숙한 숨을 쉰다. 나이가 들어 활력이 떨어지고 스트레스로 가슴의 에너지가 막히면 숨이 얕아져 가슴호흡을 하게 된다. 죽음을 맞이하기 전에는 목 근처에서 얕은 호흡을 하다가 그 숨도 더 이상 못 쉬게 되면 죽는 것이다. 배꼽힐링은 짧은 시간에 간단한 방법으로 깊고 자연스러운 호흡을 회복할 수 있어서 노인에게 더할 나위 없이 효과적이다. 호흡 명상이라는 방법을 통해서도 깊은 호흡을 할 수 있는데 이에 대한 자세한 설명은 10장에 소개되어 있다.

배꼽힐링은 배꼽과 그 주변의 통점을 찾아서 그곳을 눌러줌으로써 그와 관련된 부위의 문제를 해소하는 데도 활용할 수 있다. 배꼽을 반복적으로 눌러준 후 호흡을 하는 것이 활력을 증강시키는 목적이라면, 배꼽 부위의 통점을 눌러주는 것은 복부와 주변

장기, 어깨, 허리, 고관절 등에 오랫동안 막혀 있던 에너지를 이완하는 데 매우 효과적이다. 일종의 배꼽 반사법이라고 할 수 있다.

나는 배꼽힐링을 혼자서만 하는 것이 아니라 가족이나 가까운 사람들끼리 함께 할 수 있는 방법이 없을까 생각하다가, '힐링투게더'란 도구도 만들었다. 이것을 활용하면 두 사람이 동시에 배꼽힐링을 할 수 있다. 두 사람이 함께 집중해야만 효과가 있으니, 마치 놀이하듯이 재미를 느끼면서 건강도 증진시키고 친밀함도 높일 수 있다.

미국 애리조나주 피닉스시에 사는 40대 후반의 이민 변호사 레뮤엘 칼로스Lemuel Carlos는 그의 아버지와 함께 배꼽힐링의 효과를 톡톡히 보았다. 그의 집안은 피닉스의 필리핀 커뮤니티에서 사업과 비영리활동 등으로 잘 알려져 있다. 그는 자신이 다니던 단센터를 통해서 배꼽힐링을 알게 되었는데, 처음에는 이상해 보여서 시도해볼 마음조차 내지 않았다.

그런데 그의 아버지가 배꼽힐링을 통해 건강이 크게 호전되자 생각이 바뀌었다. 올해 81세인 그의 아버지는 23년 전에 신장이식수술을 받았다. 큰 문제없이 잘 지냈는데 1년 전에 신장 상태가 급속하게 나빠져 정기적으로 신장투석을 받기에 이르렀다. 그러던 아버지가 단센터 수련과 함께 배꼽힐링을 시작하고는 건강이 크게 호전되어 5.1까지 올라갔던 크레아티닌creatinine 수치가 몇 달 만에 2.3까지 떨어졌다. 병원에 가는 횟수도 줄었고, 잃었던 식

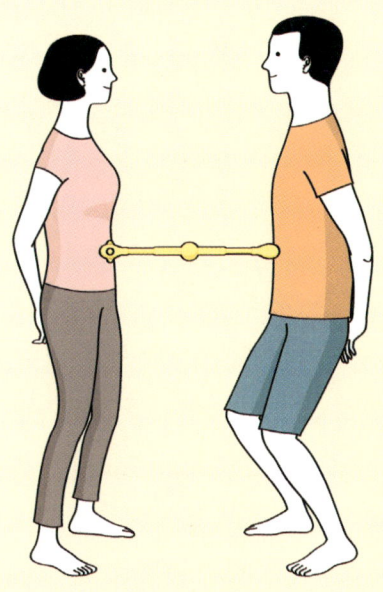

둘이서 하는 배꼽힐링

1. 두 사람이 마주보고 서서 다리를 어깨너비로 벌린다.

2. 힐링투게더로 배꼽을 지그시 누르며 무릎을 살짝 굽힌다.

3. 힐링투게더가 수평을 이루도록 서로 무릎을 굽히는 정도를 조절한다.

4. 손은 가볍게 뒷짐을 지거나 서로 양손바닥을 맞댄다.

5. 상대에 맞춰 힐링투게더를 누르는 힘을 조절하며 리드미컬하게 100회 정도 복부를 눌러준다.

욕도 찾았으며, 당뇨와 혈압도 정상으로 돌아왔다.

　그는 아버지의 변화에 자극을 받아 배꼽힐링을 진지하게 시작했다. 이민, 이혼과 관련한 법률문제를 다루다 보니 스트레스가 많았는데 배꼽힐링을 하고 나서 스트레스가 많이 줄었다. 배꼽힐링을 5분만 해도 15~20분 정도 걷는 것과 같은 효과가 나타났다. 피곤하고 집중력이 떨어질 때마다 배꼽힐링을 하는데 정신이 깨어나는 게 커피 마시는 것보다 훨씬 낫다고 한다. 25년 전에 척추에 종양이 있어서 수술을 한 후로는 왼쪽 팔을 들어 올릴 때 동작이 자연스럽지 않았다. 그런데 배꼽힐링을 몇 달 하고 난 후로는 그 불편함도 사라졌다. 그가 속한 필리핀 커뮤니티에는 요양원 사업을 하는 사람들이 많은데, 요즘은 그들에게 배꼽힐링을 적극적으로 알리고 있다. 또 자신의 변호사 사무실에 찾아오는 고객들한테도 스트레스 해소 방안으로 적극적으로 권유하고 있다.

　1분 운동, 장생보법, 배꼽힐링과 같이 여기서 소개한 내용뿐만 아니라 자신의 체력과 상황에 맞는 적당한 운동을 골라서 틈나는 대로 몸을 움직여보라. 인생의 후반기에 자신에게 진정한 내적 만족을 주는 '완성의 삶'을 살기 위해서 체력관리는 필수이다. 건강이 노년기 삶의 질을 높이고 진정으로 원하는 삶을 가능하게 하는 주춧돌이라는 것을 명심하고, 운동이 생활이 되게 하라. 당신이 이미 규칙적인 운동습관을 갖고 있다면 참으로 다행한 일이다. 하지만 아직 그렇지 못하다면 지금부터라도 운동하는 습관을 들이기 바란다. 여러분이 자신의 기분, 즉 에너지 상태를 스스로 변화시킬 수 있을 때 몸의 주인이 되고, 마음의 주인이 될 수 있다.

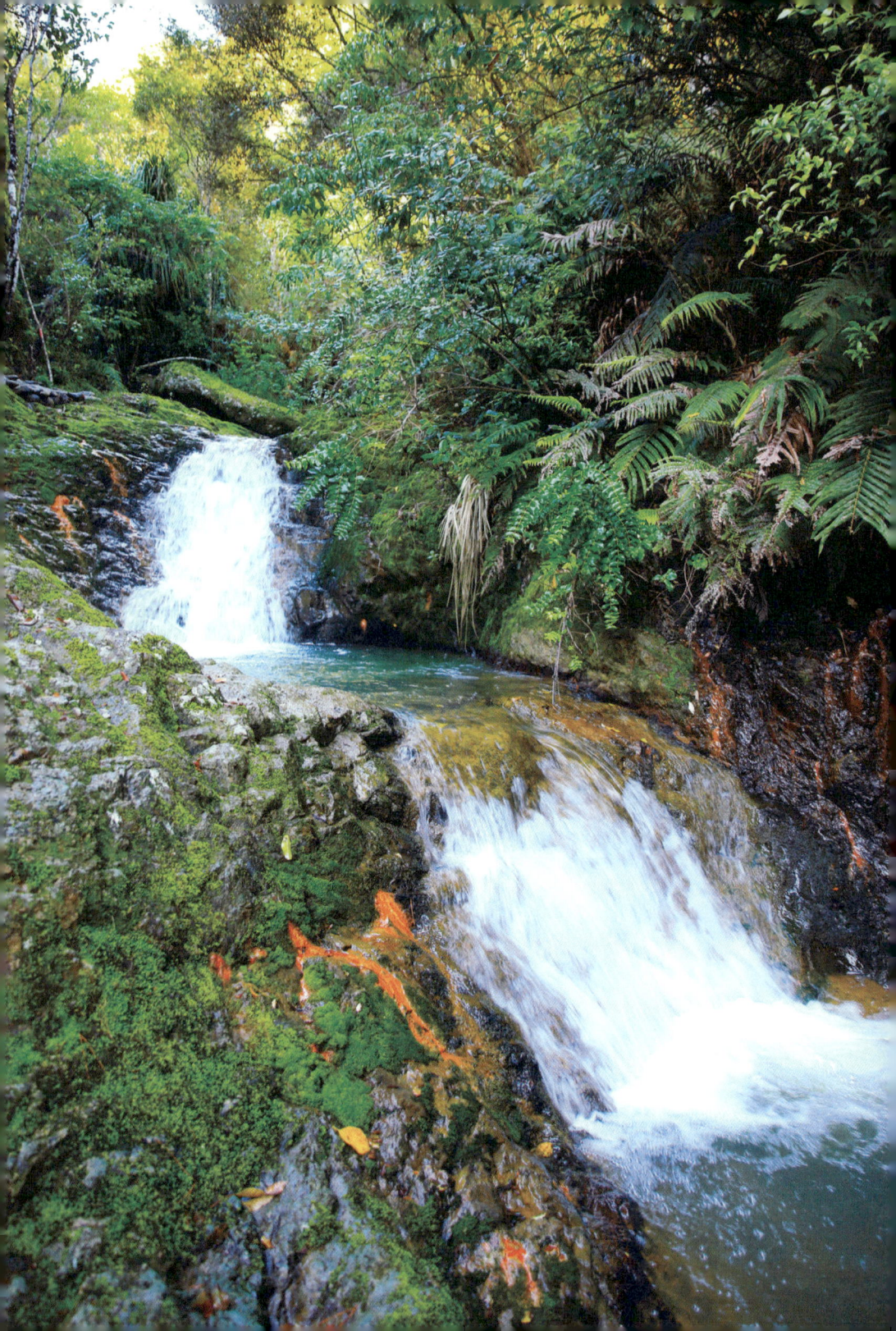

6 장

―

행복의
새로운 원천을
발견하라

누구나 다 건강하기를 원하듯 누구나 다 행복해지기를 원한다. 그런데 행복하지 못한 사람들이 갈수록 많아지는 것 같다. 특히 나이가 들면서 잦은 병치레, 인간관계의 소외나 단절, 경제력 약화 등을 경험하면 불행감은 더 깊어간다. 또 은퇴 후 자신의 사회적인 역할이 사라지거나 대폭 축소된 상황을 맞닥뜨리게 되는 이들은 자존감마저 위축되기 십상이다.

당신은 어떤가? 행복한가? 이 책을 읽고 있는 당신에게는 인생 후반기를 더 행복하고 충실하게 살고 싶은 진지한 갈망이 있을 것이다. 그 갈망이 완전하게 채워질 기회를 자신에게 주기 위해서는 다음과 같은 질문을 던져볼 필요가 있다. 먼저 아래 질문을 스스로에게 던져 보고 자신의 행복도와 행복에 관한 성향을 점검해 보라.

• 나는 지금 행복한가?

- 나는 구체적으로 어떨 때 행복하다고 느끼는가?
- 나는 누군가가 나를 행복하게 해줄 때 행복하다고 느끼는 편인가?
- 나는 외부의 환경 때문에 행복하지 못하다고 느끼는 편인가?
- 나는 내면의 행복을 중요시하는가?
- 나는 내면의 행복을 창조하기 위해서 적극적으로 행동하는 편인가?

당신이 지금 행복하다고 느끼고, 행복해지기 위해서 적극적으로 노력하고 있다면 다행이다. 그런데 자신이 지금 행복하지 않고, '나는 왜 행복하지 않을까?'라고 고민한다면 원인을 찾는 것이 급선무다.

환경의 주인이 돼라

지금까지 각계각층의 다양한 사람들을 만나며 그들이 더 만족한 삶을 살 수 있도록 돕는 과정에서 내가 알게 된 불행의 원인은 크게 두 가지이다.

첫째는 자신이 처한 환경에 만족하지 못하는 것이다. 즉, 무엇인가가 부족하기 때문에 행복하지 못하다고 여긴다. 그 환경은 자신의 경제력, 인간관계와 같은 주변 상황뿐만 아니라 자신의 몸과 마음의 건강 상태까지 포함한 모든 상황을 말한다. 어떤 이는 몸이 아파서, 어떤 이는 충분한 돈이 없어서, 또 어떤 이는 마음을 나눌 파트너나 친구가 없어서 행복하지 못하다고 생각한다. 이러한 것들이 모두 자신을 둘러싼 환경이다.

환경적인 요인이 자신의 행복과 불행을 결정하도록 방치한다면, 그 사람은 평생 환경에 끌려 다니는 노예 신세를 면하기 어렵다. 이것 때문에, 저것 때문에, 누구 때문에 자신이 불행하다고 생각한다면 그것만큼 불행한 것도 없을 것이다. 자신이 행복해지기 위해서는 환경 탓만 할 게 아니라 스스로 환경을 변화시키고 이끌어가는 주인이 되어야 한다. 그러한 마음이 없다면 좋은 환경 속에 있어도 그 환경을 활용하지 못하고 끌려가게 된다. 부와 권력이 있어도 그것을 잘못 활용해서 불행의 나락으로 빠진 사람들이 많은 것처럼.

나이가 들면 제일 먼저 신체적인 환경 변화를 체감한다. 체력이 약해지고 피부의 탄력도 줄어들고 잔병치레도 많아진다. 이러한 신체적인 변화는 불안, 슬픔, 두려움 등의 불편하고 힘든 감정을 동반하기 쉽다. 이런 감정들이 올라오면 어떻게 대처해야 할까? 강력한 한 가지 방법은 앞장에서 소개한 생활 속 운동을 통해 감정에 집중되어 있는 의식을 몸으로 옮기는 것이다. 자꾸 연습하다 보면 짧은 시간 안에 부정적인 감정에서 빠져나와 스스로 기분을 전환하는 감각을 터득할 수 있을 것이다.

더 근본적인 처방은 자기 자신과 감정의 관계를 명확하게 정리하는 것이다. 감정은 내가 아니고 나의 것이다. 감정 역시 다른 모든 것과 마찬가지로 나에게 영향을 주는 '가변적인 환경'이다. 감정은 나의 실체가 아닌 환경이기 때문에 내가 바꿀 수 있다는 것을 알아야 한다.

수련과 명상을 많이 해서 아무리 마음을 다스려도 부정적인 감정은 일어난다. 외롭기도 하고 슬프기도 하고 때로는 화가 나기도 한다. 그것은 지극히 정상이다. 우리가 육체를 갖고 있고, 수많은 사람들, 사건들과 부대끼며 살아가는 한 그런 감정들이 전혀 일어나지 않는 상태는 결코 있을 수 없다. 많은 외적, 내적 환경 속에서 살기 때문에 환경의 변화에 따라 감정이 일어나기 마련이다. 항상 맑은 날만 있는 것이 아니라 때로는 구름이 끼고 바람이 불고 비가 오는 것처럼. 그러한 변화를 담담히 바라볼 수 있는 마음의 중심을 잡는 것이 필요하다.

외로움, 슬픔, 분노, 두려움 등 부정적인 감정이 반드시 나쁜 것만도 아니다. 우리가 불안이나 두려움을 느끼지 못한다면, 어떻게 목숨을 위협하는 위기상황에 대처하며 인류가 지금까지 살아남을 수 있었겠는가. 우리의 삶에서 슬픔이나 분노가 아예 사라진다면 삶이 얼마나 무미건조하고 단조롭고 얕을 것인가. 기쁨과 행복의 순간이 아름답고 소중하게 느껴지는 까닭도 그것을 돋보이게 하는 인생의 힘든 순간들이 있기 때문이다.

중요한 것은 부정적인 감정에 빠져서 헤매는가, 그렇지 않는가이다. 감정이 일어나는 것은 자연스러운 일이지만 그 감정에 빠져서 끌려다니는 것은 경계해야 한다. 부정적인 감정에 빠져 한참을 허우적거리다 보면 몸에서 힘이 빠져 나가고, 더 외롭고, 두렵고, 자꾸 더 불행하다고 느끼게 된다. 그러한 감정들이 우리의 에너지를 더욱 어둡고 무겁게 짓누른다. 특히 나이 드는 것에 대한 부정적인 감정에 한 번 빠지면 우울하고 체념적인 생각들이 꼬리에 꼬리를 물고 올라온다. 힘이 없고, 몸이 아프고, 심심하고, 외롭고, 점점 늙어가고, 이러다 언제 죽을지도 모르고, 죽는 것이 두렵고 등등.

부정적인 감정에 빠지지 않기 위해서는 무엇보다도 자신을 바라보고 그러한 상태에서 벗어날 수 있는 힘을 길러야 한다. 그것은 바로 '영혼의 힘'이다. 출렁이는 감정의 파도를 진정시킬 수 있는 것은 밝은 의식, 영혼의 힘밖에 없다. 영혼의 힘이 깨어나면 자신의 감정을 바라보고 의식을 새롭게 전환할 수 있다. 그리고 환경에 끌려가는 것이 아니라 자기가 원하는 대로 환경을 '활용'할 수 있다. 어려우면 어려운 대로, 좋으면 좋은 대로 그 환경이 자기 영혼의 성장을 위해서 주어진 숙제라고 생각하고 그것을 통해서 영혼의 성장을 이룰 수 있는 방법을 모색한다. 환경에 빠져서 환경의 노예가 될 것인가, 환경의 주인이 되어서 활용할 것인가, 이 것을 선택해야 한다. 그래야 행복을 창조할 수 있고, 삶의 진정한 주인이 될 수 있다.

내 인생을 돌아보면 나 역시 얼마나 많은 역경과 굴곡을 겪었는지 모른다. 그 힘든 환경들은 나를 무던히도 단련시켜 주었다. 그 중에 가장 당혹스러웠던 경험을 하나 얘기하고자 한다.

약 20년 전에 한국에서 미국으로 갔을 때의 일이다. 미국에 단학을 막 보급하기 시작했을 때라서 나는 큰 꿈과 기대를 안고 비행기에 올랐다. 태평양을 건너고 미대륙을 지나서 드디어 뉴욕의 케네디(JFK) 국제공항에 도착했다. 짐을 찾아 나를 마중 나오기로 한 사람을 만나기 위해 걸어가고 있었다. 그때 어떤 사람이 나에게 불쑥 다가와 말을 걸었다. 나는 영어를 잘 못했기 때문에 그가 뭐라고 하는지 도무지 알아들을 수가 없었다. 그는 얼굴을 바짝 들이대면서 뭐라고 얘기했다. 나는 눈치로 '아, 이 사람이 나한테 길을 물어보는구나'라고 생각했다. 하지만 나도 길을 모르고, 말로 설명할 수도 없어서 답답해 하는 표정만 지을 수밖에 없었다. 그런데 느낌이 이상했다. 내가 대답을 못 하면 다른 사람한테 물어보러 가야 할 텐데 그는 계속 내 앞에 얼굴을 내밀고 웃으면서 몸짓까지 동원해 말을 하는 것이었다. 나는 혹시나 하는 마음으로 뒤돌아 보았다. 역시나 다른 한 사람이 내 가방을 들고 달아나는 것이 보였다. 다시 고개를 돌렸는데 내게 말을 걸었던 사람도 사라지고 없었다. 그때서야 '아차, 내 가방을 도둑 맞았구나' 하고 알아차렸다. 그 가방 속에는 내가 미국에서 수련을 지도할 때 입을 옷가지와 책들 그리고 초기 정착금 5천 불이 들어 있었다. 다행히 나를 마중 나온 사람을 만나서 경찰에 분실신고도 했지만 가방을 찾을 길은 없었다.

당신이 만약 그러한 상황에 놓인다면 어떤 기분이 들겠는가? 나는 몹시 언짢고 불쾌했다. '어떻게 미국 땅에 도착하자마자 이런 일이 생길 수가 있나. 내가 미국에 잘못 온 건가? 이것이 내 미래에 대한 불길한 징조인가? 다시 한국으로 돌아가야 하나?' 등 온갖 부정적인 생각들이 떠올랐다. 그렇다고 다시 한국으로 돌아갈 수도 없었다. 한국의 제자들에게 "나는 미국을 개척할 테니 한국은 너희들이 맡아라." 하고 당부하고 왔는데 다시 돌아가는 것은 생각조차 할 수 없는 일이었다.

한껏 희망에 부풀어서 왔던 나는 한순간에 절망의 나락으로 빠졌다. 그런 불쾌한 기분을 갖고는 미국에서 활동을 시작하기 힘들 것 같았다. 기분은 에너지인데 그런 에너지로는 도저히 힘이 나지 않았다. 어떻게 해서든 내 기분을 새롭게 전환해야겠다는 생각을 했지만 외부에서는 그럴 만한 일이 일어나기는커녕 문젯거리만 더 생겼다.

그래서 나는 나 자신에게 줄 수 있는 메시지를 찾아야겠다고 생각했다. 내가 미국에 오자마자 가방을 잃어버린 것은 어떤 의미가 있을까를 곰곰이 생각해 보았다. 그러자 이러한 메시지가 떠올랐다. '나는 가방과 돈을 잃어버린 것이 아니다. 나는 미국에 와서 뉴욕에 5천 불을 기부했다. 그 사람이 얼마나 형편이 어려웠으면 그 돈을 가져갔을까?' 이렇게 생각을 바꾸고 나니 기분이 좀 나아졌다. '나는 5천 불을 기부했으니 앞으로 축복을 받을 것이다. 10년 안에 천 배의 축복이 되돌아 올 것이다.'라고 나 자신에게 구체적으로 메시지를 주었다. 그렇게 생각하고 나니까 기분이 좋아지고 뭐든지 새로 시작할 수 있을 것 같은 의욕이 솟아났다. 그때 외부 환경이 변한 것은 아무것도 없었다. 변한 것은 단 하나, 나의 생각이었다. 내 생각 하나 바꾸었을 뿐인데 나는 이전과는 180도 다른 태도로 현실을 대할 수 있는 힘을 얻었다. 그리고 내가 기대했던 10년 후의 미래는 현실로 이루어졌다. 발상의 전환, 자신의 뇌에게 좋은 메시지를 주는 것, 이것이 환경을 변화시킬 수 있는 첫걸음이다.

누구나 살다 보면 크고 작은 장애를 만나게 된다. 그런데 같은 장애라도 사람에 따라서 반응이 다르다. 그 장애에 막혀 더 이상 전진하지 못하는 사람이 있는가 하면, 그것을 과감하게 뚫고 나가는 사람이 있다. 장애를 극복한 사람은 그 너머에는 기회와 축복이 기다리고 있다는 것을 체험하게 된다. 장애는 극복하라고 있는 것이다. 그것을 극복하는 과정에서 더 강하게 단련되고 성장한다. 장애를 두려워해서는 안 된다. 장애를 두꺼운 벽이라고 생각하면 뚫고 지나가기 어렵다. 내가 살아온 경험에 따르면 장애는 두꺼운 벽이 아니다. 외관상 두꺼운 벽처럼 보이는, 종이로 된 얇은 막일 뿐이다. 뚫어보면 뚫린다. 그런데 많은 사람들이 지레 겁을 먹고 아예 그 벽을 뚫을 생각조차 하지 않는다.

장애가 나타났을 때, 어려운 환경 속에 처했을 때 주저앉아 포기하고 절망하지 마라. 그럴 때 제일 먼저 현재 자신이 처한 환경에는 다 이유가 있다고 생각해 보라. 그리고 그것은 내 영혼의 힘을 키울 수 있는 환경이라고 발상을 전환해 보라. 그런 마음을 갖게 되면 모든 것을 자신의 성장을 위한 공붓거리로, 숙제로 받아들일 수 있다. 그리고 그 환경의 중심에서 자기 자신이 창조의 주체가 되어 환경을 변화시킬 수 있다. 외부에서 행복이 오기를 기다리는 삶이 아니라 스스로 행복을 창조하고 나누어주는 삶을 살 수 있게 되는 것이다.

행복의 새로운 원천들

많은 사람들이 행복하지 않다고 느끼는 첫 번째 이유는 자신이 처한 환경에 만족하지 못해서였다. 그렇다면 좋은 환경 속에 있으면 행복해지는 것일까? 꼭 그렇지만은 않다는 것을 당신도 직간접적으로 보았을 것이다. 넘치는 부와 권력을 가진 사람들, 인기를 한몸에 받는 연예인들을 비롯해서 성공을 거머쥔 사람들 중에 스스로를 행복하지 못하다고 여기는 사람들이 많다. 흔히 말하는 행복의 조건인 좋은 집과 차, 배우자나 연인이 있어도 삶의 무료함, 무미건조함이 찾아오기 마련이다. 그 근본적인 이유는 하루하루를 가슴 뛰는 열정으로 살아낼 수 있는 삶의 진정한 의미와 동기를 부여해 주는 그 무엇인가를 발견하지 못해서이다.

더욱이 은퇴를 하고 나면 죽을 때까지 자신이 자유롭게 쓸 수 있는 시간은 무한정 늘어나는데, 그 많은 시간을 도대체 무엇을 하며 보내야 할지 막막하게 느낀다. 은퇴 후 35년을 더 산다고 가정했을 경우, 하루에 여덟 시간 동안 의미 있는 활동을 한다고 치면 총 10만 시간이나 된다. 10만 시간을 어떻게 하면 알차고 보람 있게 사용할 수 있을까? 그저 좋은 집에서 좋은 음식 먹고 별일 없이 보내는 단조로운 삶이 노년기에 매일매일 수십 년간 반복된다면, 그렇게 살다가 어느 날 죽음을 맞이한다면 그것이 과연 진정으로 의미 있고 행복한 삶이었다고 말할 수 있을까? 마지막 눈 감는 날, '내 삶을 정말 잘 살았다. 내 자신이 정말로 자랑스럽고 뿌듯하다'라고 느낄 수 있는 삶을 만들어갈 수 있는 방법은 없을까?

있다. 행복의 새로운 원천을 발견하는 것이다. 행복은 다른 말로 기쁨이다. 기쁨에는 여러 가지 종류가 있다. 기본적으로 먹는 기쁨, 성性을 통해서 얻는 기쁨처럼 본능적인 욕망을 충족함으로써 오는 기쁨이 있다. 그 다음 단계로는 소유했을 때의 기쁨, 지배했을 때의 기쁨이 있다. 여기까지는 동물들도 느끼는 기쁨이다. 이러한 기쁨은 주로 육체와 욕망의 에너지를 관장하는 하단전이나 하위 차크라들과 관련이 깊다.

주로 젊은 시절에는 식욕, 성욕, 소유욕, 지배욕과 같은 욕망이 강력하게 작용한다. 그런데 나이가 들어서도 욕망을 통해 오는 기쁨에만 계속 매달리는 것은 불행을 자초하는 것이다. 그렇다고 욕망의 기쁨을 더 이상 추구하지 말아야 한다는 것은 아니다. 나이가 들어서도 음식과 성을 즐길 수 있고 경제 활동을 통해 소유하고 지배할 수 있다. 하지만 그러한 욕구만 탐닉하고 그것을 충족함으로써 오는 기쁨만으로 삶의 무료함을 달래려고 한다면 의미 있는 삶, 참다운 행복과는 점점 거리가 멀어지게 된다.

노년기에 접어들면 '새로운' 행복의 원천을 찾아야 한다. 과거에 추구했던 욕망의 기쁨에만 집착하지 말고 그것보다 더 차원 높은 기쁨이 있다는 것을 발견해야 한다. 그것은 새로운 우물을 파는 것과 같다. 기존에 마시던 샘물이 더 이상 갈증을 풀어주지 못하고 메말라가고 있다면 마땅히 다른 우물을 파야 한다. 메말라가는 우물을 보면서 누가 이 우물에 물을 부어 주지는 않을까, 어서 비가 와서 이 우물을 채워줬으면 하고 기대해서는 안 된다. 행복의 다른 원천들이 많다. 파고자 하면 다른 우물을 얼마든지 팔 수 있다. 노년은 자기 자신의 내면에서 솟아나는 행복을 찾는

데 진지하게 집중해야 할 시기다. 그것이야말로 무료한 삶에 지친 영혼의 갈증을 해갈해 줄 수 있는 진정한 청정수이다.

다행이 우리의 인체 시스템이 노년에는 자연스럽게 차원 높은 기쁨을 추구할 수 있도록 설계되어 있다. 나이가 들면 식욕과 성욕의 감퇴, 호르몬의 변화로 육체적인 욕구들에 변화가 일어난다. 물론 이러한 욕구들이 여전히 존재하지만 한창 젊었을 때에 비해 상당히 줄어든다. 마치 애벌레가 더 이상 먹지 않고 고치 속에서 변화의 시간을 보내는 것처럼 우리 인간도 노년이 되면 식사량이 줄고, 성적인 욕구에 덜 매이게 되고, 혼자 사색하는 시간을 더 많이 갖게 된다. 애벌레가 열심히 나뭇잎을 먹으며 땅바닥을 기어 다니다가 고치 안에서 나비로 변신해서 날아오를 준비를 하는 것처럼, 인간도 젊었을 때는 복잡한 세상 속에서 엎치락뒤치락 살다가 나이가 들수록 땅에서 시선을 거둬 하늘을 향해 고개를 들게 된다. 내가 그동안 어떻게 살아왔는지를 돌아보며 여생을 어떻게 잘 갈무리하고 돌아갈 것인지를 고민한다. 이렇듯 노년이 되면 자연스럽게 더 높은 차원의 기쁨을 추구하는 것이 인체의 순리이자 자연의 순리이다. 그래서 나이 들어서까지 여전히 욕망에만 집착하는 이기적인 사람은 추해 보인다. 육체의 변화를 따르는 것이 곧 자연의 순리를 따르는 것이다.

인생의 후반기에 우리가 추구할 수 있는 차원 높은 기쁨에는 여러 가지가 있지만, 그 중에서도 진정한 내적 만족을 주고 완성의 삶으로 이끌어주는 것이 세 가지가 있다. 첫째는 다른 사람을 이롭게 하는 홍익의 기쁨, 둘째는 깨닫는 기쁨, 셋째는 창조의 기쁨이다. 이 세 가지 기쁨은 우리 몸의 에너지 센터의 발달 단계와도 관계가 깊다. 순수하고 조건 없는 큰 사랑, 홍익을 할 때 느껴지는 기쁨은 가슴에 있는 중단전의 에너지가 활성화될 때 느껴진다. 깨닫는 기쁨과 창조의 기쁨은 머리에 있는 상단전의 에너지가 활성화될 때 느껴진다.

홍익의 기쁨

"언제 행복하다고 느끼느냐?"는 질문에 많은 사람들이 누군가를 사랑하고 사랑받을 때라고 말한다. "언제 불행하다고 느끼느냐?"는 질문에는 사랑하지 못하고 사랑받지 못할 때라고 말한다. 사랑은 참 많은 사람들을 행복의 구름 위로 띄웠다 불행의 나락으로 곤두박질치게 하는, 도무지 알듯 말듯 요상한 감정이 아닐 수 없다. 우리가 사랑의 실체를 파악하려면 그 사랑이 어디에서 기인한 것인지를 따져보아야 한다.

사랑이라고 해서 다 똑같은 차원의 사랑이 아니다. 사랑을 크게 두 가지로 나누면 하나는 소유하고 지배하는 감정의 사랑이고, 다른 하나는 순수하고 조건 없는 영혼의 사랑이다. 중단전인

가슴에는 감정과 영혼, 두 가지의 에너지가 섞여 있다. 이 두 가지 사랑은 뿌리가 다르다. 감정의 사랑은 하단전에서 올라오는 에너지에 영향을 받는다. 성욕의 에너지, 소유욕과 지배욕의 에너지가 올라와 가슴에서 감정을 일으키는 것이다. 그러한 욕망에서 기인한 감정을 흔히 사랑이라고 부르는데 그것은 어떻게 보면 착각이고 집착이자 욕심일 수 있다.

진정으로 순수하고 조건 없는 사랑이라면 소유하거나 지배하려고 하지 않는다. 사랑이 어느 순간 불행으로 바뀌는 이유는 소유하고 지배하려 들기 때문이다. 사랑이 불행으로 바뀌려고 할 때, 상대방을 원망하기에 앞서 내가 상대방을 소유하고 지배하려 했던 것은 아닌지를 먼저 점검해 보아야 한다. 그리고 그러한 집착 대신 순수한 영혼의 사랑을 선택해야 한다.

감정의 사랑을 하는 사람의 행복은 주로 상대방의 반응에 좌우된다. 상대방이 자신을 사랑하면 행복하고 사랑하지 않으면 불행해진다. 반면에 순수한 영혼의 사랑을 하는 사람은 행복의 중심이 나 자신에게 있다. 내가 사랑의 중심 자리에서 가슴속의 순수한 사랑을 나누고 베풀어 주는 데서 진정한 행복을 느낀다. 다른 사람에게 사랑을 받으려고 애쓰지 않고 사랑을 주는 데 집중한다. 내가 상대방에게 사랑을 준 대가로 무엇인가가 돌아올 거라는 기대나 계산을 하지 않는다. 상대방을 자신의 틀로 가두고 평가하고 분별하지 않는다. 상대방의 영혼과 밝은 본성을 믿고 그것을 키워주려고 노력한다. 그것이 진정한 사랑이자 자비이며 측은지심이다.

이러한 사랑이야말로 노년이 지향해야 할 이상적인 사랑이다. 상대방을 소유하고 지배하는 사이가 아니라 '서로 배움을 주고받는 사이'가 되어야 한다. 서로 영적인 성장에 도움을 주면서 인생이라는 길을 함께 걸어가는 영혼의 친구, 길벗이 되어야 한다. 그럴 때 노년의 황혼기에 소소하고 잔잔한 행복이 더해진다.

이러한 영혼의 사랑은 비단 부부나 연인 사이에만 국한되는 것은 아니다. 배우자와 이혼이나 사별을 한 사람들이 고독을 견디지 못해 힘들어 하는 경우가 많다. 애정의 상대가 없어서 불행하기 때문에 상대가 생길 때까지는 행복하지 못할 거라고 느낀다면 그 사람은 불행의 샘물만 계속 파고 있는 격이다. 가슴속의 사랑의 에너지를 꼭 한 사람에게만 줘야 한다는 법은 없다. 우리 주위를 돌아보면 사랑과 도움이 필요한 사람들이 너무나 많다. 그래서 많은 깨달은 노인들은 이웃과 공동체를 위해 자신의 재능을 기부하거나 봉사하는 삶을 선택한다.

조건 없이 사랑하고 포용할 때, 나의 이익을 따지지 않고 내가 가진 것을 남을 위해서 나누어줄 때, 마음에서 우러나와 남을 위해서 나를 희생할 때 우리는 크나큰 기쁨을 느낀다. 내가 갖고 있는 순수한 사랑의 에너지를 나눌 때 어디에서도 느낄 수 없었던 기쁨의 샘물, 행복의 샘물이 흘러넘치는 것을 발견하게 된다.

다른 사람들을 도와주는 삶, 이것을 '홍익弘益'이라고 한다. 홍익은 우리나라의 건국이념이자 교육이념으로, '홍'은 '널리'라는 뜻이고, '익'은 '이로움을 주다'라는 뜻이다. 자기 자신, 자기 가족만이 아니라 많은 사람들을 두루 이롭게 하는 것을 말한다. 한 사람을 사랑하는 것을 작은 사랑이라고 한다면 홍익은 큰 사랑이다.

사람들이 행복하지 못한 이유 중 하나는 자기 가슴속에는 사랑의 에너지가 많은데 그 에너지를 쓰지 못하고 가슴에 가두고만 있기 때문이다. 사랑의 에너지를 마음껏 쓰고 싶은데 쓰지 못하고 있는 것이다. 더욱이 작은 사랑에 크게 상처를 받은 경험이 있는 사람은 사람에 대한 불신감으로 아예 가슴을 닫고 살기도 한다. 작은 사랑도 서로 존중하고 아껴주는 사이라면 충분히 아름답고 의미가 있다. 성숙한 작은 사랑은 우리를 큰 사랑으로 나아가게 하는 길잡이가 되어주기도 한다. 그러나 작은 사랑에만 매여 사랑이 자신에게 오기만을 기다리고 있다면 불행을 자초하는 격이다. 큰 사랑을 할 때 우리의 가슴은 진정으로 행복하고 자유롭고 평화로울 수 있다. 그럴 때 영혼의 에너지가 성장하고 강력해진다. 널리 사람들을 유익하게 하는 홍익의 삶이야말로 노년기, 영혼의 성장을 위한 최고의 방법이라고 할 수 있다.

미국의 뉴저지 주에 사는 앨리스 거터Elyse Gutter는 홍익의 삶을 통해 영혼의 기쁨을 만끽하고 있다. 올해 8월이면 70세가 되는 그녀는 2년 전에 남편과 사별하는 슬픔을 겪었다. 많은 것에 집착하는 편이 아니고 특히 결혼 생활에 관해서는 더욱 그러하다고 생각했는데 그런 그녀도 남편이 죽은 후 육체적으로, 정신적으로 무척 고통스러웠다고 한다. 그런 그녀를 다시 일으킨 것은 사람들과의 소통이었다. 사별의 경험을 통해 그녀는 사람들의 슬픔과 고통을 진심으로 이해하고 공감할 수 있게 되었다. 그녀는 지역 커뮤니티에서 시각 장애인이나 노인들에게 무료로 기氣체조를 가르치고, 단센터에서 회원들을 상담하고 수업을 지도하면서 다시 웃음을 되찾았고, 지금은 행복하고 아름답게 나이 들어가고 있다. 그녀는 이렇게 말한다.

"저의 가장 큰 기쁨은 수련하면서 사람들과 함께 있을 때예요. 걱정도 시간이 가는 것도 잊어버리고, 마냥 기쁘고 아름답고 평화로워져요. 그것이 제가 아침에 활기차게 일어나고 저녁에 평화롭게 잠들 수 있는 최고의 방법이에요. 의미 없는 일에 시간을 낭비하지 않는 거죠. 베란다의 흔들의자에나 앉아 있는 삶은 지금의 저에게는 사형선고나 마찬가지예요. 그런 삶은 제 인생의 마지막 시간에나 살고 싶어요. 지금은 사양하고 싶어요.

이상적으로 나이 들어간다는 건 세상과 사람들, 아이들, 지구를 위한 할머니가 되는 거라고 생각해요. 각각의 개체를 사랑하는 삶, 그런 사랑과 돌봄을 계속해서 나누는 봉사의 삶을 원해요. 사람들은 그런 활동을 사회에 기여하는 거라는데 저는 '연결하는 것'이라고 생각해요. 이 소중한 시간과 소중한 삶, 소중한 지구와 소중한 사람들 그리고 제 영혼과 점점 더 많이 연결하는 거죠. 나이가 들수록 제가 왜 이 세상에 왔는지, 그 이유를 알고 목적을 이루고 싶어요. 저의 몸과 감정과 생각을 돌보고, 그 방법을 최대한 많은 사람들과 나누는 삶, 모든 사람과 모든 것을 위한 정말로 선한 삶을 살고 싶어요."

깨닫는 기쁨

'아, 인생이란 이런 거구나', '자연의 이치와 순리가 이런 거구나', '내가 자연과 하나구나' 등등 살아가면서 자연과 생명, 인생의 이치를 깨우쳐갈 때, 우리는 그 속에서 심오한 기쁨을 맛본다. 특히 노년기가 되면, 그동안 풀리지 않는 수수께끼 같던 인생의 참의미, 자연과 생명의 본질이 하나둘씩 이해되면서 퍼즐이 맞추어지듯 내면에서 자각이 일어난다. 하늘의 달과 별을 보면서, 새싹이 돋고 낙엽이 지는 계절의 순환 속에서, 길가에 핀 한 송이 들꽃에서, 아이들이 해맑게 웃는 모습 속에서, 친구들의 늘어가는 주름살에서 순간순간 그러한 지혜와 깨달음이 찾아온다. 그것이 깨닫는 기쁨이다.

공자가 말했다.

"나는 열다섯 살에 학문에 뜻을 두었고, 서른 살에 뜻을 세웠으며, 마흔 살에 미혹되지 않았고, 쉰 살에 천명을 알았으며, 예순 살에 귀가 순해져 누가 어떤 말을 해도 거슬리지 않았으며, 일흔 살에 마음이 하고자 하는 바를 좇아도 법도에 어긋나지 않았다."

모난 돌이 깎이고 깎여 매끈매끈한 자갈이 되는 것처럼 60년이 넘는 인생의 굴곡을 지나오면서 얻은 경험은 사람과 인생, 세상을 바라보는 시각을 둥글게 만들어 준다.

그래서 나는 인생에 노년기가 있다는 것이 크나큰 축복이라고 생각한다. 노년기는 깨달을 수 있는 최적의 시간이기 때문이다. 자신의 삶을 돌아보면서 부족했던 부분들을 보충하고 인생에서 얻은 지혜를 갈무리할 수 있는 기회이다. 그래서 60세를 넘기지 못하고 일찍 죽음을 맞이한 사람을 보면 애석하게 느껴진다. 어떻게 보면 영적으로 가장 풍요로움을 느낄 수 있는 인생의 영적인 황금기를 경험하지 못하고 갔기 때문이다.

노년은 삼라만상의 이치를 볼 수 있게 되는 시기다. 시간이 가져다주는 지혜라고 할까. 그것은 머리로, 지식으로 이해하는 것이 아니라 오랜 연륜을 통해 저절로 아는 것이다. 그 눈을 뜬 사람이 깨달은 노인이다. 오래 전 마을 공동체가 삶의 중심이었을 때 지혜로운 노인이 이끌었던 것처럼, 깨달은 노인은 자연과 인생에서 받은 통찰력과 지혜로 다음 세대를 위한 영적인 안내자가 되어 줄 수 있다. 왜 사는지, 무엇을 위해 살아가야 할지 고민하는 다

음 세대들에게 경험에서 우러나온 할아버지, 할머니의 친근하고
도 자상한 조언은 그 무엇보다도 큰 울림을 줄 것이다.

창조하는 기쁨

창조의 기쁨이 얼마나 대단한 것인지 그것을 한 번이라도 경험해
본 사람은 알 것이다. 이를 테면, 작가는 내면에서 솟아나오는 느
낌이나 영감을 언어로 표현해 내는 순간 엄청난 희열을 느낀다.
무에서 유를 만들어내는 창조의 순간, 뇌에서는 행복과 기쁨의
호르몬이 다량 분비되는 것처럼 느껴진다. 창조하는 순간 뇌력이
살아난다. '내가 이런 것을 표현해 내다니' 하면서 가슴 가득 자
긍심과 만족감의 에너지가 차오른다.

　진정한 만족감과 행복은 자신이 가치 있다고 생각될 때, 자신
의 존재 가치를 확인할 때 느껴진다. 문학뿐만 아니라 음악, 미술,
무용 등 예술을 추구하는 사람들이라면 이러한 창조의 기쁨을
체험해 보았을 것이다. 그래서 노년에 글쓰기, 악기 연주, 그림 그
리기, 사진 찍기 등과 같은 창조적인 취미활동을 시작하는 사람
들이 많다. 창조의 기쁨, 자신의 영감을 표현하는 기쁨을 만끽할
수 있기 때문이다.

　꼭 특정 예술 분야에서만 창조의 기쁨을 맛볼 수 있는 것은 아

니다. 우리가 살아가는 삶의 순간순간이 바로 창조의 기회다. 생활 속에서 필요하다고 느끼는 것을 실행하거나, 불편하게 느껴지는 것을 개선하거나, 그 전에 해보지 않았던 것을 시도하거나, 늘 하던 일을 새로운 방식으로 해보는 것도 모두 창조이다.

내가 믿는 창조의 철칙 두 가지가 있다.

첫째, '행동하지 않으면 창조는 없다'는 것이다. 무엇인가를 창조하겠다고 생각하는 것은 단지 시작에 불과하다. 아무리 좋은 생각과 선택을 해도 행동하지 않으면 창조는 일어나지 않는다. 눈앞에 아무리 아름다운 소리를 내는 종이 있다고 해도, 그 종을 치지 않으면 아무 소리도 나지 않는다.

나는 어렸을 때부터 내 삶의 의미와 목적을 알기 위해 많은 노력을 기울여왔다. 그러다가 30세에 21일간의 극한 수행을 통해 내 기운이 천지기운이고, 내 마음이 천지마음인 것을 깨달았다. 나의 실체가 만물의 근원인 우주의 대생명 에너지와 하나라는 깨달음은 나에게 큰 희망과 기쁨과 평화를 가져다주었다. 그 경험 이후 나는 내 깨달음을 다른 사람들에게 공유할 방법을 적극적으로 찾기 시작했다. 그때 내가 한 첫 번째 행동은 아침 일찍 일어나서 근처 공원에 가는 것이었다. 그리고 공원에서 만나는 사람들을 붙잡고 건강법을 알려 주었다. 그뿐만 아니라 평소에 길을 가다가도 몸이 좀 아파 보이거나 마음이 힘들어 보이는 사람이 있으면 그냥 지나치지 못했다. 꼭 말을 걸고 그 사람에게 도움이 되는 조언을 해주고 나서야 비로소 마음이 놓였다. 그런 나를 본 아내는 나와 함께 다니는 것이 창피하다고 말할 정도였다.

내가 처음부터 그렇게 적극적인 사람은 아니었다. 지금의 내 모습을 보면 사람들이 믿지 않겠지만 원래 나는 내성적이고 소극적이고 부끄러움도 많이 탔다. 그런 나를 극복할 수 있었던 것은 행동을 통해서였다. 행동하기 전에는 망설이고 머뭇거리지만 막상 해보면 별거 아니라는 것을 알게 되었다. 그리고 그러한 체험을 반복할수록 점점 자신감이 붙었다.

1980년, 단학을 알리던 초창기에 내가 처한 환경은 여러 모로 좋지 않았다. 버젓한 장소도 없이 길거리에서, 공원에서 시작했지만 나는 좋은 환경이 주어지기만을 기다리지 않았다. 내 도움이 필요한 사람을 만나면 때와 장소를 가리지 않았다. 아프거나 힘들어 보이는 사람이 있으면 무조건 도움을 주어야겠다는 마음이 앞섰다. 그렇게 시작한 것이 지금은 한국 전역에, 미국에, 전 세계로 퍼져 나가고 있고, 뇌교육이라는 학문으로 발전했다.

그때 내가 5년간 공원에서 아무런 대가 없이 사람들에게 심신건강법을 가르칠 수 있었던 것은 내 깨달음이 진실했기 때문이다. 내가 얻은 깨달음은 누구나 다 깨달을 수 있다는 신념이 있었기 때문에 그렇게 할 수 있었다. 행동하지 않으면 창조는 없다. 나는 내가 경험한 창조의 힘이 모든 사람들에게 있다는 것을 확신한다.

내가 믿는 창조의 두 번째 철칙은 '창조의 시작은 자기 자신부터 해야 한다'는 것이다. 먼저 자기 자신의 에너지를 밝고 긍정적으로 바꿀 수 있어야 한다. 그것이 창조의 시작이다. 창조를 하려면 창조를 할 수 있는 밝은 에너지 상태를 스스로 만들어야 한다. 예를 들어 걱정하고 고민하면서 무거운 에너지 속에서 허우적거리고 있는 자신을 보는 순간 정신을 차리고 일어나 1분 운동을 한다. 자신의 몸과 오랜 습관을 향해 '내가 바로 너의 주인이다. 내 삶은 내가 창조한다'라는 것을 정확하게 심어주는 것이다. 그렇게 하면 몸과 마음의 에너지가 바뀌면서 뇌력이 살아나고 창조력이 꿈틀대기 시작한다.

그러한 상태에서 주위를 둘러보면 창조할 거리투성이다. 매일 마주하는 가족에게 더 활짝 미소를 지어준다거나 이웃에게 따뜻한 인사를 건넨다거나 친구들과 의미 있는 시간을 만든다거나 하면서 일상적인 생활에 활력을 불어넣을 수 있다. 더 큰 창조의 기쁨을 맛보고자 한다면 지금까지 해보지 않았던 새로운 일을 시도해 보라. 자신이 정말로 하고 싶었던 취미생활을 시작해 볼 수도 있고, 다양한 봉사활동을 시작할 수도 있다.

노년에 마냥 넋 놓고 세월이 가는 것을 지켜보는 것이 아니라 두 팔을 걷어붙이고 봉사활동을 하다보면 '나도 다른 사람들에게 도움을 줄 수 있는 존재구나, 나도 이 사회에 뭔가 기여할 수 있구나'라는 뿌듯한 자긍심이 차오르는 것을 느낄 수 있다. 내가 누군가에게 도움이 된다고 느끼는 순간만큼 보람된 때가 없다. 나의 존재 가치를 확인할 수 있기 때문이다. 그럴 때 매일 반복되는 지루한 생활에서 벗어나 기쁨과 행복을 창조하는 값진 날의 연속으로 변화될 것이다.

행복하지 않아서 고민인가? 그렇다면 행복의 새로운 원천을 발견하라. 홍익의 기쁨, 깨닫는 기쁨, 창조하는 기쁨, 이것은 영혼의 갈증을 해소해줄 새로운 행복의 샘물이자 당신을 완성의 바다로 인도하는 강력한 물길이 되어줄 것이다.

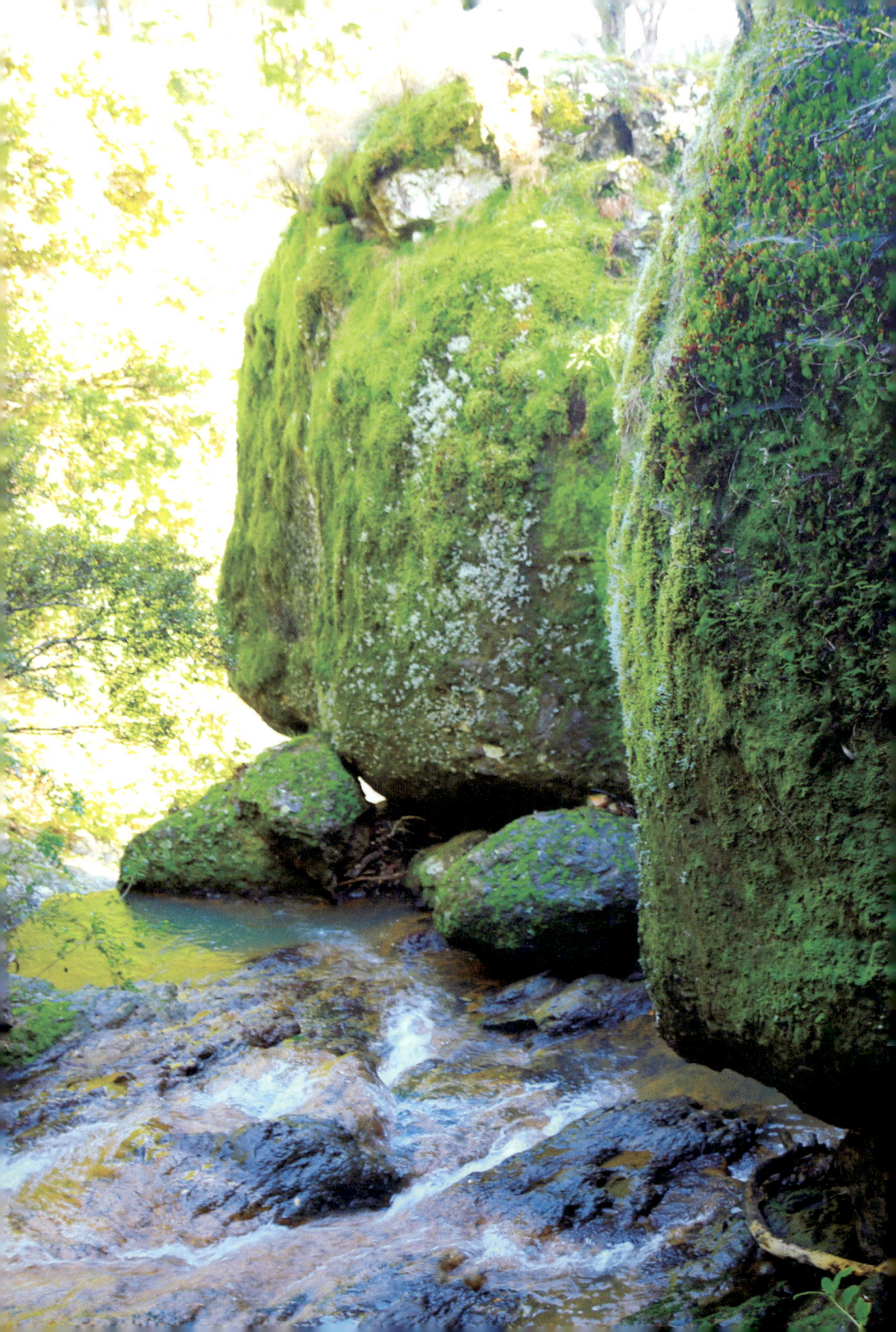

7 장

평화로워지려면

집착에서

자유로워져라

노년기는 인생의 다른 시기와 비교할 때 그 어느 때보다 평화로움을 느끼게 되는 시기이다. 인생의 온갖 풍파와 희로애락의 소용돌이를 겪고 나면 웬만한 것에는 놀라거나 휩쓸리지 않게 된다.

그럼에도 불구하고 현대의 많은 노인들 특히 60대, 70대의 비교적 젊은 노인들은 이기심과 욕심으로 인한 마음의 분란에서 자유롭지 못한 경우가 많다. 심한 경우에는 오히려 젊은이들보다 아량이 좁고 자기중심적이고 성격까지 괴팍해져 있다. 젊은 사람들이 그런 노인들을 보면 저절로 눈살이 찌푸려지면서 '나는 절대 저렇게 늙지 말아야지'라고 생각하곤 한다. 자신이 이기적이고 욕심 많은 노인의 모습으로 늙어가기를 원하는 사람이 얼마나 있을까? 대부분 인자하고 평화로운 모습으로 나이 들기를 원할 것이다. 그럼 평화로워지기 위해서는 어떻게 해야 할까?

먼저 자기 바라보기, 내면을 성찰할 수 있어야 한다. 마음의 눈, 심안을 뜨고, 외부로 향해 있던 시선을 돌려 자기의 내면을 바라볼 수 있어야 한다. 그리고 자기 안에 평화로움이 있는지 점검해보아야 한다.

　'지금 나는 평화로운가?'
　'아직도 내 마음속에 분란이 자리 잡고 있는가?'
　'내가 평화롭지 못하다면 그 이유는 무엇인가?'

평화롭지 못하다는 것은 영혼이 자유롭지 못하다는 뜻이다. 영혼이 자유롭지 못한 이유는 무언가에 집착하고 있기 때문이다. 손에 무언가를 쥐고 있는 상태에서는 손을 자유롭게 사용할 수 없는 것처럼, 마음이 어떤 것을 붙잡고 있다면 영혼은 자유로울 수 없다.

우리의 영혼을 무겁게 하는 것들

자신이 집착하고 있는 것이 무엇인지를 정직하고 정확하게 볼 수 있어야 한다. 우리의 영혼을 그릇에 비유하면, 그 그릇에 놓여 있는 것이 집착하고 있는 것들이다. 그 집착하는 것들 때문에 영혼이 무거워지고 힘들게 느껴지는 것이다.

　흔히 사람들이 집착하고 있는 것은 크게 세 가지 범주로 나눌 수 있다.

첫째는 부와 물질에 대한 집착이다. 노년에 부와 물질은 넉넉하면 좋긴 하겠지만 적어도 자신이 생활하는 데 부족하지 않을 정도면 된다. 젊었을 때처럼 부모나 자녀에게 대부분의 지출을 해야 하는 것도 아니고, 나이가 들수록 생활이 단순해지기 때문에 생활비도 줄어들기 마련이다. 젊었을 때와 비교해서 상대적으로 의료비 지출이 증가할 수 있는데 그것을 예방하기 위한 최선의 방법은 평소에 건강과 체력 관리를 꾸준히 하는 것밖에 없다. 노년에도 한동안은 경제 활동을 지속해야 하는 경우도 있을 텐데 그러한 활동이 오히려 젊고 활기찬 삶을 사는 데 도움을 줄 수도 있다.

문제는 물질에 관한 지나친 집착과 욕심이다. 큰 불편함이 없이 생활을 영위해 나갈 수 있을 정도면 되지 노년에 일확천금을 벌어보겠다거나 부귀영화를 누리겠다는 욕심은 마음의 분란을 일으키는 독이 된다. 노년에는 새롭게 투자해서 큰 재물을 모아야겠다는 생각보다 절약하면서 검소한 생활을 하고, 더 나아가 자기가 가진 것을 주위에 조금이라도 베풀 수 있다면 그것이 더없는 미덕이다.

둘째는 권력이나 명예에 관한 집착이다. '호랑이는 죽어서 가죽을 남기고 사람은 죽어서 이름을 남긴다'는 속담처럼 사람은 자신의 명성이 세상에 알려지기를 원한다. 많은 사람이 자신의 존재와 가치를 알아주기를 원하는 인정의 욕구가 있기 때문이다. 그래서 젊은 나이에 성공을 위해 부단히 노력하다가 나이가 들면 권력이나 명예에 관한 집착이 다음과 같은 형태로 나타난다.

한 부류는 '왕년에 내가 말이야'라는 말로 시작해서 자신이 젊었을 때 한 일들을 자랑하기 시작한다. 과거에 한창 잘 나갔던 시절을 그리워하며 향수에 젖어서 살아간다. 그때에 비해 초라해진 현재 자신의 모습이 맘에 들지 않는 것이다. 그래서 계속해서 과거를 떠올리고 얘기하며 그 시절을 그리워한다. 그 사람은 과거 속에 사는 것이다. 그러다 보면 현재에 집중하지 못하기 때문에 현재를 꾸려갈 힘을 찾지 못하게 되고 당연히 미래 또한 없다.

두 번째 부류는 나이가 들어서도 계속해서 권력과 명예에 집착하는 유형이다. 자신이 한 행동이 사람들과 세상을 평화롭게 하는 데 도움을 줌으로써 자연스럽게 이름이 알려지는 것은 더할 나위 없이 바람직하다. 그런데 권력욕과 명예욕이 더 앞서면 주객이 전도되어 불협화음을 일으키게 되고 결국 그 사람에게 불명예라는 부메랑이 돌아온다. 불명예를 안고 높은 자리에서 내려오는 정치 지도자나 기업가들을 우리는 무수히 목격하지 않았는가?

권력과 명예에 관한 집착을 해소하기 위해서는 자신의 인정 욕구를 들여다볼 줄 알아야 한다. 다른 사람이나 세상, 외부에서 주는 인정에 매달리는 것이 아니라 자기가 스스로를 인정하는 법을 배워야 한다. 그 어떤 것보다 큰 인정은 자신의 영혼, 양심이 스스로를 인정해 주는 것이다. 자기 안에서 뿌듯한 느낌과 함께 '그래, 잘 했어!'라는 목소리가 들려온다면 그것이 최고의 칭찬이다. 자기의 영혼이 스스로를 인정하고 만족스러워 한다는 것은 곧 하늘이 인정해 주는 것과 같다. 자기 안에 있는 양심이 곧 하늘이기 때문이다.

집착의 세 번째 범주는 사람에 대한 집착이다. 어떻게 보면 이 집착이야말로 가장 다루기 까다롭고 평정심을 유지하기 힘든 것일 수 있다. 물질이나 권력은 살아 있는 생명체가 아니기 때문에 내 마음만 바꾸면 집착하는 마음을 놓을 수 있다. 그에 비해 인간관계에서 마주치는 상대방은 생각과 감정을 가지고 있는 사람이다. 사람의 감정은 어디로 튈지 모르는 럭비공과 같아서 내 감정을 잘 조절하고 있다가도 상대방으로부터 감정의 공격을 받으면 그 평정심이 한순간에 무너져 내리기 쉽다. 그러면서 서로 마음에 상처를 주기도 하고 받기도 하며 상대방을 미워하거나 원망하게 된다.

사람에 대한 집착은 사랑과 증오, 두 가지 형태로 나타난다. 이 것은 동전의 양면처럼 변화무쌍한 인간관계에서 엎치락뒤치락하는 감정의 두 가지 모습이지만 사실 뿌리는 하나다. 바로 집착에서 기인한다.

사랑은 좋은 감정이기 때문에 집착이 아니라고 생각하는 사람도 있을 것이다. 그러나 사랑이라는 감정이 자신의 영혼을 자유롭게 하는 데 방해가 된다면 그것도 집착이다. 아무리 사랑하는 관계였어도 살다보면 이별하게 되는 경우도 있고, 평생 같이 살다가도 둘 중에 한 명이 이 세상을 떠날 때는 어쩔 수 없는 사별을 해야 한다. 사랑하는 사람을 떠나보낼 때 혹은 사랑하는 사람을 놓고 떠날 때 그것이 심정적으로 얼마나 힘들겠는가?

그럼, 어떻게 하면 사랑하되 집착하지 않는 사랑을 할 수 있을까? 집착하지 않으려면 영혼의 자유로움을 유지해야 한다. 영혼의 자유로움은 로맨틱한 사랑이라는 감정을 초월할 때, 그보다 한 단계 높은 감정인 '평화'로 승화될 때 얻을 수 있다. 영혼의 자유와 평화를 중심에 둘 때, 가슴 아픈 이별까지도 담담히 받아들일 수 있는 평정심을 갖게 된다. 그럴 때 집착이 아니라 서로의 영혼의 성장과 자유, 평화를 중심에 놓고 차원 높은 사랑을 할 수 있다. 이것은 그렇게 쉽지만은 않은 과제다. 사랑은 두 사람간의 상호 교류이기 때문에 한 사람만 이러한 의식을 갖는다고 해서 해결될 일이 아니기 때문이다. 두 사람 다 서로의 영혼의 성장을 위한 조력자가 되겠다는 마음을 가져야 한다.

흔히 사람들은 사랑이라는 미명하에 상대방을 소유하고 지배하고 구속하려고 한다. 하지만 그것은 상대방뿐만 아니라 자신에게도 불행을 가져다주는 결과로 이어질 수 있다. 사랑이라는 감정이 집착을 낳고 그 집착과 욕심이 채워지지 않을 때는 한순간에 증오로 돌변하게 되는 것이다. 그 증오심이라는 집착을 놓지 못하고 살아간다면 그 사람은 결코 행복하지 못할 것이다.

증오는 사랑하는 사이에서만 아니라 일반적인 인간관계에서도 일어난다. 자신에게 금전적이든, 육체적이든, 정신적이든 어떤 피해를 준 사람에게 증오심을 갖게 된다. 그래서 자신은 피해자이고 상대방은 가해자라는 피해의식 속에서 상대방을 용서하지 못하고 살아간다. 그러한 피해의식과 증오심을 평생 품고 살아간다면 그것은 본인에게도 상대방에게도 큰 고통이 아닐 수 없다. 역으로 누군가에게 큰 피해를 준 사람은 평생 죄의식에 시달리며 살아가게 된다. 죄의식이야말로 영혼의 성장을 가로막는 가장 어둡고 자기 파괴적인 의식이다.

자신의 삶을 반추하다 보면 집착과 욕심, 피해의식, 죄의식과 같은 감정이 의식의 수면 위로 떠오르는 것을 경험하게 된다. 그러한 의식들이 자신의 삶을 힘들게 하고 꼬이게 했던 원인이었다는 것을 자각하고 뒤늦게 후회한다. 하지만 후회가 후회로 끝날 뿐 그것을 어떻게 처리해야 할지 모른 채 세월을 보내다 후회 속에 눈을 감는 경우가 허다하다.

우리는 스스로 선택해야 한다. 그러한 감정들로 인해 계속 괴로워하며 살다 갈 것인가, 아니면 그것을 해소하고 자유로워질 것인가? 그것을 방치할 것인가, 해결할 것인가이다. 정말로 후회하지 않는 삶이 되기를 원한다면, 영혼의 진정한 자유와 평화를 원한다면 후자를 선택하고 적극적으로 해결 방법을 모색해야 한다.

그러면 어떻게 해야 피해의식, 증오심, 죄의식 같은 것을 해결하고 자유로워질 수 있을까?

먼저 자기 자신의 내면 안에서 그러한 의식들을 정화해야 한다. 스스로 그러한 의식으로부터 자유로워져야 한다는 뜻이다.

가장 압도적인 감정의 하나라고 할 수 있는 피해의식을 예로 들어보자. 사람들은 대개 한두 가지 피해의식이 있다. 그것은 누군가로 인해서 자신이 상처나 피해를 보았다는 생각이다. 그 누군가는 가족이나 연인, 친구, 직장 동료 등 의외로 가까운 사람들인 경우가 많다. 관계가 가까웠던 것만큼 마음의 상처도 더 큰 법이다.

피해의식을 해결하려면 자신이 피해자라는 의식에서 먼저 벗어나야 한다. 내가 피해자라는 생각 속에 있는 한 내 무의식에 있는 여러 가지 안 좋은 감정들과 정보를 결코 정화할 수 없다. 내가 피해자라고 생각하면 무의식 속에 가해자가 나타난다. 자기에게 피해를 입힌 그 가해자를 생각하면 할수록 증오심이 커진다. 그 가해자가 잘못했기 때문에 절대 용서할 수 없고, 그를 저주하거나 그에게 죗값을 치르게 해야 한다고 생각한다. 내 무의식 속에 한 번 가해자를 만들면 계속 또 다른 가해자가 늘어난다. 한 번의 상처로 사람에 대한 불신이 생기면 다른 사람들도 자신에게 해를 입히는 가해자라고 의심하고 경계하게 된다. 피해의식은 끊임없이 가해자를 만들어내고 부정적인 에너지를 일으킨다. 그 부정적인 에너지는 긍정적인 에너지를 갉아먹고 급기야는 인체의 자연치유력을 떨어뜨린다. 부정적인 에너지가 계속 확장되면 거기에 기쁨과 행복, 자유와 평화가 있을 리 만무하다. 오직 고통만이 있을 뿐이다. 그것은 스스로를 불행에 빠뜨리는 무서운 일이다.

피해의식에서 벗어나는 방법은 빨리 자신이 피해자가 아닌 '가해자'라는 의식으로 바꾸는 것이다. 나만 피해를 입은 것이 아니라 실은 나도 상대방에게 피해를 주었을 수도 있다고 생각을 바꿔 봐야 한다. 예를 들어 부부 사이에 다툼이 있었을 때 어느 한 쪽에서만 일방적으로 잘못한 경우는 거의 없다. 문제의 원인을 따져 보면, 크든 작든 양쪽에 다 문제가 있었는데 자기 입장에서만 보면 자기만 피해를 보았다고 생각하기 쉽다. 그럴 때 사실은 자기도 상대방에게 피해를 준 가해자였다고 생각을 바꾸면 상대방에게 "미안해요. 용서하세요"라고 먼저 다가가서 말할 수 있게 된다.

그런데 정말로 자신이 일방적으로 피해를 입었을 경우도 있을 것이다. 그럴 때는 어떻게 해야 할까? 그럴 때도 자기가 가해자라는 의식으로 바꾸어야 한다. 여기서 가해자라는 것은 다른 누군가에게 피해를 입혀서가 아니다. 내 삶을 이렇게 만든 장본인이 바로 나라는 것, 내가 나 스스로에게 가해자였다는 것을 인정하는 것이다.

왜 그렇게 해야 할까? 자기가 가해자이면 현재 자신의 상황을 바꾸기 위해서 자기만 바뀌면 된다. 그런데 자기가 피해자라는 의식을 갖고 있으면 피해를 입힌 사람은 따로 있기 때문에 그 가해자가 바뀌지 않는 이상 자기 스스로 아무리 바꾸려고 노력해도 거기에는 한계가 있다. 항상 자신의 신세를 망치게 한 가해자에 대한 원망과 증오가 의식의 밑바닥에 깔려 있기 때문이다.

현재 자신의 모습과 상황을 만든 사람은 바로 자기 자신이라는 것을 자각해야 한다. '내가 당신 때문에 이렇게 됐어. 다 당신 탓이야'라는 생각에서 벗어나 '모든 것이 다 내가 선택한 것이고 내가 만든 것이다. 누구도 원망하지 말자. 다 내 책임이다'라고 바꾸어야 한다. 어떤 이유도 달지 말고 무조건 그래야 한다. 누가 봐도 자기가 피해를 입은 것이 분명할지라도 바로 그 의식을 가졌을 때 새롭게 시작할 수 있기 때문이다. 그렇게 마음을 고쳐먹을 때부터 자신의 삶에 진정한 책임감과 주인의식이 살아난다. '내 인생의 주인은 나 자신이다. 더 이상 피해의식 속에서 다른 사람을 원망하지 말고 내 삶은 내가 개척하자'라고 긍정적인 상태로 전환된다. 내 삶의 주인이 될 때, 비로소 원망하는 마음이 용서와 포용, 감사하는 마음으로 바뀐다.

평화로워지려면 집착에서 자유로워져야 한다. 노년기는 그동안 정화되지 못한 감정들을 들여다보고 집착했던 것들을 하나씩 놓을 수 있는 최적의 기회다. 마치 모랫자루를 하나씩 내려놓을 때 열기구가 하늘로 떠오르는 것처럼, 집착하고 있는 것들을 놓을 때 우리 영혼은 더 가벼워지고 자유로워질 수 있다.

영혼의 자유를 위한 명상

집착을 버리고 자유로운 영혼이 되기 위한 명상법을 소개한다.

한쪽 손바닥을 위로 향하게 해서 가슴 앞에 가져간다. 떨어지는 물을 받듯이 손바닥을 오목하게 만든다. 눈을 감고 상상한다.

당신 손이 영혼의 그릇이라고 생각해 보라. 영혼의 그릇에는 원래 아무것도 올려놓지 않았다. 영혼의 무게는 원래 제로였다. 그런데 살아오면서 이것저것 하나둘씩 올려놓기 시작했다. 그것이 당신의 영혼을 점점 무겁게 하는 집착이 되었다.

당신 영혼의 그릇에는 지금 무엇이 올라와 있는가? 어떤 집착이 올라와 있는가? 부와 물질에 관한 집착인가? 권력과 명예에 관한 집착인가? 사랑하는 사람에 관한 집착인가? 힘들게 한 사람에 관한 증오심인가? 영혼을 자유롭지 못하게 하고 무겁게 짓누르고 있는 것들은 무엇인가? 욕심, 이기심, 피해의식, 열등감, 자만심, 패배의식, 죄의식 같은 부정적인 감정들인가?

자유로운 영혼이 되고 싶은가? 그렇다면 그 모든 것들을 내려놓아야 한다. 그것은 당신의 실체가 아니기 때문이다. 당신의 실체는 오직 하나, 영혼일 뿐이다. 그 나머지는 영혼에 들러붙어 있는 돌멩이와 같은 것이다. 영혼이 자유로워지기 위해서는 그 돌멩이들을 쏟아 부어야 한다. 거기에는 용기가 필요하다. 선택은 오직 당신만이 할 수 있다. 누구도 당신에게 선택을 강요할 수 없을 뿐더러 누구도 그 선택을 대신해 줄 수 없다.

이제 마음속으로 셋을 센 뒤 천천히 손바닥을 아래로 뒤집으면서 영혼의 그릇에 담겨 있는 것들을 쏟아붓는다.

'하나, 둘, 셋!'

당신의 영혼을 무겁고 힘들게 했던 것들을 모두 다 놓아버려라. 자유로운 영혼이 되고 싶다는 열망, 그 열망을 느껴라. 새처럼 자유롭게 하늘을 향해 날고 싶다는 가슴속의 간절한 열망을 느껴라.

이제 두 팔을 옆으로 펼쳐 새처럼 위아래로 날갯짓을 해보라. 당신에게 완전한 자유를 주어라. 탁 트인 하늘을 향해 훨훨 날아가는 것이다. 당신의 에너지가 점점 가벼워지고 밝아진다.

당신은 자유로운 영혼이다! 가슴이 탁 트이면서 숨이 쉬어진다.

얼굴에 미소와 함께 영혼의 자유를 만끽하라.

천천히 동작을 멈추고 두 손을 양 무릎 위에 올리고 명상 자세를 취한다. 지금 당신 가슴의 느낌이 어떤지 느껴보라. 자유로움과 평화를 느끼는가?

가슴이 평화로운 사람은 복이 있는 사람이다. 가슴의 평화는 집착을 놓을 때 온다. 집착은 어리석음에서 생기고 어리석음은 삶의 목적을 모를 때 생긴다. 우리가 왜 사는지, 이 지구에 왜 왔는지, 무엇을 위해 살아가야 할지 모를 때 돈, 명예, 사람에 집착하게 된다.

우리가 이 지구에 온 이유는 영혼의 성장과 완성을 위해서다. 모든 것을 다 버릴 수 있어도 절대 버릴 수 없는 한 가지는 바로 영혼이다. 죽을 때 모든 것은 다 두고 가야 해도 반드시 가져가야 할 단 한 가지 또한 영혼이다. 당신의 영혼이 바로 당신의 실체이며 본질이다. 영혼의 성장과 완성을 위해서 그동안 당신은 인생이라는 깨달음의 수련장에서 울고 웃고 사랑하고 미워하며 인생의 교훈을 배워왔던 것이다.

인생은 수행을 위해서 왔다. 싫든 좋든 쓰든 달든 당신이 경험한 그 모든 것들이 당신을 깨우쳐준 유의미한 것들이었음을 자각하라. 그럴 때 가슴속에서 감사하는 마음, 평화로운 마음이 생겨나기 시작한다. 가슴이 평화로울 때 영혼의 씨앗은 자라난다.

두 손을 포개어 가슴에 올리고 오로지 자기 영혼의 성장과 완성을 염원하는 마음을 가져라. 그때 큰 빛이 당신에게 찾아올 것이다. 어느 곳으로 가야 할지 알려주는 큰 지혜의 빛이 비춰줄 것이다. 그 빛 속에 모든 것을 다 맡겨라. 어두웠던 마음이, 영혼의 심처가 밝고 환해진다. 무거웠던 가슴이 아주 가벼워지고 평화로워진다.

당신은 알게 될 것이다. '모든 것이 집착으로 인해서 생겼구나.

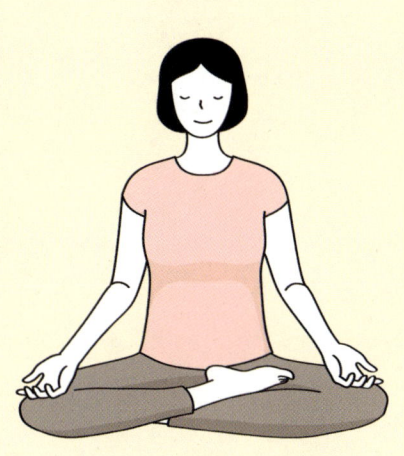

영혼의 자유를 위한 명상

이 집착이 내 가슴을 막고 나를 힘들게 했구나.' 영원한 빛을 봤고 영혼의 길을 찾았다면 당신을 비춘 밝은 지혜의 빛에 감사하라. 그 지혜의 빛이 언제나 당신을 비추고 있음을 기억하고 가슴속에 평화로움을 담아라.

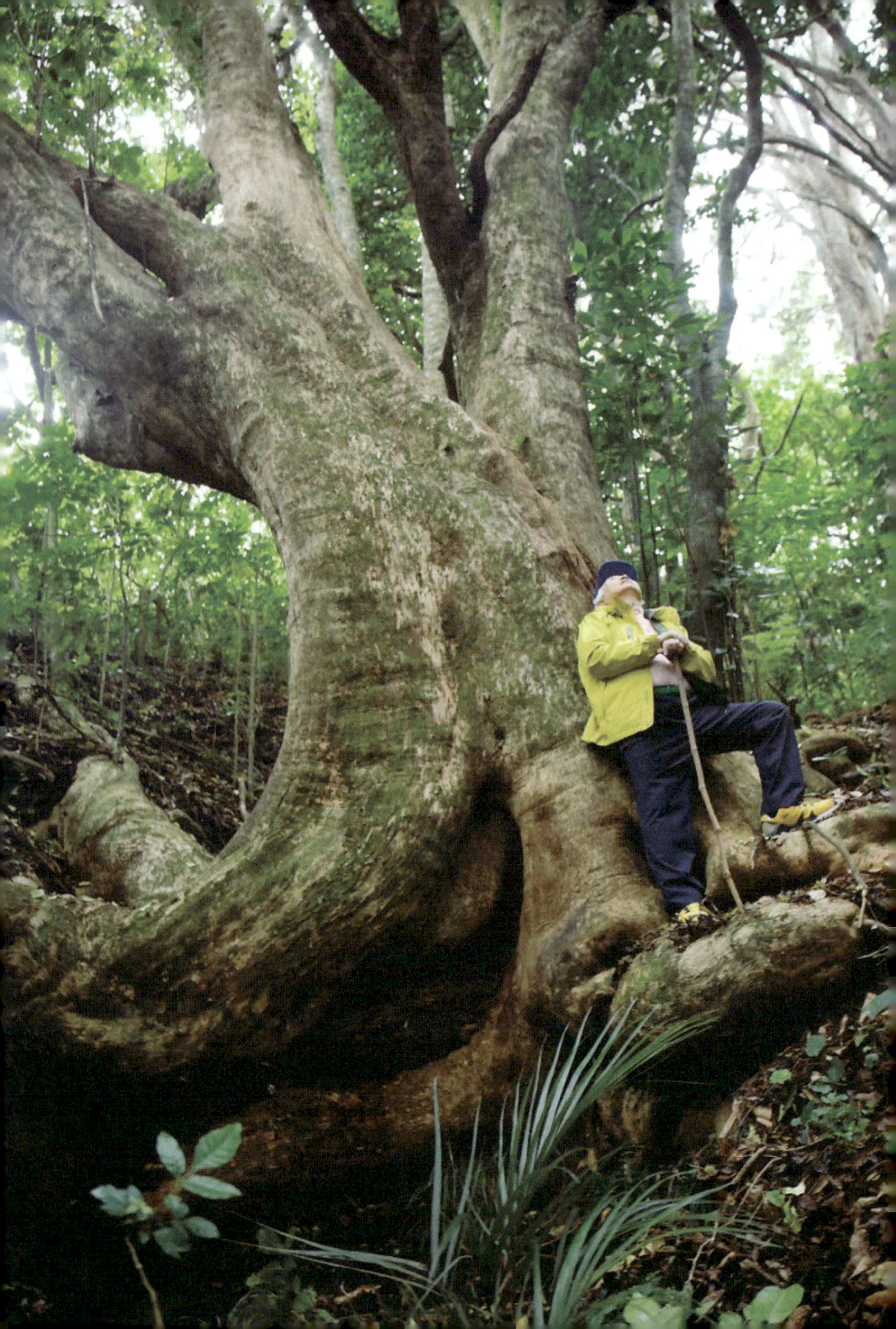

8 장

고독을

두려워하지 말고

즐겨라

경제 문제, 질병과 함께 노년에 겪는 가장 큰 어려움 가운데 하나는 외로움이다. 젊었을 때는 자녀를 키우느라 정신없이 살다가, 노년이 되면 자녀들은 분가하고 배우자와 덩그러니 둘만 남게 되는 상황이 찾아온다. 게다가 배우자와 이혼이나 사별을 하고 혼자 살아가야 한다면 남은 인생이 사뭇 쓸쓸할 수밖에 없다. 노인의 고립은 외로움을 야기하는 데만 그치는 것이 아니라 만성질환, 고혈압, 우울증, 인지기능 저하, 치매와 같은 육체적, 정신적 건강에 부정적인 영향을 주는 것으로 나타났다.

반면, 가족이나 친구와 더 많이 연결된 사람일수록 그리고 의미 있는 인간관계를 맺을수록 육체적, 정서적으로 더 건강할 뿐만 아니라 기대수명도 더 높아진다. 주위에 마음이 통하는 사람이 있으면 스트레스가 주는 영향력도 감소될 수 있다. 심리학자 수전 핀커Susan Pinker는 '접속'보다 '접촉'을 강조하며, "얼굴과 얼굴을 맞대고 교류하는 것은 유익한 신경전달물질을 폭포수처럼 분비시켜 우리를 건강하고 행복하게 하며, 명석하게 한다."고 말했다.

　사람은 사회적 동물이다. 우리는 사람들 속에서 섞여 살아야 행복도가 증가하고 삶의 제 맛을 느낄 수 있다. 이 장에서 내가 말하고자 하는 외로움은 인간관계에서 겪는 외로움과는 성격이 약간 다르다. 그것은 노년에 찾아오는 존재에 관한 근본적인 고독이다. 사랑하는 사람이 바로 옆에 있다고 해도 노년에 겪는 고독은 젊은 시절 한때 지나가는 외로움에 비하면 그 깊이와 차원이 다르다. 하나 둘 저 세상으로 떠나가는 친구들을 보면서 삶과 죽음 사이에 서 있는 나의 존재를 불현듯 자각하는 순간이 찾아온다. 먼 미래의 일이라고 여겼던 죽음이 직접 대면해야 할 현실로 점점 다가온다. 그리고 언젠가는 그 죽음의 길을 홀로 떠나야 한다는 것을, 그것은 누구도 동행할 수 없는 철저히 고독한 길이라는 것을 조금씩 자각하기 시작한다. 그 무엇으로도 달랠 길 없는 존재의 본질적인 외로움이 사무치게 밀려올 그때, 우리는 그 외로움에 어떻게 대처해야 할까?

고독을 즐기는 법을 배워라

나는 이렇게 말하고 싶다. "외로움을 두려워하지 말고 받아들여라. 그리고 고독을 즐겨라."라고.

사람은 누구나 이 세상에 홀로 왔다 홀로 간다. 그래서 인간은 원래 외로운 존재인 것이다. 젊은이건 노인이건, 부자건 빈자건, 유명한 스타건 무명의 농부건, 대통령이건 거리의 청소부건 간에 사람이라면 누구나 불현듯 존재의 외로움이 파고드는 순간을 경험한다.

그 외로움을 달래기 위해 사람들을 만나고 술, 마약, 섹스, 게임 등을 탐닉하는 사람들이 있는가 하면, 외로움을 견디지 못해 우울증에 빠지거나 자포자기한 채로 살아가기도 한다. 그런가 하면 외로움의 실체를 정면으로 마주하고 인간의 삶의 본질에 관한 깊은 성찰을 통해 의식의 각성을 경험하는 이들도 있다. 그들은 그러한 각성을 바탕으로 정신적인 성숙을 위한 새로운 차원의 삶을 선택하고 거기에서 내면의 기쁨을 얻는다. 나는 그러한 삶이 비단 영성을 추구하는 특별한 사람들에게만 국한된다고 생각하지 않는다. 우리는 모두 태생적으로 영성을 갖고 있는 존재이기 때문이다. 중요한 것은 존재의 본질에 관한 외로움을 어떻게 승화하느냐이다.

인생이란 결국 외로움을 뛰어넘어 변치 않는 자유와 진리를 찾아가는 긴 여정이다. 그것은 깨달음에 대한 인간의 갈구이고, 그 깨달음으로 마침내 외로움은 더 이상 어두움과 우울함이 아닌 '찬란한 고독'이 된다. 깨닫지 못한 외로움은 어둡고 우리를 힘들게 하지만 찬란한 고독은 빛이 난다. 그리고 그 빛은 주위 사람들을 비춘다. 하늘에 떠 있는 달은 고독하지만 그 빛이 어둠을 환하게 밝히는 것처럼, 고독과 용기 있게 대면함으로써 인생의 참 의미와 이치에 관한 혜안을 가진 사람에게는 찬란한 빛이 뿜어져 나온다.

노년은 그러한 혜안을 가질 수 있는 적기라고 생각한다. 육체의 눈은 현실 속의 사람과 세상을 보고 있지만, 마음의 눈은 항상 자연과 우주를 향해 열려 있는 존재, 우리는 모두 그러한 깨달은 노인이 될 수 있다. 그러니 노년에 고독한 것을 피하려고 하지 말자. 고독과 친해지고 고독을 즐기는 법을 배워 나가야 한다. 공자가 쉰 살에 천명을 알았다고 했듯이 노년이 되면 하늘을 보고 가야 한다. 머리는 하늘을 향해 있고 두 발은 땅을 굳건히 디디며 사람들과 세상을 포용하며 완성을 향해 걸어가는 깨달은 노인이 되어야 한다.

찬란한 고독을 품을 때 향기가 난다

나는 나이 서른에 뜻을 세웠고 안양의 공원에서 그 뜻을 사람들에게 알리기 시작했다. 뜻과 비전을 가슴에 품은 사람은 물길 따라 마냥 흘러가는 게 아니라 숙명적으로 물길을 거슬러 올라가야 할 때가 있다. 사람들이 가지 않은 새로운 길을 뚫고 도전하는 과정에서 수많은 역경과 장애에 부딪히는 것은 두말할 나위가 없다. 또 오해도 많이 받게 된다. 그래서 나도 외롭고, 두렵고, 슬플 때가 있었고, 아무도 없는 황량한 벌판에 혼자 서 있다고 느낄 때도 많았다. 그럴 때면 나는 밤하늘을 올려다보곤 했다. 내가 마음 열어 대화할 수 있는 것은 하늘의 별밖에 없다고 느꼈다. 어두운 밤하늘에는 무수한 별이 있지만 그 별은 하나하나 나처럼 외로워하는 것으로 보였다. 하지만 그 별은 외로움 속에서도 빛나고 있었다.

그것은 찬란한 고독이었다. 철저히 내 존재의 근원으로 돌아가는 시간, 그 고독은 깨달음과 창조의 시간이었다. 그 고독 속에서 나는 나의 참 모습을 만났다. 나를 비춰줄 수 있는 유일한 별은 내 신념과 비전밖에 없다는 것을 느꼈다. 그것까지도 놓아버리면 영원한 암흑일 수밖에 없기 때문에 나는 그 비전을 놓을 수가 없었다. 그리고 다짐했다.

'꿈을 찾아 나의 길을 가는 지금, 남들의 이해를 받지 못하는 데서 오는 슬픔 따위는 아무렇지도 않다. 그러나 꿈을 포기하는 것은 내게 곧 죽음이다. 세상 모든 사람들이 나를 이해하지 못한다 할지라도 나는 이 길을 갈 것이다. 세상 모든 사람들이 이 꿈을 버린다 해도 나만은 이 꿈을 지키리라.'

고독 속에서 내 신념은 언제나 더욱더 강해졌다.

완성을 향해가는 영혼은 찬란한 고독을 느낀다. 그 고독 속에 살면서 그 고독을 즐긴다. 그것은 남과 같이 나누는 고독이 아니다. 온전히 혼자일 때, 그렇지만 그 혼자가 모든 것과 하나로 맞닿는 순간 충만감이 찾아온다. 밤하늘의 별을 바라볼 때, 고요한 숲길을 걸을 때, 지는 석양을 바라볼 때, 홀로 명상하고 수행할 때, 혼자이지만 모든 것과 연결되는 순간이 찾아온다. 그때가 찬란한 고독을 맛보는 순간이다. 그때 우리는 알게 된다. 우리 안에 있는 근원적인 외로움은 결코 다른 사람이나 외부의 그 무엇으로 채워지지 않는다는 것을. 오직 우리의 영혼이 신성과 하나가 됨으로써, 우주의 대생명력과 완전히 하나가 됨으로써 그 외로움은 채워진다는 것을.

자신의 삶을 지탱해주는 굳건한 신념과 비전을 가진 사람의 고독은 마치 우리 몸의 척추와 같다. 허리를 똑바로 세워보라. 척추는 위로는 하늘을 받치고 아래로는 땅을 받치고 있다. 척추가 중심을 정확하게 잡아주어야 온몸이 편안해진다. 척추가 왼쪽 어깨에 의지한다거나 오른쪽 골반에 의지한다거나 앞이나 뒤로 치우쳐 있다면 몸 전체가 다 불편해진다. 척추가 바르게 설 때 모든 장기를 비롯한 신체의 각 부위가 편안할 수 있다. 찬란한 고독 속에서 자신의 영혼을 완성시키고자 하는 사람은 항상 척추를 떠올리면서 척추와 같이 바르게 서야 한다. 머리는 하늘을 향해 있고, 두 발은 땅을 굳건히 디딘 채 가슴속에 찬란한 고독을 품고 사람들에게 순수한 사랑, 영혼의 에너지를 나누어 주는 삶을 살아야 한다.

외로움을 두려워하지 말자. 고독과 외로움 속에서 큰 지혜와 사랑이 내려온다. 인간의 길은 본질적으로는 외롭지만 그 고독이 극한 상태까지 갔을 때 큰 환희와 평화로 바뀐다. 그때 대자비를 알게 된다. 대자비는 인간적인 정情을 초월한 상태에서 느낄 수 있다. 인간적인 정은 집착을 낳기 쉽다.

한쪽으로 기울어져서 무엇인가에 의지하고 있거나 어딘가에 빠져 있을 때는 전체를 느낄 수가 없다. 철저히 홀로이고 외로울 때 전체가 느껴진다. 존재의 외로움이 사무치고 사무칠 때 그 어둠을 뚫고 환한 빛이 번져 나온다. 그럴 때 큰 고독은 찬란한 빛으로 바뀐다.

가슴속에 찬란한 고독을 품고 갈 때 그 사람에게서 참 향기가 나온다. 최고의 매력은 거기에 있다. 그랬을 때 멀어지려고 해도 더 멀어질 수도 없고, 가까워지려고 해도 더 가까워질 수도 없는 인격이 나온다. 이를 통해 공적인 평화와 공적인 사랑을 할 수 있게 된다. 인간으로 태어나서 느낄 수 있는 그런 최고의 의식 세계를 느껴봐야 한다. 그러한 의식으로 이 세상을 바라볼 때 이 세상을 조화롭게 할 수 있는 지혜와 힘이 나온다.

그래서 천명天命을 아는 것이 중요하다. 사람이 이 세상에 태어나서 삶의 목적과 비전이 없다면, 여러 가지 번뇌와 망상 속에서 헤매다가 결국 맞이하는 것은 의미 없는 죽음뿐이다. '뜻'이라는

것이 그렇게 중요하다. 그것이 바로 그 사람의 영혼이다. 영혼이
살아있을 때 그 사람에게는 빛이 나고 향기가 난다.

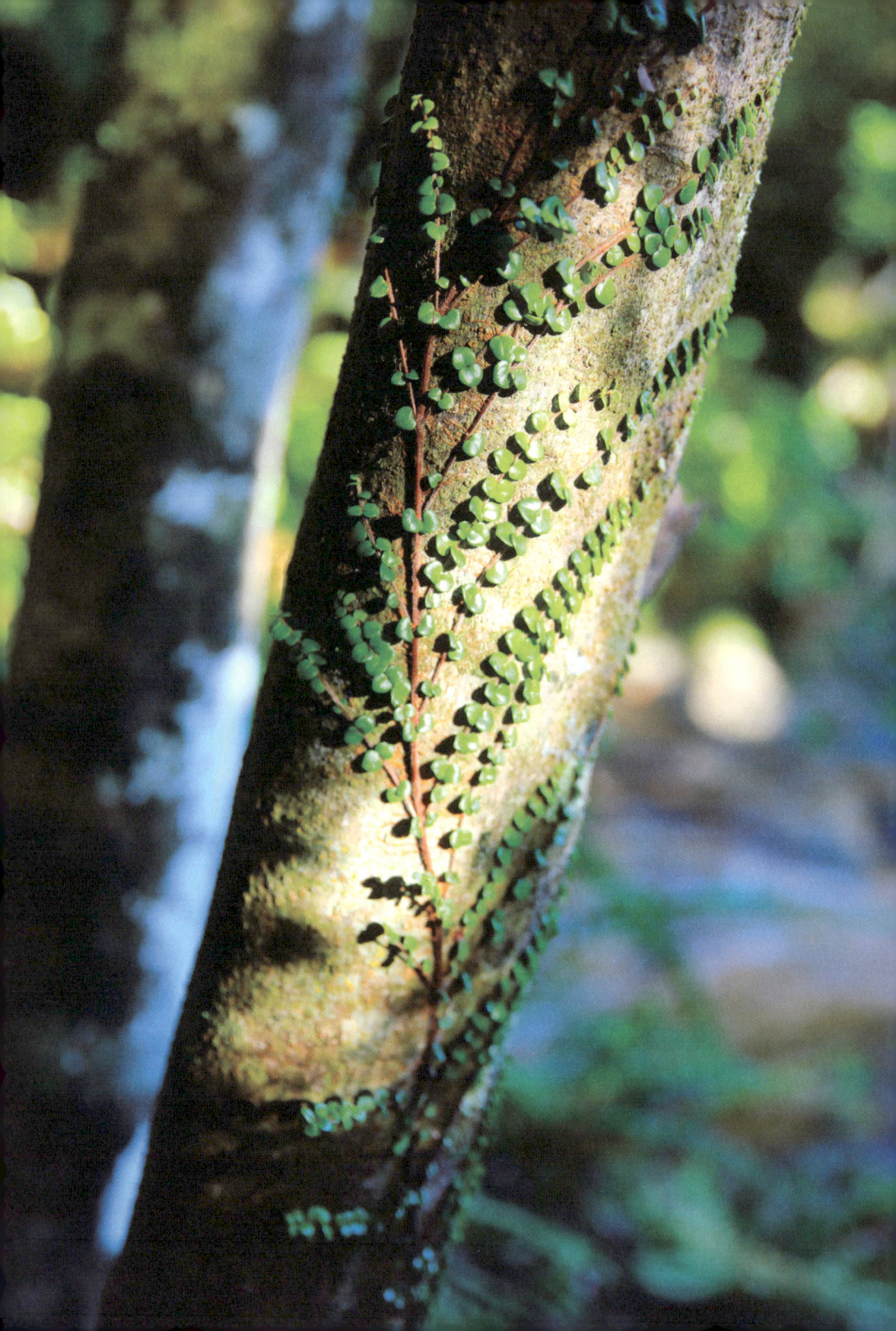

9 장

뇌에
꿈과 희망을
주어라

나이가 들면 들수록 자꾸 깜빡깜빡 잊어버리는 것도 많아진다. 그래서 나이든 친구들끼리 모이면 심심찮게 이런 이야기들이 화제가 된다. '거실에 있다가 침실로 들어갔는데 왜 그 방에 들어갔는지 생각이 안 날 때가 많다, 안경을 끼고도 안경을 찾아 온 방을 뒤졌다, 자주 만나는 사람 이름이 갑자기 생각이 안 나 당황했다, 약을 먹었는지 안 먹었는지 기억이 안 난다, 차고에 차를 넣어놓고 시동 끄는 것을 잊어버린 채 밤새 시동을 켜놓았다 등등.' 이런 이야기들 뒤엔 '이렇게 깜빡깜빡하다가 치매에 걸리는 건 아닐까?' 하는 걱정이 이어지곤 한다.

그렇다면 나이를 먹으면서 여기저기 아픈 곳이 생기고 기억력이 급격하게 나빠지는 것은 누구나 겪는 피할 수 없는 생리 증상일까? 뇌과학자들은 그렇지 않다고 말한다. 우리가 당연히 받아들이는 나이 탓은 사실 잘못된 생활습관으로 몸과 마음이 지속적으로 망가진 결과이지 단순히 나이가 들었기 때문은 아니라고 한다. 이를테면 치매도 나이가 60, 70이 되었기 때문이 아니라 30여 년 전부터 잘못된 식습관, 생활습관, 운동부족, 뇌 부상 등이 누적되어 어느 순간 증상으로 나타난다는 것이다.

20대에도 몸이 약해 골골하는 사람이 있는가 하면 80대에도 활력에 넘치는 사람이 있다. 노년에도 여전히 호기심 어린 눈으로 세상을 보며 다방면에 관심을 가지는 사람이 있는가 하면, 아주 젊은 나이에도 새로운 것에 문을 걸어 잠근 사람도 많다. 나이가 들면 몸과 뇌의 건강이 당연하게 나빠지는 것이 아니라 사람에 따라서 천차만별이며, 관리하기 나름이라는 것이 많은 연구결과에서 밝혀지고 있다.

몇 십 년 전만 해도 뇌과학자들은 사람의 뇌는 대체로 20세를 지나면서 완성되어 이후에는 거의 변하지 않는다고 생각했다. 뇌세포는 출생 이후 지속적으로 죽으면서 그 숫자가 감소할 뿐 새로 생기지 않는다는 것이 통설이었다. 하지만 지금은 우리 뇌는 태어나는 순간부터 죽을 때까지 계속 변화하며, 나이가 들어도 새로운 뇌세포가 생겨날 뿐만 아니라 뇌세포 간에 새로운 연결망이 만들어져 뇌기능이 더 좋아질 수도 있다고 알려져 있다.

나이가 들면 몸에서 일정한 노화가 일어나듯이 뇌에도 그러한 현상이 일어나는 것은 사실이다. 근육도 단련하지 않는 근육은 약해지듯이, 뇌도 자주 쓰지 않는 부위는 약해진다. 노년에 뇌의 인지기능을 훈련하지 않고 그대로 두면 기억력, 집중력, 분별력 등이 감소한다. 그러나 잘 관리하고 훈련하면 뇌를 더 젊고 건강하게 유지할 수 있다. 우리 뇌는 죽는 순간까지 변화하며 놀랄 만한 회복탄력성을 갖고 있다. 이것은 우리 모두에게 큰 희망이다. 아무리 나이가 많아도 새로운 것을 배우고 경험하며, 자신의 생각이나 습관을 바꿀 수 있기 때문이다. 우리는 흔히 사람은 잘 변하지 않으며 나이를 먹으면 특히 변하기 어렵다고 생각한다. 그러나 우리가 노력한다면 뇌의 뛰어난 가소성 덕에 아무리 나이를 먹어도 변화할 수 있으며 사실 매순간 변화하고 있다. 더욱 중요한 것은 우리가 뇌를 훈련함으로써 그 변화의 방향을 스스로 주도할 수 있다는 점이다.

나는 20여 년 전에 뇌의 잠재력을 개발하고 활용하는 원리와 방법을 체계화하여 '뇌교육'이라는 자기계발 시스템을 만들었다. 내가 뇌교육을 처음 알릴 때 뇌에 관한 대중의 인식은 지금과는 판이하게 달랐다. 그때는 의사나 연구자가 아닌 사람들이 일상 대화에서 뇌에 관해 이야기하는 경우가 극히 드물었다. 뇌의 건강을 전문가에게만 맡길 것이 아니라 자신이 직접 챙겨야 한다고 말하면, 마치 절대 건드리면 안 되는 위험한 물건을 잘못 만지기라도 할 듯 두려워하는 사람들도 있었다.

지금은 운동이나 식사조절 등을 통해 자기 몸을 스스로 관리하듯이, 뇌도 스스로 관리해야 한다는 생각이 일반화되었다. 얼마나 다행스러운 변화인지 모른다. 우리는 뇌를 통하지 않고는 아무엇도 할 수 없다. 우리가 흔히 뇌와 연관시키는 사고나 기억뿐만 아니라 혈압, 맥박, 체온, 호르몬 등 생명을 유지하는 기본적인 생리적 기능들도 모두 뇌가 조정한다. 뇌를 관리한다 함은 곧 자기 인생을 관리한다는 것이다. 뇌가 좋아지면 삶의 모든 것이 좋아진다. 다행히 뇌를 관리하는 것은 누구나 이해하고 익히고 활용할 수 있는 기술이다. 이러한 기술은 일찍 익히면 익힐수록 좋다. 또한 평생 동안 갈고 닦아야 하는 것이다. 노년기라고 해서 예외는 아니다. 오히려 관리를 안 하면 뇌가 쉽게 녹슬기 쉬운 때이므로 그 어느 때보다 적극적으로 자기 뇌를 관리해야 한다.

뇌에 희망이라는 영양제를 주어라

뇌를 건강하게 하려면 충분한 수면, 꾸준한 운동, 균형 잡힌 식사, 적절한 사회활동 등 기본적으로 몸과 마음의 건강에 도움이 되는 좋은 생활습관들을 길러야 한다. 그런데 그런 것들보다 더욱더 중요한 것이 있다. 지난 20년간 전 세계 수만 명의 사람들에게 뇌 교육을 보급하면서 확신하게 된 강력한 뇌 건강법이 있다. 나이가 여덟 살이든 여든 살이든 뇌를 가장 강력하게 활성화하는 방법은 바로 뇌가 몰두할 수 있는 꿈과 희망을 갖는 것이다.

삶에 목적의식과 방향성을 가진 사람이 그렇지 않은 사람보다 더 오래 산다는 여러 연구결과가 있다. 캐나다의 칼레튼대 패트릭 힐 교수팀이 14년간 6천여 명의 참가자를 대상으로 한 연구에 따르면 삶의 목적을 갖고 있는 사람은 그렇지 않은 사람보다 사망 위험이 15% 낮아지는 것으로 나타났다. 삶의 목적을 찾는 것은 그것을 찾는 시기와 관계없이 더 오래 사는 데 도움을 주며, 이른 시기에 삶의 방향을 찾으면 긍정적 효과가 더 일찍 발생한다고 한다. 힐 교수는 청년과 중년, 노년 참여자 모두 목적의식이 클수록 사망 위험이 낮았다며 "목적의식은 특히 젊은이들보다 고령자에게 긍정적일 수 있다"고 말했다. 또 다른 연구에서는 삶에 목적의식이 있는 사람은 치매에 걸릴 확률도 낮아지는 것으로 나타났다.

연구결과가 있으니 더 확신 있게 이야기할 수 있지만, 사실 이것은 지극히 당연한 이치다. 삶에 목적의식, 꿈과 희망이 있는 사람은 당연히 자기 인생에 대해 더 긍정적이고, 운동, 식사습관, 스트레스 등 자기관리에도 훨씬 적극적일 것이다. 이러한 생활태도가 오래 쌓이면 자연히 뇌 건강과 장수에도 도움이 될 것이다.

뇌교육에는 뇌 감각 깨우기, 뇌 유연화하기, 뇌 정화하기, 뇌 통합하기, 뇌 주인 되기라는 다섯 가지 핵심 단계가 있고, 단계별로 수십 가지에 이르는 다양한 훈련방법이 있다. 앞의 3단계는 몸과 마음을 이완하고, 자신의 운명을 긍정적으로 창조해 나가는 데 부정적으로 작용하는 감정, 사고의 패턴, 신념들이 무엇인지를 성찰하며, 그것에서 자유로워지는 과정이다. 그 다음 2단계는 자신이 누구이고, 무엇을 원하는지를 찾고, 이를 바탕으로 자신의 삶을 새롭게 설계하는 과정이다. 그런데 이 모든 단계의 핵심은 아주 간단하다. 자기를 사랑하고 존중하며 자신감과 희망을 회복하는 것이다. 희망의 렌즈로 미래를 바라보고, 호기심과 열정을 갖고 자신의 인생 이야기를 다시 쓰는 것이다.

희망은 완전한 힘이다. 아무것도 없는 상황에서도 희망이 있으면 새로운 것을 창조할 수 있고, 그 어떤 절망적인 상황에서도 희망이 있으면 어려움을 극복할 수 있기 때문이다. 또한, 희망을 선택하는 데는 그 어떤 전제조건도 필요 없기 때문이다. 나이가 젊어야, 돈이 많아야, 무엇이 있어야, 누가 도와주어야 희망을 가질 수 있는 것이 아니다. 희망은 그냥 갖는 것이다. 희망은 스스로 찾고, 찾아도 없으면 만드는 것이다.

희망을 선택하는 순간 뇌는 긍정적인 호르몬을 다량 분비하여 가슴을 새로운 기대감으로 설레게 하며, 기쁨과 열정으로 뜨겁게 한다. 희망이 없는 뇌는 기름이 떨어진 주유소와 같다. 희망을 포기하면 그 자리에 걱정과 두려움이 가득해진다. 아무리 좋은 음식을 먹고, 운동을 열심히 하고, 낱말 맞추기 퍼즐을 많이 풀어도 희망이 없는 뇌는 무기력해진다. 뇌는 꿈을 먹고 산다. 그리고 그 꿈만큼 활동한다. 노년기에 활기차게 생활할 수 있는 비결, 뇌를 젊고 건강하게 유지하는 비결은 뇌에 꿈과 희망을 불어넣는 것이다.

더글러스 맥아더 장군이 인용해서 유명해진 이 말을 당신의 뇌에 다시 상기시켜 주어라.

'사람은 일정한 햇수를 살았다고 해서 늙는 것이 아니라 이상을 버리기 때문에 늙는다. 해가 가면 얼굴에 주름이 생기지만 이상을 버리면 영혼이 늙는다. 걱정과 의심, 두려움과 절망은 우리가 죽음을 맞기 전에 우리에게서 천천히 기운을 빼앗아가며 먼지로 만들어버리는 작업이다.'

은퇴했으니 이제 내 인생에서 중요한 일은 다 끝났다. 더 이상 바라는 것도 없고, 딱히 희망도 없다. 이렇게 생각하는 순간 당신의 뇌는 당신의 인생 모드를 '낮은 에너지' 상태로 바꾼다. 전처럼 삼시 세끼를 똑같이 먹어도 힘이 빠진다. 몸이 물먹은 솜처럼 축 처지고 새로운 사람을 만나고 싶은 의욕도, 무언가 다른 활동을 해보고 싶은 마음도 별로 안 난다. 호르몬 분비에도 변화가 일어난다. 기쁨과 행복을 느끼게 하는 세로토닌과 도파민의 분비가 줄어든다.

희망을 갖지 않는 순간 뇌는 도전 대신 현상 유지를 선택한다. 새로운 기회가 와도 "이 나이에 내가 무슨…" 하며 뒤로 물러선다. 오늘보다 더 나은 내일을 만들겠다는 생각을 포기하는 순간, 뇌는 늙고 무기력해진다. 그 무기력한 에너지를 당신의 온몸과 세상으로 발산하기 시작한다.

입버릇처럼 "이제 은퇴했으니까 손주나 봐야지, 뭐." 이렇게 말하는 사람은 안타까울 만큼 빨리 늙어버린다. 생활이 단조롭다 보니 대화를 해도 새로운 내용이 별로 없고 지루하다. 반면에 은퇴 후에도 꿈과 희망을 가진 이들은 자신이 원하는 일을 찾아서 열정적으로 활동하며 활기차게 산다. 만나면 대화도 즐겁고 서로에게 긍정적인 자극과 영감을 준다.

늙었다고 생각하면 진짜 늙는다

뇌에 어떤 정보를 주느냐가 중요하다. 당신이 꿈꾸기를 멈추지 않고 적극적으로 남은 인생을 설계하면 뇌는 희망과 새로운 기대감으로 가득 찬다. 근육과 뼈, 장기, 신경계, 호르몬 등을 총동원해 당신의 몸과 마음을 더 건강한 상태로 유지하기 위해 노력한다.

　나이 드는 것을 긍정적으로 생각하느냐, 부정적으로 생각하느냐가 실제 노년기 삶의 질과 수명에 영향을 미친다는 연구결과가 많다. 영국 런던대학교 앤드루 스텝토Andrew Steptoe 교수팀의 연구에 따르면, 자기가 실제 나이보다 젊다고 생각하는 사람들은 실제보다 늙었다고 생각하는 사람들에 비해 1.41배나 오래 산다고 한다.

　'내가 늙었다'라고 생각하는 순간 뇌의 능력도 함께 떨어진다는 연구결과도 있다. 노스캐롤라이나주립대학교의 토머스 헤스

Thomas Hess 박사팀은 60~82세 노인들을 대상으로 기억력 테스트를 했다. 자신의 나이와 기억력을 부정적으로 생각하는 사람들과 그렇지 않은 사람들의 점수를 비교한 결과, 부정적인 태도를 가진 사람들의 테스트 결과가 낮게 나왔다. 즉, '나는 나이가 들어서 기억력이 좋지 않다' 혹은 '내가 노인이기 때문에 기억력이 나쁠 것이고, 이 때문에 사람들이 무시한다'와 같은 부정적인 생각이 실제로 기억력을 나쁘게 만든다는 것이다.

2016년 아일랜드에서 4,135명의 노인들을 대상으로 2년에 걸쳐 실시한 연구결과에 따르면 나이듦에 관해 부정적인 태도를 가진 노인들은 그렇지 않은 노인에 비해 걷는 속도가 느려지고 뇌의 인지기능도 떨어졌다. 흥미로운 것은 이 기간 동안 약이나 기분, 건강에 영향을 미치는 다른 요소들에 변화를 주어도, 나이듦에 관해 부정적인 태도를 갖고 있으면 결과가 똑같이 나타났다는 것이다. 연구를 이끌었던 디어드리 로버트슨Deirdre Robertson 박사는 다음과 같이 말했다.

"우리가 나이듦에 관해 생각하고, 말하고, 글을 쓰는 방식이 우리의 건강에 직접적인 영향을 미친다. 모든 사람은 나이가 들 텐데, 만약 우리가 평생 동안 나이듦에 대해 부정적인 태도를 갖는다면 그것이 정신적, 육체적, 인지적 건강에 측정 가능한 해로운 효과를 남길 수 있다."

플라시보 효과와 노시보 효과를 들어보았을 것이다. 플라시보 효과는 위약효과라고도 하는데 아무런 효과가 없는 가짜 약이라도 사용자가 효과가 있을 거라고 믿으면 진짜 효과가 나타나는 현상이다. 반대로 노시보 효과는 효과가 있는 약이라도 사용자가 불신하면 그 효과를 볼 수 없는 현상이다. 둘 다 우리의 생각이 몸과 마음에 얼마나 강력한 영향을 미칠 수 있는지를 보여주는 사례이다.

스스로에게 자신의 노년에 관해 긍정적이고 희망적인 메시지를 주는 것이 뇌의 건강에 매우 중요하다. 뇌는 즐거울 때, 행복을 느낄 때, 스스로 고귀한 존재라고 생각할 때 가장 활발하게 움직이고 최고의 성능을 발휘한다.

정보는 뇌의 양식이다. 우리가 건강을 위해 먹는 음식에 신경 써야 하듯이, 뇌의 건강을 위해서도 뇌의 음식인 정보에 신경을 써야 한다. 음식을 잘못 먹으면 탈이 난다. 체하거나 식중독에 걸리거나 살이 찌고 빠지거나 병에 걸리거나 심지어는 죽기도 한다. 마찬가지로 어떤 정보는 우리에게 꿈과 희망을 주고, 어떤 정보는 좌절하고 분노하거나 슬프게 한다. 좋은 정보가 좋은 뇌를 만든다.

당신의 노년에 관해 뇌에게 어떤 메시지와 정보를 주고 있는가? 남들이 이야기하는 노년에 관한 어떤 정보를 받아들이고 있는가? 노년을 건강하고 행복하고 충만하게 사는 데 전혀 도움이 안 되는 사회 통념은 과감하게 거부하라. 나이 드는 것을 불행이요, 문제라고 여기는 정보들을 받아들이면서 나이 뒤에 숨는 것은 결코 현명하지 않다. 미디어가 나이듦에 관해 아무리 우울한 정보를 쏟아놓는다고 해도 나이듦에 어떤 태도를 가질지는 당신이 결정할 수 있다. 인생 후반기는 우리 삶을 우리가 원하는 대로 완성할 수 있는 최고의 시간이다. 이 시간을 사랑하고 소중히 여기며 의미를 부여하고, 기대감과 열정, 꿈과 희망을 주는 정보와 메시지를 당신의 뇌에 끊임없이 불어넣어라.

뇌를 초기 상태로 두지 말라

최근에 미국 노스이스턴대학교의 심리학 교수 리사 펠드만 배럿 Lisa Feldman Barret은 〈뉴욕 타임스〉에 흥미로운 기사를 기고했다. 그녀는 하버드의대 부속병원에서 실시한 슈퍼 에이저에 관한 연구에 참여했다. 슈퍼 에이저란 생물학적 나이는 80세가 넘었지만 기억력, 집중력 등 뇌의 기능이 25세나 다름없는 사람들을 일컫는 말이다.

슈퍼 에이저들의 뇌가 일반 노인들의 뇌보다 더 활성화된 부위는 어디일까? '인지'나 '생각' 기능을 담당하는 영역일 것이라는 상식과는 다르게 결과는 '감정'이나 '정서'를 담당하는 영역이었다. 그러면 어떤 활동을 해야 뇌의 이 영역을 젊었을 때처럼 활발하게 유지할 수 있는가? 배럿 교수는 "정신적이든, 육체적이든 무엇인가 힘든 과제를 꾸준히 수행하라"고 권유했다.

이 뇌 영역은 활동을 많이 하면 피곤, 좌절 등의 부정적인 감정을 느끼게 한다. 어려운 수학문제를 붙잡고 씨름할 때나 운동을 육체적 한계까지 밀어붙일 때 드는 감정들이다. 격렬하게 정신을 집중할 때 심신의 피곤함과 같은 불편함이 생기지만 대신 더 날카로운 기억력과 더 높은 집중력이라는 정신적 근육을 키울 수 있다는 것이다.

이런 기사를 접할 때마다 경험을 통해 갖게 된 나의 확신을 과학자의 연구가 뒷받침하는 것 같아서 기쁘다. 걱정 없이 편하고 쉽게 사는 것이 뇌 건강에 최선은 아니다. 뇌의 건강을 위해서라도 뇌의 작업량을 일정 수준으로 높여주어야 한다. 뇌를 늘 하던 대로 초기 상태로 두지 말고, 뇌에게 끊임없이 새로운 과제와 자극을 주는 것이 중요하다.

노년이 되면 사람들은 뇌에 변화를 일으킬 만한 자극을 잘 주지 않는다. 뇌 입장에서 보면 주인이 조용히 있는 셈이다. 뇌는 자극을 받을 때 변화를 일으키고, 자극이 없으면 쇠퇴하는 것이 기본 작용 원리다.

나이가 들었기 때문에 머리가 굳어서 무엇을 못 한다거나 새로운 것을 배우지 못한다는 것은 더는 핑계가 될 수 없다. 우리 뇌는 삶의 마지막 순간까지도 배울 수 있기 때문이다. 하지만 우리 뇌가 아무리 유연하고 학습을 잘한다고 해도 꾸준한 반복과 연습이 없다면 학습은 원활하게 이루어지지 않는다. 계속 새로운 것을 경험하고 배우려는 의지를 내고, 배우는 과정에서 겪는 귀찮은 반복이나 어려움을 극복할 수 있도록 노력해야 한다. 또한 은퇴 후에 주어지는 몇 십 년은, 그 전에는 한 번도 해본 적이 없는 새로운 것이라 해도 꾸준한 반복과 훈련으로 무언가를 이룰 수 있을 만큼 충분히 긴 시간이라는 것을 기억할 필요가 있다.

긍정 에너지를 발현시키는 뇌 명상

뇌 명상은 자신의 미래에 긍정적인 영향을 줄 수 있는 특정한 생각을 의식적으로 선택하고 이를 자기 뇌에게 반복해서 말해줌으로써 스스로에게 긍정적인 메시지와 정보를 주는 것이다.

자신의 뇌에 메시지를 제대로 전달하기 위해서는 먼저 자신이 원하는 것이 무엇인지가 분명해야 한다. 자신의 삶에서 원하는 것이 무엇인지를 잘 모르면, 뇌에 그것을 힘 있게 전달할 수 없다. 그럴 경우에는 이 책의 4장에 소개된 질문들에 답하면서, 당신에게 중요하고 의미 있는 것이 무엇인지 점검하는 시간을 가져보라. 그리고 원하는 것이 분명해지면, 그것을 문장으로 만들어 종이에 적어보라. 나는 요즘 나의 뇌에 이런 메시지를 자주 들려준다.

"나는 120살까지 살 수 있는 생명력이 넘친다. 내 안에 무한한 사랑과 창조의 에너지가 가득 차 있다. 나는 120살까지 건강하고 행복하게 살면서 얼스빌리지를 완성할 것이다."

당신의 뇌에 들려주고 싶은 당신만의 메시지를 적어보라. 1인칭으로, 간단하게, 긍정형으로 적어라. 이 메시지는 고정된 것이 아니다. 당신이 원하면 언제든지 바꿀 수 있고, 당신이 성장해감에 따라 자연스럽게 바뀌기도 한다.

몸이 긴장되어 있고 마음이 복잡할 때는 뇌에 어떤 말을 들려주어도 잘 받아들이지 못한다. 마치 소음이 심한 곳에서 상대방의 목소리가 잘 들리지 않는 것처럼. 당신이 주는 메시지를 뇌가 잘 받아들이도록 하려면 이완을 통해서 몸과 마음을 고요하게 만들라. 다음은 쉽고 간단하고 빠르게 당신의 몸과 마음을 이완시키는 수련법이다.

의자나 바닥에 편안하게 앉는다. 두 손을 머리로 들어 올려 손가락에 힘을 뺀 채 손가락 끝으로 머리를 톡톡 두드린다. 머리 윗부분, 이마, 옆, 뒤통수, 머리와 목이 만나는 경계 등 머리 전체를 가볍게 톡톡톡 2~3분간 두드려준다. 이때 얼굴 근육과 턱을 이완하고 입을 약간 벌린다. 머리를 두드려줌으로써 머리에 있는 중요한 에너지 포인트들을 자극하여 정체된 에너지를 풀어내고 순환시킬 수 있다. 막혔던 에너지가 이완되면서 자기도 모르게 입으로 '후~' 하고 숨이 내쉬어질 것이다. 머리 두드리기를 마치고 나면 손바닥으로 머리와 얼굴을 몇 번 쓸어준다.

　이제 두 손으로 가볍게 주먹을 쥔다. 새끼손가락이 있는 주먹의 아랫부분으로 양손을 교대하면서 아랫배를 경쾌하게 두드린다. 정확한 위치는 배꼽 아래 5센티 지점인 단전인데 이곳은 신체 에너지의 중심센터로 두드리는 동작을 통해 그곳의 에너지가 강화되고 열기가 더해진다. 동작에 리듬이 붙으면, 머리를 가볍게 좌우로 흔들어 주기 시작한다. 아무 생각도 하지 말고, 모든 잡념을 털어버린다는 마음으로 그냥 단순하게 머리를 흔드는 것이 포인트이다. 입으로 계속 숨을 내쉬어 정체되고 무거운 에너지를 배출시킨다. 내쉬는 호흡을 계속하다 보면 가슴의 막힌 부분이 열리고 긴장이 풀리면서 호흡이 더 가볍고 자연스러워지는 것을 느낀다. 이렇게 하다 보면 몸과 뇌가 최적의 상태로 기능할 수 있는 에너지 상태(시원한 머리, 열린 가슴, 따뜻한 복부)가 만들어진다. 이를 3~5분간 지속하다가 동작을 멈춘다. 눈을 감은 채 가만히 자신의 호흡을 느껴본다. 다섯 번 정도 천천히 숨을 들이마시고 내쉬며 자신의 호흡을 느껴본다. 이것은 뇌파진동이라는 수련법인데 더 자세히 알고 싶으면 《뇌파진동腦波振動》 책을 참조하기 바란다. 뇌파진동과 비슷한 효과를 낼 수 있는 것이 배꼽힐링이니, 이 책의 5장에 소개된 배꼽힐링을 활용해도 좋다.

이제 당신의 뇌가 메시지를 잘 받아들일 준비가 되었을 것이다. 조용히 눈을 감고 당신이 종이에 적은 메시지를 당신의 뇌에 들려준다. 예를 들어 '내 안에 무한한 사랑과 창조의 에너지가 가득 차 있다'라는 메시지를 주고 싶다면, 제일 먼저 해야 할 것은 당신이 원하는 것이 이루어진 모습을 시각화하는 것이다. 즉, 실제로 당신 안에 무한한 사랑과 창조의 에너지가 가득 차 있는 것을 상상하고 그것을 에너지 현상으로 체험하는 것이다. 당신 모습 안에 그러한 에너지가 계속 차오르는 것을 그리고 상상해보라. 우리의 인체 에너지 시스템과 뇌의 작용은 정말로 놀라울 정도로 대단하고 완벽하다.

지금 레몬을 상상하면 입안에 침이 고이듯이, 상상하는 즉시 그것이 느껴진다. 심생기心生氣, 마음이 곧 에너지를 만들어낸다. 마음속에서 계속 자신이 원하는 모습을 시각화하다 보면 그러한 에너지를 끌어올 수 있게 된다. 이때 자신이 원하는 문구를 마음속으로 또는 소리를 내어서 계속 반복해준다. 당신의 목소리로 그 메시지를 녹음해서 틀어도 된다. 중요한 것은 최대한 생생하게 느껴야 한다는 것이다. 그러려면 진실하고 간절한 마음으로 해야 한다. 당신의 진실함과 간절함만큼 강력한 에너지를 끌어당기고 발현시킬 것이다. 그리고 어느 순간 당신의 메시지가 당신 자신에게 깊은 감동과 힘과 의지를 주는 것을 느낄 수 있을 것이다.

이 명상을 마무리할 때는 당신의 뇌에게 감사하다고 말하라.

그동안 나를 위해 최선을 다해서 움직여주어서 감사하다고, 당신의 뇌 속에 있는 무한한 창조성과 가슴속에 있는 영혼의 위대한 사랑을 삶의 마지막 순간까지 잘 쓰다 가겠다고 말해주라. 진심을 다해서 그렇게 하라.

뇌가 우리를 완성으로 안내해준다

나이가 들면 우리는 인생의 다양한 변화를 겪으면서 인생의 순리와 자연의 이치를 깨닫는 지혜를 갖게 된다. 연구결과에 따르면, 노년에는 뇌의 변화로 기분을 좋게 하는 호르몬인 도파민에 덜 의존하면서 감정을 잘 조절하고 덜 충동적으로 되기 때문에 더 지혜로운 의사결정을 하게 된다고 한다.

　노년에 들어서면 우리는 성찰과 사색의 시간을 많이 갖게 된다. 자기 생명이 유한하다는 것을 피부로 느끼기 때문에, 지금까지 삶을 성찰하고 자신이 이 세상에 무엇을 남기고 갈 것인지 진지하게 고민한다. 또한 물질적인 성공과 소유가 인생의 전부가 아니라는 것을 이미 충분히 경험한 나이이기 때문에, 자신에게 진정한 행복과 의미를 가져다주는 것이 무엇인지를 생각해보게 된다. 그런 의미에서 노년기는 삶의 어느 단계보다 영적인 감수성이 무르익는 시기이다.

조용히 자신의 호흡에 집중한 채 명상하면서, 긴 겨울 끝에 봄을 맞아 새잎을 돋우는 나무를 보면서, 미소 지으며 나에게 달려오는 손주를 두 팔 벌려 힘껏 안으면서, 사랑하는 누군가를 먼저 떠나보내고 그 사람이 내 인생에 남긴 흔적들을 담담히 추억하면서 문득 이런 느낌을 가져본 적이 있는가? 내가 느끼고 있는 생명이 나의 탄생과 죽음과 함께 사라지는 유한한 것이 아니라, 내가 있기 전에도 존재했고 내가 사라져도 영원히 존재할 것 같은 느낌, 내가 시간이나 공간을 넘어 무한하고 영원한 그 무엇과 연결되어 있는 느낌, 아무것도 부족하지 않고 그저 무한한 감사와 평화가 가슴을 가득 채우는 느낌⋯⋯.

이런 영적인 느낌들과 경험들 또한 우리 뇌에서 일어나는 현상이다. 뇌는 이 세상에서 가장 복잡하고 정교하며 우리가 상상할 수 없을 만큼 놀라운 기능과 가능성을 가진 기관이다. 나는 우리에게, '나는 누구인가'를 질문하게 하고, 그 답을 찾는 과정에서 작은 나를 넘어 더 큰 나로 의식을 확장시켜주고, 일상적인 삶의 순간순간 속에 숨은 신성함을 발견하도록 해주는 인간의 뇌에 매료된다. 또한 인간에게 그러한 뇌가 주어졌다는 것에 감사한다. 인간의 완성기에 뇌의 영적인 감각이 그 어느 때보다 성숙해지도록 설계한 창조주의 배려에 경외감을 느낀다.

자신이 진정으로 누구인지 질문하고, 그 질문에 답을 찾고, 진정한 자기 자신이 되어가는 것이야말로 인생의 가장 큰 과제이며 뇌에 줄 수 있는 최고의 동기부여이다. 자신이 가진 절대가치를 완전하게 실현하는 완성의 삶이야말로 우리가 품을 수 있는 가장 위대한 꿈이자 희망이다. 뇌는 완성을 향한 우리의 여정을 완벽하게 지원할 준비가 되어 있다. 완성이라는 목표를 향해 가고자 하는 의지와 열정, 경험을 통해 배우고 성장하고자 하는 겸손함과 감사하는 마음을 잃지 않는다면 누구나 완성을 경험할 수 있다.

뇌를 잘 쓰기 위해서는 내가 '내 뇌의 주인'이라는 의식이 필요하다.
뇌를 지켜보는 의식이 깨어있으면 '주인이 있는 뇌'이고,
의식이 꺼지면 '주인 없는 뇌'가 된다.
뇌의 주인으로 살아라. 오만 가지 감정과 정보로
뇌가 뒤범벅이 되도록 내버려두지 마라.

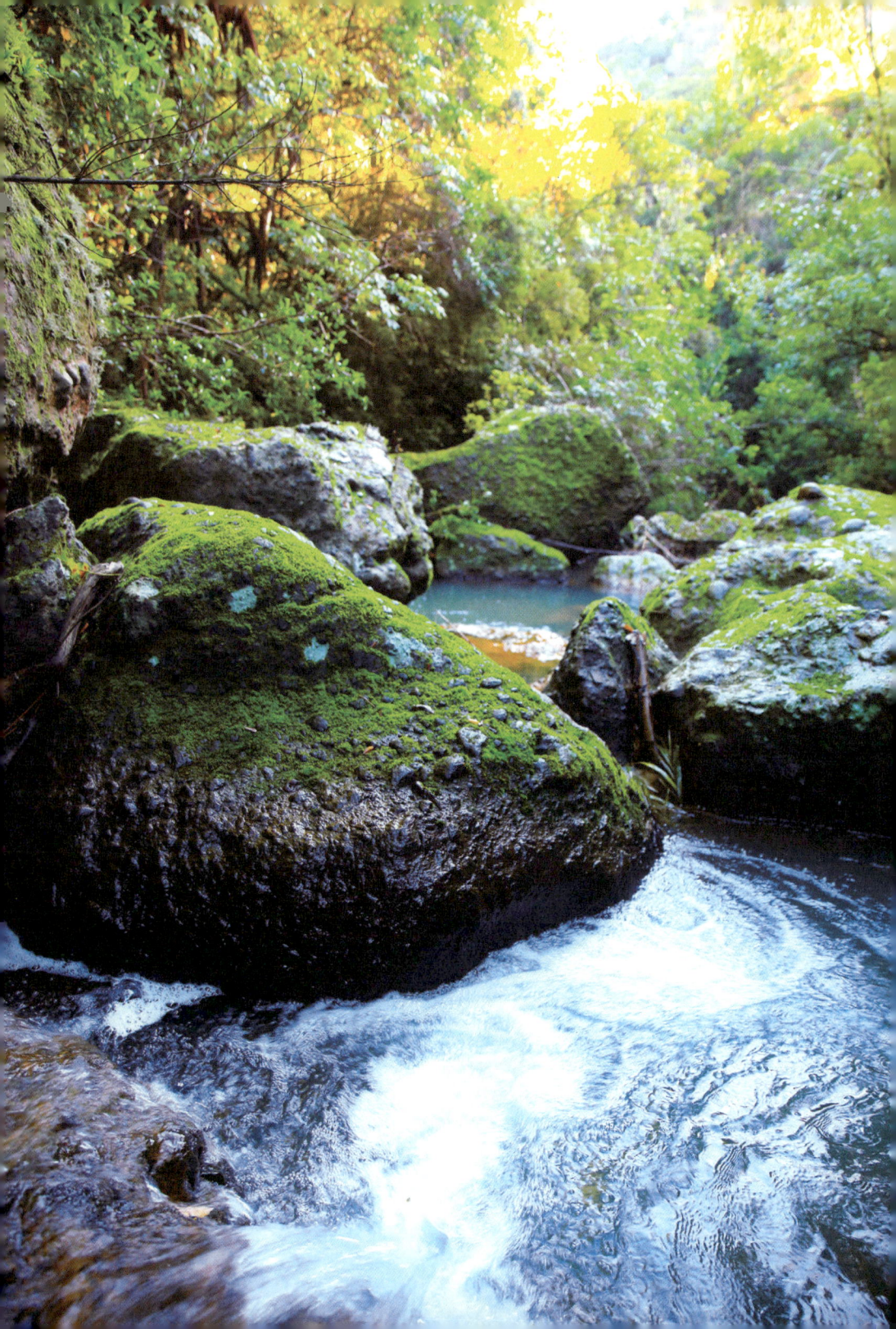

10 장

지속적으로
자기 수양과
계발을 하라

인생의 전반기 60년을 사는 동안 얼마나 많은 일들이 일어났으며 얼마나 많은 욕망과 감정의 부침을 경험했겠는가? 희로애락과 오욕의 파도를 넘어오는 과정에서 마음공부가 저절로 되지 않으려야 않을 수 없었을 것이다. 그래서 노년기를 깨달을 수 있는 적기라고 한다. 가족이나 사회에 대한 책임과 의무에서 자유로워지고 자신을 위해서 온전히 집중할 수 있는 충분한 시간과 여건이 그 어느 때보다도 준비가 되어 있는 시기이기 때문이다. 더욱이 여태껏 살아온 풍부한 인생 경험과 연륜까지 있으니 마음공부를 위한 최적의 환경이 조성되어 있는 셈이다.

인생에 관한 세 가지 깨달음

나의 책《타오, 나를 찾아가는 깨달음의 여행》에서 소개한 인생에 관한 세 가지 깨달음이 있다. 노인이라면 특별히 애쓰지 않아도 오랜 연륜 덕분에 그 셋 중에 적어도 두 가지는 저절로 이해가 되고도 남을 거라는 생각이 든다.

첫 번째 깨달음은 '인생은 고苦'라는 것이다. 60년을 살아왔다면 인생이 정말로 괴로움이라는 것을 누구나 피부로 절감했을 것이다. 그 이유는 모르지만 정신을 차려보니 우리는 이 세상에 태어나 있고, 몸이 있으니 어쨌거나 살아가야 한다. 매일 자신의 몸에 밥을 먹여줘야 하고, 씻어줘야 하고, 옷을 입혀줘야 하고, 잠을 재워줘야 하며, 육체의 욕구와 거기에서 기인한 온갖 감정을 만족시켜 주기 위해서 동분서주해야 한다. 삶의 모든 기복은 우리가 이 세상에 태어나지 않았다면 겪지 않아도 되었을 고통이라는 것을 나이가 들면서 차츰 자각하게 된다. 그래서 불교에서는 이 세상에 태어난 것이, 인생 자체가 '고'라고 한다.

노인들은 두 번째 깨달음, '인생은 무상無常하다'는 것도 경험을 통해 배운다. 60대나 70대인 사람들은 인생무상을 느끼기에는 비교적 이른 나이일 수도 있다. 하지만 80대를 지나 죽음이 가까워 오는 시기가 되면 인생이 허무하다는 느낌이 저절로 든다. 언젠가는 다 놓고 가야 하기 때문이다. 이 세상에서 획득한 많은 재물도, 멋진 옷과 액세서리도, 심지어 자신의 머리카락 한 올조차도 가지고 갈 수 없다. 물질과 육체에 속한 모든 것들을 훌훌 버리고 가야 한다. 그래서 노인들은 죽음이 다가올 때 인생이 허무하기 짝이 없다는 것을 느낀다. '내가 평생 그토록 아등바등 살아왔건만 정작 아무것도 가져갈 수 없다니, 다 놔두고 떠나야 하다니, 나는 무엇을 위해서, 누구를 위해서 그렇게 애를 쓰며 살아왔던 것일까?'라며 지나온 삶에 회한에 젖곤 한다.

인생의 본질에 관한 이 두 가지 자각을 경험한 노인이라면 그는 이 세상에 와서 상당한 수준의 마음공부를 한 셈이다. 그런데 문제는 많은 사람들이 '인생은 고다', '인생은 무상하다'는 것까지는 이해하는데 그 다음 단계로 나아가지 못한다. 그래서 인생무상이라는 허무감에 젖어서 꿈도 희망도 없이 그저 수동적으로 세월을 흘려보내는 사람들이 많다. "이 나이에 내가 뭘 할 수 있겠어? 그냥 편하게 살다가 조용히 가는 게 최고지."라며 시계추처럼 반복되는 똑같은 하루하루를 별 의미 없이 살아간다.

그런데 곰곰이 생각해 보라. 인생무상을 느끼고 거기서 멈추고 만다면, 그게 끝이라면, 정말로 그것처럼 허무한 인생이 어디에 있겠는가? 고작 그 허무함을 느끼기 위해서 우리가 이 세상에 와서 그렇게 바쁘게 산 것일까? 허무함이, 당신이 이 세상에서 얻게 되는 마지막 정신세계가 되기를 원하는가? 그렇지 않을 것이다. 인생이 정말로 의미가 있다면, 허무주의를 극복한 그 다음 단계의 깨달음이 분명 존재할 것이고, 반드시 존재해야만 한다. 그리고 이 세상에 태어난 사람이라면 누구나 다 그것을 깨닫고 가야 한다. 그래야만 인생이 비로소 의미가 있기 때문이다.

세 번째 깨달음, 그것은 무엇일까? 인생은 고통이고 허무하다고 할 때, 여기에서 말하는 인생은 육체를 중심으로 한 삶을 의미한다. 육체에서 기인한 욕망과 감정, 즉 에고를 중심으로 살아가는 삶은 고통이고 허무함이라는 결말로 끝날 수밖에 없다. 육체를 중심으로 한 삶의 한계, 명명백백한 이 사실을 정확하게 꿰뚫어 본 사람이라면 그 너머에 존재하는 생명의 본질이 무엇인지 감을 잡을 수 있다. 맞다. 바로 영혼이다. 보이지 않는 정신세계, 영혼이 우리의 실체이며 생명의 본질이다.

　영혼은 에고가 아니다. 에고가 있는 상태에서 영혼은 속박을 느낀다. 그 상태에서 영혼은 자유로울 수 없고, 평화로울 수 없고, 성장할 수 없다. 앞서 설명한 영혼의 완성, 천화의 과정에서 가슴 속에서 영혼의 에너지가 성장하여 뇌로 올라가 그곳에서 신성의 에너지와 합일이 되어야 한다고 했다. 영혼이 신성과 하나로 만날 때 우리는 크고 밝은 빛과 함께 엄청난 환희심과 평화를 체험한다. 그것이 바로 세 번째의 깨달음, '무無'이다.

　'무'는 사전을 보면 '없다'는 뜻이지만 '있다'와 '없다'를 초월한 개념이다. 그것은 작은 나, 에고를 넘어서 우주와 하나가 된 '우아일체宇我一體'의 상태이다. 무는 물질적인 개념이 아니라 '우주의 대생명 에너지'를 의미한다. 보이는 것과 보이지 않는 것, 물질과 정신을 이루고 있는 무한한 생명의 원천, 에너지의 세계이다. 육체나 에고가 나의 본질이 아니라 우주의 대생명 에너지가 바로 나의 실체임을 깨닫는 것, 나와 모든 것이 하나임을 깨닫는 것이 세 번째 깨달음이다. 에고의 나, 작은 나가 아닌 우주와 하나 된 큰 나를 깨달은 상태라는 의미에서 이것을 '무아無我'라고도 한다.

인생은 고통이고 허무하기 짝이 없다는 의식으로 대충 살다가 생을 마감하고 싶은가, 아니면 자신의 실체는 우주의 무한한 생명 에너지와 하나임을 깨닫고 평화와 완성을 향한 삶, 천화를 위한 삶을 살다가 생을 마감하고 싶은가? 나는 모든 노인들이 이 세 번째의 깨달음까지 맛볼 수 있다는 것을 믿고 있고, 그렇게 되기를 소망한다. 세 번째의 깨달음을 느꼈을 때만이 우리 인생은 비로소 고통과 번민에서 벗어날 수 있다. 자신이 우주의 대생명 에너지와 하나이고, 죽어서 돌아갈 곳 또한 그 생명 에너지의 근원이라는 '천화의 도'를 깨우쳤기 때문이다.

그런데 이것을 깨달았다고 모든 것이 다 이루어진 것은 아니다. 깨달음은 끝이 아니라 시작일 뿐이다. 중요한 것은 깨달은 삶을 사는 것이다. 그것이 바로 '영적인 삶'이다. 영적인 삶이 무엇인지 궁금하다면 그 반대말인 '육체적인 삶'이 무엇인지를 생각해 보면 된다. 육체적인 삶은 육체의 욕구에 중심을 둔 삶이다. 그에 비해 영적인 삶은 영혼의 성장과 완성에 중심을 둔 삶이다.

세 번째의 깨달음을 느끼고 나서도 우리의 삶은 한참 많이 남아 있다. 그 시간 동안 무엇을 해야 할 것인가? 자신의 깨달음을 실천하면서 그 깨달음을 더 키우는 생활이 바로 노년기에 살아가야 할 영적인 삶이다. 육체의 욕구를 중심으로 한 삶이 아니라 영혼의 성장을 중심으로 한 삶이 본격적으로 시작되는 것이다. 이것이 인생의 후반기, 60대 이후의 완성을 위한 삶이다.

나는 영적인 삶을 위해서 구체적으로 세 가지 요소를 제안하고 싶다. 첫째는 지속적인 수양과 자기계발의 삶, 둘째는 나누고 베푸는 홍익의 삶, 셋째는 자연을 가까이 하는 삶이다. 이 세 가지 요소가 결합되면 영혼의 완성을 위한 더할 나위 없이 완벽한 조합이 될 것이라고 확신한다. 이 장에서는 자기수양과 계발을 이야기하고 다음 장들에서 홍익의 삶과 자연을 가까이 하는 삶에 관해 다룰 것이다.

몸과 마음과 정신을 지속적으로 단련하라

영적인 삶의 첫 번째 요소인 자기수양과 자기계발의 핵심은 몸과 마음과 정신을 지속적으로 단련하는 것이다. 앞서 말한 1분 운동과 같은 육체적인 운동은 몸과 함께 정신도 단련할 수 있는 좋은 방법이다. 105세 사이클리스트 로베르 마르샹이 매일 한 시간씩 운동하는 것처럼 몸을 움직일 수 있는 힘이 남아 있는 한 결코 운동을 멈추어서는 안 된다. 그것은 기본 중에서도 기본이다.

육체적인 운동 이외에 내가 꼭 권유하고 싶은 것이 한 가지 더 있다. 바로 명상이다. 명상의 핵심은 지금 이 순간에 온전히 머무는 것이다. 일반적으로 우리의 마음은 부정적이든 긍정적이든 수많은 생각들로 가득하다. 우리의 마음이 지금 여기에 있기보다는 주위의 감각적 자극이나 정보, 생각, 감정을 따라 여기저기 돌아다닌다. 명상은 이렇게 과거나 미래에 떠도는 마음, 자극에 즉각적으로 반응하는 마음을 '지금 여기'로 가져와 자신의 몸과 마음에서 현재 일어나고 있는 현상을 관찰하고 알아차리는 것이다.

따라서 생각과 감정을 비우고 마음을 가라앉히는 모든 행위, 떠도는 마음을 지금 여기로 불러오는 모든 것이 다 명상이 될 수 있다. 명상은 앉아서 할 수도 있고, 걸으면서 할 수도 있고, 차를 마시면서 할 수도 있다. 이렇게 하는 중에, 머릿속을 어지럽게 떠도는 여러 가지 생각이나 감정이 가라앉아서 자신이 처한 상황이나 해야 할 일들을 치우침 없이 있는 그대로 더 분명하게 볼 수 있다. 또한 고요하고 명료한 마음에서부터 바른 선택과 바른 행동을 하는 데 도움을 줄 지혜와 통찰이 솟아나기도 한다. 명상을 하는 방법에는 여러 가지가 있지만, 내가 가장 자주 활용하는 것은 호흡 명상이다. 쉽고 간단하여 누구나 배울 수 있으며 그 효과가 강력하기 때문이다.

인생의 전반기 60년 동안은 대개 현실의 먹고 사는 문제에 빠져 있고, 인간관계에서 오는 여러 가지 감정적인 소모로 지금 여기에 집중하며, 자기 자신을 느끼고 볼 수 있는 시간을 충분히 갖지 못할 수도 있다. 그러나 허구한 세월 동안 어디에 그 많은 시간을 다 써야 할지 몰라 심심해 하는 노인들에게 시간은 더는 장애가 될 수 없다. 시간이 없어서 명상을 못 한다는 것은 이제 핑계라고밖에 볼 수 없는 나이이다.

명상을 통해서 얻을 수 있는 이점은 한두 가지가 아니다.

첫 번째, 명상을 통해 자신의 정보를 정화하고 마음을 조절할 수 있다. 아무리 밝고 큰 의식의 각성을 체험했다고 해도 일상생활이나 인간관계에서 부딪치다 보면 누구나 마음의 분란이 일어나는데 이것은 지극히 당연하다. 여러 가지 생각과 감정이 올라올 때 명상은 마음의 동요와 부침을 가라앉힐 수 있는 탁월한 방법이다.

이를테면 당신이 화가 났을 때 호흡이 어떠했는지 떠올려 보라. 호흡이 짧고 얕고 거칠었을 것이다. 그럴 때 아무것도 하지 말고 조용히 앉아서 호흡만 다스려 보라. 그냥 천천히 숨을 들이마시고 길게 내쉬는 것이다. 한동안 그렇게 호흡을 고르다 보면 신기하게도 화의 에너지가 수그러들고 마음이 진정된다. 감정이 걷히고 이성이 되돌아온다. 달리 아무것도 한 것 없이 호흡에만 변화를 주었는데 신기하게 마음이 다스려진다. 차분한 호흡을 통해 전신과 뇌에 산소가 더 많이 공급되면서 심장박동과 뇌파가 안정을 되찾고 기분을 안정시키는 호르몬이 분비되고 몸의 근육이 이완되는 등 여러 가지 인체생리적인 현상이 일어난 것이다. 당신은 자신도 모르게 호흡 명상을 한 것이다.

명상을 하면 스트레스가 감소하고 마음이 안정되며 긍정적인 감정이 생긴다는 연구결과는 셀 수 없이 많다. 명상을 하면 뇌에서 자비심과 행복감을 담당하는 부위에 물리적인 변화가 일어난다는 연구결과도 있다. 미국 하버드대 의대의 심리학자 사라 라자 Sara Lazar 박사팀은 티베트 승려들처럼 전문적으로 수행을 하는 사람만이 아니라 보통 사람들도 명상을 하면 뇌의 특정 부위가 두꺼워진다는 사실을 밝혔다. 연구팀은 전문 직업을 가진 사람들을 대상으로 하루 40분씩 짧게는 두 달, 길게는 1년 정도 명상을 하게 하고 그 결과를 관찰했다. 그랬더니 이들의 뇌에서 자비심과 행복감을 담당하는 뇌 부위가 0.1~0.2mm 더 두꺼워진 것으로 나타났다. 이처럼 명상은 우리의 뇌가 가진 영적인 가능성이 더 잘 발현되도록 도와준다.

명상을 통해 얻을 수 있는 두 번째 이점은 자신의 영혼을 느낄 수 있다는 것이다. 영혼의 에너지를 키우는 영적인 삶을 살려면 필수적인 요소가 자신의 영혼에 대한 느낌을 놓치지 말아야 한다는 것이다. 자신이 영적인 삶을 제대로 살고 있는지, 하고 있는 일이나 행동, 처신이 영혼의 성장에 플러스가 되는지 마이너스가 되는지를 알아야 한다. 그것을 점검할 수 있는 유일한 기준과 잣대는 자신의 영혼밖에 없다. 여러 가지 생각과 감정을 내려놓고 영혼의 원래 상태인 제로(0), 무의 상태로 돌아가야 정확한 가늠이 가능하다. 생각과 감정, 집착을 내려놓고 영혼을 느낄 수 있는 방법이 바로 명상이다.

흔히 사람들은 명상이 어려운 것이고 전문가에게 배워야 한다고 생각한다. 물론 명상을 하는 목적이 무엇인가에 따라서 전문가의 지도가 필요하기도 하다. 하지만 나는 '생활 따로, 명상 따로'라고 생각하지 않는다. 운동이 곧 생활이 되어야 한다고 한 것처럼 명상이 곧 생활이 되어야 한다. 그런 면에서 나는 제일 간단하고 쉬운 명상법이 잠자는 것이라고 말한다. 잠들기 전에 길고 천천히 호흡을 하며 몸속에 생명 에너지를 충전하는 명상을 하면 아침에 가볍게 일어날 수 있다. 그뿐만 아니라 걸으면서도 호흡 명상을 할 수 있다. 이를테면 발자국을 세면서, 네 발자국 걸어갈 때 숨을 들이마시고, 다시 네 발자국 걸어갈 때 숨을 내쉬어 보라. 발자국 숫자는 자신의 호흡 길이에 따라 조정하면 된다. 이렇게 하다 보면 짧은 시간에 온몸에 산소와 함께 자연의 충만한 기 에너지가 가득 들어차는 놀라운 체험을 할 수 있다.

영혼을 만나는 호흡 명상

영혼의 느낌을 되살리는 간단한 호흡 명상법을 소개한다. 명상에 익숙한 사람들은 반가부좌 자세나 의자에 앉아 등을 곧게 펴도 불편하지 않지만, 초보자들에게는 그러한 자세가 긴장을 초래할 수 있다. 그럴 경우, 소파에 등을 기대고 앉거나 상체를 쿠션에 비스듬히 기대고 누워 최대한 몸을 이완하는 자세를 취한다. 그 상태에서 눈을 감고 천천히 숨을 들이마시고 내쉰다. 이때 마음은 자신의 가슴 그리고 심장에 집중한다. 호흡을 통해 가슴에 있는 영혼에 생명 에너지를 불어넣는다고 상상한다.

몸과 마음이 이완되면서 호흡도 점점 깊어지는 것을 느낀다. 호흡의 방법은 잊어버리고 그냥 자신의 영혼이 원하는 호흡을 하라. 그러다 보면 호흡의 리듬을 찾게 된다. 그 리듬을 타고 숨이 저절로 쉬어진다. 한 호흡 한 호흡 들이마시고 내쉬면서 숨을 통해 우주의 생명 에너지가 몸속으로 들어와 가슴속에 있는 영혼의 에너지를 깨운다고 상상한다. 가슴속이 점점 따뜻하고 평화로워지고 벅차오르는 것이 느껴질 것이다. 그것이 가슴속의 순수한 에너지, 영혼의 느낌이다. 영혼을 느끼는 것이 결코 어려운 게 아니다. 그냥 호흡과 하나가 되면 된다. 너무나 쉽지 않은가?

호흡은 자신의 생명을 온전히 느끼는 시간, 순수한 생명과 하나 되는 시간이다. 생각과 감정에 빠져서 살아갈 때, 자신이 뭔가 중심과 방향을 잃어버린 채 살고 있다고 느껴질 때 호흡을 통해 다시 중심을 잡아라. 늘 중심을 영혼에 두고 영혼의 힘을 키우는 것이 바로 영적인 삶의 기준이 된다.

명상을 통해 얻을 수 있는 세 번째 이점은 우주의 생명 에너지와 하나 되는 체험을 할 수 있다는 것이다. 구체적으로 표현하면 호흡 명상을 통해 정충·기장·신명의 마지막 단계인 신명, 즉 뇌 속의 신 에너지가 밝아지는 것을 체험하게 된다. 밝은 빛이 눈앞에 나타나 자신을 향해 퍼붓듯이 쏟아지거나, 자신이 우주의 생명 에너지와 완전히 하나 되는 통합의 느낌을 갖게 된다. 인생과 사물의 이치에 대한 명료한 통찰을 체험하거나, 창조주 혹은 생명의 근원에서 오는 크나큰 사랑과 축복을 받는 가운데 환희심과 전율, 감사함으로 벅차오르게 된다.

한 번의 호흡 수련으로 이러한 신명 단계를 체험하기란 쉽지 않다. 많은 수행의 시간과 노력이 필요하다. 또 이를 위해서는 좀 더 깊고 전문적인 호흡 명상법이 요구된다. 상황에 따라 여러 가지 명상법이 있고 자세한 방법은 전문가의 지도가 필요할 수 있을 텐데 여기에 간략히 소개해 보겠다.

몸이 긴장되지 않도록 목과 어깨, 등, 허리, 고관절 등을 스트레칭해서 충분히 이완한다. 바닥에 반가부좌로 앉거나 의자에 앉는다. 척추를 곧게 펴고 얼굴에 편안한 미소를 띄운다. 그래야 뇌가 압력을 받지 않는다. 뇌가 제일 편안한 상태가 되고 척추를 세워 몸의 중심이 잘 잡혀야 숨이 편안하게 몸으로 들어온다.

마음을 아랫배 하단전에 집중하고 호흡이 아랫배로 깊숙이 내려오게 한다. 숨을 들이마시면 자연스럽게 아랫배가 팽창되고 숨을 내쉬면 아랫배가 수축된다. 아랫배가 마치 공기를 불어넣으면 부풀어 올랐다가 공기가 빠지면 수축되는 풍선과 같다고 상상하면 도움이 된다. 이것을 '단전호흡'이라고 한다.

이때 억지로 숨을 참으려고 해서는 안 된다. 최대한 자연스럽게 호흡을 하는 것이 핵심이다. 뇌와 몸이 긴장되지 않도록 자신에게 맞게 호흡을 고르는 것이 중요하다. 그리고 호흡줄을 놓치면 안 된다. 끝까지 그 호흡줄을 잡고 가야 한다. 호흡을 너무 참아도 끊어지고, 너무 잡아당겨도 끊어지고, 너무 풀어져도 안 된다. 너무 급해도 안 되고, 너무 느려도 안 된다. 숨이 들어오고 나감이 끊어지지 않도록 오로지 숨을 들이마시고 내쉬는 데만 집중을 한다. 들이마시건 내쉬건 멈추건 다 호흡이다. 호흡이 끊어졌다는 것은 잡념이 들어왔다는 것이다. 계속 마음의 눈으로 몸속을 바라보면서 몸의 현상을 느끼며 집중한다.

단전호흡은 아랫배의 에너지 센터에 불을 때는 것과 같다. 단전을 용광로라고 생각하고 거기에 계속 불을 때서 용광로가 벌겋게 달아오르도록 만드는 것이다. 용광로가 뜨거워지면 자연적으로 단전의 에너지가 물이 끓듯이 열기가 더해진다. 계속 호흡에 집중하며 단전에 불을 때다 보면 어느 순간 진동이 멈춰지고 단전이 벌겋게 달아오른다. 그러면 신장의 수水기운이 척추를 타고 머리로 올라가 머리를 맑고 시원하게 해주는 수승화강水昇火降의 에너지 순환이 일어난다. 그럴 때 욕망이나 두려움, 불안, 외로움 등의 감정이나 생각이 없는 청정한 의식 상태가 된다.

호흡을 하다 보면 눈앞에 오라aura가 보일 수도 있고 여러 가지 에너지 현상들이 일어날 수 있다. 눈앞이 밝든 어둡든, 어떤 현상이 일어나든 상관하지 말고 그냥 지켜보라. 오로지 단전에만 집중하면서 호흡을 한다. 그러면 어느 순간 깊은 물속에서 용이 나타나듯 생명의 실체인 찬란한 빛이 나타난다. 그 빛은 사람에 따라 매우 다양하게 경험된다. 특정한 색깔이나 형체를 가진 빛일 수도 있고, 밝음에 대한 감각일 수도 있고, 자신의 존재가 시공간을 초월하여 무한하게 확장되는 느낌일 수도 있고, 신성하고 영원한 느낌을 주는 어떤 존재와의 깊은 연결감일 수도 있다. 그 빛이나 신성성, 완전함을 만났을 때의 황홀함이란 이루 말할 수 없다. 세상 어느 누구에게 받는 사랑에 비교할 수 없을 만큼 자신의 존재를 온전히 감싸는 크나큰 사랑에 감동하고 전율하게 된다.

이처럼 깊은 호흡 명상을 통해서 자기 안에 있는 신성을 만날 수 있다. 호흡은 누구나 다 한다. 하지만 어떤 의도를 가지고 어떤 방법으로 하느냐에 따라, 호흡이 자신의 영혼을 만나고 신성과 하나 되는 영적인 수행이 될 수 있다.

완성을 향해가는 노년에 명상은 영적인 삶의 아주 중요한 요소이다. 명상을 통해 자신의 영혼의 느낌을 항상 유지하며 살 수 있고, 생명의 근원에서 오는 에너지와 합일되는 강렬한 체험을 할 수 있다. 그 체험이 의미 있고 중요한 이유는 나중에 죽음을 맞이할 때 평소에 명상을 통해서 자신이 체험한 그 근원의 에너지와 하나가 될 것이라고 확신할 수 있기 때문이다. 죽어서 천화를 하는 것이 아니라, 자신의 생명 에너지가 온 곳 그리고 그 생명 에너지가 다시 돌아가야 할 곳을 '살아서' 체험하는 것이다. 선도 수행의 대가들은 삶의 마지막 순간에 자신에게 죽음이 다가오는 것을 예민하게 느끼며, 마지막 숨까지 의식적으로 고르며 천화를 준비했다. 마지막 숨을 길게 내쉬며 근원으로부터 받은 생명이 다시 근원으로 돌아가는 대순환을 의식적으로 경험한 것이다.

당신이 이미 명상을 하고 있다면, 명상이 스트레스 해소와 심신의 안정, 집중력 향상을 돕는 도구일 뿐만 아니라 영혼을 만나고 우주의 대생명력과 하나 됨으로써 삶에 신성함을 불어넣는 수단으로 더욱 발전시키기를 바란다. 당신이 명상을 한 번도 해본 적이 없다면 '그건 나한테 맞지 않아'라는 생각을 잠시 거두고, 꼭 경험해 보기를 권한다. 가만히 앉아서 하는 명상이 어렵게 느껴진다면 요가, 태극권, 기공 등 움직임이 있는 심신수련을 먼저 해서 몸을 느끼고 기 에너지를 느끼는 감각을 익힌 다음 명상을 한다면 더욱 효과적일 것이다.

자기계발을 멈추지 마라

자기계발은 '자기 자신을 만드는 것'이다. 나는 어떠한 인간이 되겠다고 선택하고, 그 인간이 되어가는 과정이다. 다시 말하면 자신의 인생을 발명하고 운명을 스스로 창조해가는 과정이다. 그러므로 완성을 추구하는 삶의 여정에서 지속적인 자기계발은 필수이다.

모든 사람의 내면에는 창조적 본성이 있다. 또한 그 창조적 본성을 실현하고자 하는 욕구가 있다. 이러한 욕구는 나이가 든다고 해서 줄어들거나 사라지는 것이 아니다. 나이가 들면서 오히려 창조성을 더 적극적으로 드러내며 자기계발에 몰두하는 사람들이 많다.

성공시대의 자기계발은 소위 스펙을 키우기 위한 목적으로 이루어졌을 수 있다. 직업이나 전문 분야에서 자신의 상품가치를 높이기 위한 활동인 경우가 많았다. 그러나 은퇴 후에는 단지 성공을 위한 수단이 아니라, 더 나은 나를 위해 노력하는 데서 얻어지는 순수한 기쁨과 내적 만족, 인격의 성숙과 영혼의 완성을 위해 자기계발을 할 수 있다.

우리는 살아 있는 한 끊임없이 자기계발을 통해 창조적 본성을 마음껏 실현해야 한다. 우리의 심장과 뇌가 멈추는 마지막 그 순간까지 매일 새로워지기 위해 노력해야 한다. 어제보다 오늘은 뭔가 달라져야 하고, 오늘보다 내일은 더 나아지는 것이 있어야한다. 새로워지기를 멈추는 것은 엔진이 꺼진 배를 타고 바다 한가운데 떠 있는 것이나 마찬가지다.

창조성은 없었던 무엇인가를 새롭게 만드는 능력일 뿐만 아니라, 늘 똑같은 일을 하더라도 그 일 속에 새로움을 불어넣는 능력이기도 하다. 창조력은 호기심과 탐구하는 자세, 질문하는 자세에서 나온다. 자기 자신과 세상에 대해서 따뜻한 관심을 가질 때, 자신의 삶을 바꾸고 세상에 도움을 줄 수 있는 아이디어가 나온다. 어떤 환경 속에 있든지, '이 환경 속에서 내가 무엇을 할 수 있을까?'를 생각하다 보면 많은 아이디어가 생긴다. 작은 것이라도 그 아이디어를 바로 실천해 보라. 그러한 실천들이 모여 삶의 변화와 성장을 만들어낸다.

자기계발이라고 해서 새로운 무언가를 배우기 위해 전문가로부터 강습을 들어야 하는 것은 아니다. 생활 속에서 끊임없이 좋은 생각을 하고, 그 생각들을 실천하며 몸과 마음을 움직이는 것이 자기계발이다. 전에는 하지 못했던 외국어를 하거나, 더 무거운 역기를 들 수 있게 되거나, 새로운 기계를 다룰 수 있게 되는 것만이 자기계발의 결과가 아니다. 전보다 더 자주 미소 지을 수 있고, 자신이나 다른 사람의 실수를 웃어넘길 수 있고, 누군가에게 사랑을 표현하기가 더 쉬워지고, 자신에게 더 진실해지는 것 또한 자기계발의 결과다.

자기계발은 자기탐구를 전제로 한다. 자기 자신을 알지 못하면 자기를 제대로 계발할 수도, 성장시킬 수도 없다. 또한 진정한 자기계발은 결코 자기에게서 끝나지 않는다. 자기계발을 계속 해나가다 보면 그 결과가 내 가족으로, 다른 사람에게로, 공동체로, 더 나아가 나라와 지구 전체로까지 연결된다. 나의 변화가 곧 세상의 변화로 이어지는 것이다.

완성의 시기에 자기계발을 하는 태도는 장인정신을 가진 예술가와 같다. 장인은 편법이나 술수를 쓰지 않는다. 자신에게 만족감을 주는 최고의 품질을 만들기 위해 끊임없이 자신을 연마하고 매순간 최선을 다한다. 르네상스 시대, 이탈리아의 조각가이자 건축가였던 미켈란젤로의 유명한 일화가 있다. 그가 로마에 있는 시스티나 성당에 대형 천장화를 그릴 때의 일이다. 어느 날 친구가 찾아와 높은 받침대 위에서 고개를 쳐든 불편한 자세로 천장의 구석구석까지 정성을 다해서 작업하는 미켈란젤로에게 물었다. "이보게 친구, 잘 보이지도 않는 그런 구석까지 정성들여 그린다고 누가 알아주겠는가?" 미켈란젤로가 대답했다. "바로 내 자신이 안다네."

완성의 정신으로 자기계발을 한다는 것은 그와 같은 것이다. 사색과 명상을 통해 자신을 정직하게 바라보고, 어떤 변화가 필요한지를 인식하며, 필요한 변화를 만들어내겠다고 선택하고, 그 선택을 의지를 가지고 실행에 옮기는 것이다. 그 과정에서 영혼이 완성을 향한 자기계발의 여정에 등대가 되어준다. 완성의 시기에 하는 자기계발은 다른 사람과 경쟁을 하기 위한 것이 아니다. 우리가 경쟁해야 할 대상이 있다면 그것은 어제의 자기 자신뿐이다. 성공에는 다양한 마감시간이 있지만 완성을 향한 자기계발의 마감시간은 오직 하나, 삶의 마지막 순간이다.

영적인 삶을 위해서
지속적인 수양과 자기계발의 삶,
나누고 베푸는 홍익의 삶,
자연을 가까이 하는 삶을 제안하고 싶다.
이 세 가지가 결합되면 더할 나위 없이 완벽하다.

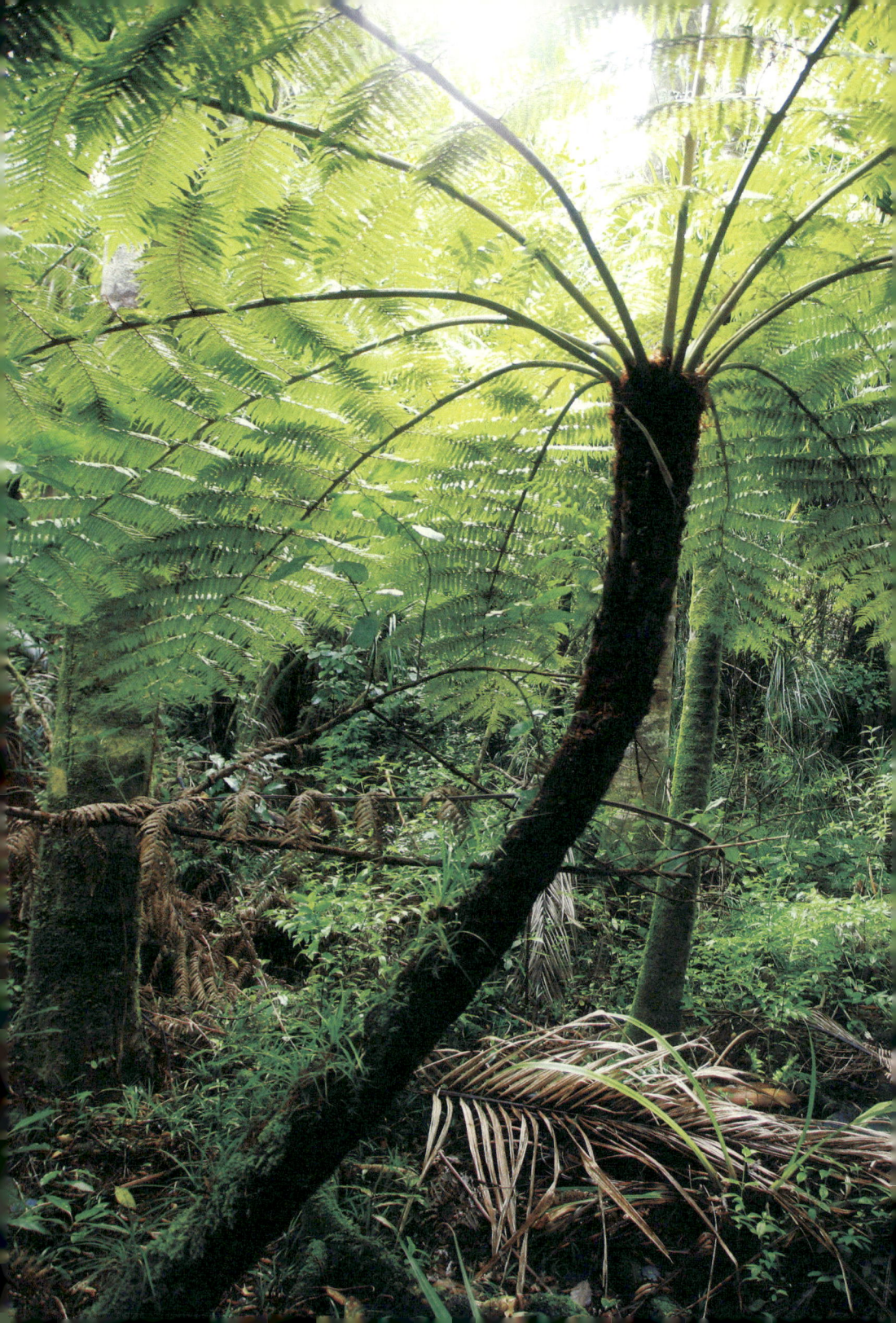

11 장

나누고
베풀어라

앞에서 소개했듯이, 죽음을 앞둔 사람들이 하는 가장 큰 후회는 '다른 사람들이 나에게 기대하는 삶이 아니라 좀 더 나 자신에게 진실한 삶을 살 수 있었더라면…' 하는 것이다. 내가 진정으로 원하는 삶이란 내 영혼에 충실한 삶이다.

'나는 내 영혼에 충실한 삶을 살았는가?' 이것은 사람들이 죽기 전에 자신을 돌아보면서 자기 삶을 평가하는 가장 주요한 잣대이며, 그 성취 정도에 따라 삶을 만족스럽게도, 후회스럽게도 생각한다는 사실은 노년을 어떻게 보내야 할지 방향을 안내해주는 지혜의 불빛과도 같다.

사람들은 가슴속에 있는 영혼의 에너지를 나누고 싶어 한다. 자신의 영혼이 느끼고 있는 것을 표현하고 다른 사람들에게 순수한 사랑을 나누어 주면서 영혼이 행복해지는 삶을 꿈꾼다. 우리들 각자의 마음속에 있는 사랑의 샘물은 신기하게 아무리 써도 마르지 않고, 쓰면 쓸수록 더 풍성해진다. 가슴속에서 솟아오르는 마르지 않는 샘물, 순수한 사랑의 에너지를 나누어 줌으로써 내 영혼도 성장하고 다른 사람에게도 도움을 주는 삶, 그것이 사람들이 진정으로 원하는 삶의 방향이다. 그것이 영적인 삶의 두 번째 요소인 '홍익의 삶'이다.

내 마음이 원하는 대로 살아도 자신과 타인에게 해롭지 않은 기준은 무엇일까? 그것은 영혼의 성장이라는 기준이다. 영혼을 생각하며 살면 결코 나에게도, 남에게도 해롭게 할 수 없다. 영혼에 대한 기준이 사라졌기 때문에 무례한 행동을 하는 것이다. 공자가 나이 일흔에 마음이 하고자 하는 바를 좇아도 법도를 넘지 않았다고 했듯이, 영혼을 기준 삼고 살면 자기가 원하는 일을 해도 남에게 해를 끼치는 행동을 하지 않게 된다. 남에게 해를 끼치지 않는 삶을 사는 것도 여간해서는 쉬운 일은 아니다. 그런데 여기서 한 발짝 더 나아가 다른 사람들에게 도움을 주면서 산다면 그것이야말로 최고로 바람직한 삶이 아닐 수 없다. 그것이 바로 모두를 이롭게 하는 홍익의 삶이다.

다른 사람들에게 도움을 주면 내 영혼의 에너지가 성장하고 어른스러워진다. 죽음을 앞두고 가슴 가득 뿌듯함과 만족감이 느껴진다면 당당하고 평화로운 죽음을 맞이할 수 있을 것이다. 에고의 욕망과 이기심을 채우기 위한 삶을 통해서는 그러한 만족감과 평화를 느낄 수 없다. 후회만 남을 뿐이다.

죽을 때 후회하지 않기 위해서

'죽을 때 후회하지 않을 삶을 사는 것', 나는 이것이 노년기에 가져야 할 삶의 주요한 기준이라고 생각한다. 이러한 기준이 있으면 후회할 선택을 미연에 방지하는 데 도움이 된다. '이것을 선택할 것인가, 저것을 선택할 것인가?' 하고 우리는 하루에도 수많은 선택의 갈림길에 맞닥뜨린다. 그럴 때마다 '지금 하는 이 선택이 죽을 때 후회로 남을까, 아닐까'를 생각해 보면 선택이 쉬워진다. 이뿐만 아니라 죽을 때 후회하지 않을 삶을 사는 것, 이것은 노년의 삶을 설계하는 데에 방향을 제시해 줄 수 있다. '내가 과연 어떤 일을 해야 후회 없는 삶을 살았다고 자신하며 죽을 수 있을까' 하고 고민해 보면 노년의 설계를 위한 영감을 받을 수 있다.

다른 사람들이 기대하는 삶이 아니라 자신의 가슴속에 있는 영혼이 진정으로 원하는 일, 그 일을 하다 죽어도 결코 후회하지 않을 것 같은 일, 그 일을 하지 못한다면 죽을 때 후회할 것 같은 일, 그러한 일과 삶을 찾는 것이 매우 중요하다. 그래야 노년에도 열정을 갖고 신나게 살 수 있기 때문이다. 열정은 가슴속 영혼의 에너지가 벅차오를 때 살아난다. 가슴이 열정으로 벅차오르게 만들 그런 일과 삶을 찾아라. 그것이 당신이 더 건강하고 행복하고 평화로워지기 위해서 꼭 필요한 삶이다.

사실 깨달음이란 별 게 아니다. 자신에게 정말로 필요한 것이 무엇인지를 아는 것이다. 물질주의와 소비주의에 길들여진 많은 사람들은 자신에게 무엇이 필요한지 모른 채 별 생각 없이 이것저것 구입하며 과소비와 낭비를 일삼는다. 자신에게 필요한 것을 아는 사람이라면 물건을 살 때도 꼭 필요한 것을 신중하게 선택할 것이다. 나에게 무엇이 필요한지를 알기 위해서는 먼저 나 자신의 진정한 가치를 알아야 한다. 에고가 나인지, 진아眞我가 나인지를 알 때 자신의 가치를 깨닫고, 그것을 바탕으로 한 선택과 실천을 할 수 있다.

이것을 자각한 사람들은 자기 성장과 수양을 위해 해야 할 일이 무엇인지, 구체적으로 어떻게 그러한 삶을 살지를 고민할 것이다. 그 고민에 관한 해법 또한 어려운 게 아니다. 첫째, 나에게 필요한 것이 무엇인지를 알고 둘째, 다른 사람들에게 필요한 것이 무엇인지를 알면 그러한 삶을 설계할 수 있다. 나에게도 좋고 남에게도 좋은 것을 하면 그것이 결국 모두를 위해 좋은 일인 것이다. 다른 사람이 건강하고 행복하고 평화로워지는 데 도움을 주면 나 역시 건강하고 행복하고 평화로워진다. 다른 사람을 웃게 만들면 내 가슴속에 기쁨의 에너지는 배가 된다.

이런 이치를 깨달은 노인들은 봉사하는 삶에서 오는 기쁨과 보람을 중요시 여긴다. 아동이나 노인을 위한 복지센터와 같은 단체에서 사회적 약자들을 돕기도 하고, 무료로 강의를 하거나 머리 미용, 악기 연주 레슨 같은 재능기부를 하기도 하고, 사회사업을 하기도 하고, 수익금의 일부를 기부하기도 하면서 자신이 속한 공동체를 더 행복하고 살기 좋게 만들기 위한 활동들을 한다.

장수를 위해서 다른 사람을 돕는 것은 아니지만, 봉사활동을 하는 사람은 그렇지 않은 사람보다 훨씬 오래 산다는 연구결과도 있다. 2014년, 영국 의학저널 〈랜싯Lancet〉에 발표된 결과를 보면, 8.5년의 연구 기간 동안 삶에 대한 목적의식이 높은 사람의 사망 확률이 30%나 감소했다. 또 전 세계 장수 노인들을 대상으로 한 연구에서는 의미 있는 일을 하는 것이 - 자신의 아이들을 도와주는 일이든 공동체에서 봉사하는 일이든 - 7년의 수명 연장 효과가 있다고 한다.

나눔의 기쁨을 창조하는 사람들

"나는 지금의 내 모습에 만족해요." 1장에서 잠시 소개했던 수전 제라체Susan Gerace는 얼굴 가득 환한 미소를 띠우고 눈빛을 반짝이며 말한다. 하지만 5년 전, 자신이 원해서 68세에 은퇴했을 때만 해도 전혀 그렇게 생각하지 않았다. 그녀는 자신이 은퇴 후의 삶에 충분히 대비했다고 생각했는데, 은퇴하고 보니 오직 지식으로만 알고 있었을 뿐 감정적으로는 전혀 준비가 안 되어 있었다는 것을 깨달았다.

"나는 신생아실의 전문 간호사였고 환자들을 위해 좋은 일도 많이 했는데… 지금은 더 이상 그렇지 않아. 나는 누구지? 다들 어디 있는 거야? 지금 돌아보면 그런 질문과 감정을 극복하는 것이 힘들었고 꽤 많은 시간이 걸렸어요. 그렇게 많던 외부 자극과 내가 해왔던 일에 대한 박수갈채에서 벗어나 나를 찾아야 했어요. 더 정확히 말하면 나를 찾을 수 있는 길을 찾아야 했어요."

수전이 은퇴 전부터 계속해오던 명상수행과 정기적으로 참여한 자연 속에서의 수행은 그녀가 외부에서가 아니라 내면으로부터 자신의 가치를 찾도록 도와주었다. 그녀는 지금은 불우한 환경에 있는 아이들과 특수아동, 55세 이상의 가정폭력 피해자가 모여 있는 여성의 집 등 10여 곳에서 정기적으로 자원봉사 활동을 한다. 자신의 작은 친절이나 격려의 말 한마디가 그들에게 긍정적인 영향을 미치는 것을 볼 때마다 너무나 기쁘고 감사하다.

자녀와 손주들, 30년 지기들과도 여전히 좋은 관계를 유지하고 있지만, 수전은 힘들고 외롭게 느껴지는 순간이 가끔 있다고 한다. 작년에도 고비가 있었는데 그때 그녀가 자주 의지했던 것은 아이스크림과 초콜릿, 안락의자와 TV였다. 어느 날 생활에 변화를 주지 않으면 안 되겠다는 생각에서 아끼던 값비싼 안락의자를 이웃에게 주어버렸다. 놀라서 "왜요?"라고 묻는 이웃에게 수전은 "제가 거기에 너무 많이 앉아 있었어요."라고 대답했다. 그리고 안락의자와 한 짝이나 다름없는 TV도 없애버렸다.

"TV가 항상 켜져 있었어요. 그렇다고 내가 항상 TV를 보았던 건 아닌데 늘 켜져서 나밖에 없는 빈집을 TV가 채우고 있었죠. TV와 안락의자가 없어도 견딜 만하게 될 때까지 몇 주 걸렸어요. 나에게 계속 '나는 할 수 있어!'라고 응원하면서. 용기가 정말 필요했어요."

수전은 노년의 생활에 의미를 주는 활동들이 있는 것이 여러모로 큰 도움이 된다고 했다. 그것은 가족과 더 충만한 삶의 경험을 함께 나누며, 어려운 환경에 있는 사람들을 돕는 활동이다. 안락의자와 TV를 없애버린 것이 변화의 계기가 되었지만, 가족과의 만남, 봉사활동 등 늘 하던 일상의 활동이 그녀에게 다시 활력을 가져다주고 습관적으로 빠져들던 외로움에서 벗어나게 해주었다. 요즘 그녀가 가장 좋아하는 명상은 애리조나 사막의 아름다운 일출이나 일몰을 바라보는 것이다. 그때마다 모든 생명에 대한 강한 연결감과 강력한 평화를 느낀다.

"잘 늙어간다는 것은 자기 자신을 있는 그대로 받아들이는 거예요. 그리고 자기 자신뿐만 아니라 다른 사람들에게 다가가는 것이며 남을 돕는 것도 포함한다고 생각합니다."

올해 76세인 자넷 두다Janet Duda는 43년간 간호사 생활을 하다가 67세에 은퇴를 했다. 그녀는 간호사 시절 우울증이나 불안장애, 치매가 있는 노인들을 돌보면서 '건강하고 행복하게 나이듦'에 관한 생각을 많이 했다. 은퇴하기 전에 자넷 부부는 은퇴 후 삶에 관한 계획을 세우고 준비했다. 그래서 은퇴하자마자 오류 트레일러를 몰고 3년 반 동안 미국을 둘러보았고, 때로는 유럽 같은 먼 곳도 여행했다. 그리고 나서 2010년에 라스베이거스에 정착하여 지역 공동체에서 봉사하는 삶을 살고 있다.

자넷은 매주 토요일에는 동물보호소에서 다섯 시간 동안 자원봉사를 한다. 주로 강아지 입양을 도와주고 개들을 산책시키고 껴안아 주고 빨래를 한다. 가정학대의 피해자를 위한 보호소에서도 일하는데 사람들이 기증하는 가구들을 자신의 트럭으로 운반해준다. 한 달간 바닥이나 소파에서 잠을 잔 어떤 가족에게 침대 세트를 배달해 준 적이 있는데 그 침대를 받은 사람은 정말로 행복해 하며 무려 열네 번이나 포옹을 해주었고, 나중에 최고의 크리스마스 선물이었다는 메시지를 보내왔다고 한다. 자넷은 경찰서에서도 자원봉사를 한다. 경찰학교나 신입 경찰들을 위해서 역할극을 하는 것이 그녀의 일이다. 가정학대의 피해자에서부터 음주 운전자, 무기 소지자까지 다양한 역할을 해보았다고 한다. 유대교 신자인 그녀는 교회에서도 여러 가지 봉사활동을 적극적으로 해오고 있다. 그녀는 이렇게 말한다.

"다행스럽게도 간호사라는 저의 직업 자체가 사람들을 도와주는 삶이었어요. 그래서 그런지 다른 사람들을 돕는 삶이 저에게는 마치 중독과 같아요. 제가 누군가의 삶에 변화를 주고 있다는 사실은 저를 기분 좋게 하거든요. 우리에게 음식이나 물이 필요한 것처럼 제가 다른 사람들을 돕는 의미 있는 일을 하고 있다는 느낌이 저에게는 늘 필요해요. 그런 게 없으면 슬프고 외로울 것 같아요. 어쩌면 모든 사람이 아침에 설레는 마음으로 눈을 뜰 수 있는 무언가가 필요하지 않을까요? 할 일이 있다는 것, 특히 자신이 하는 일에 행복을 느끼는 건 중요해요. 저는 하기 싫은 일은 하지 않아요. 그리고 제가 하는 모든 일들은 엄청나게 즐기면서 하고 있죠. 죽음이 저에게도 다가오고 있고, 죽음의 길에 이제 절반 넘게 왔다는 것을 알고 있어요. 이번 생애가 끝난 다음에 무엇인가가 기다리고 있다고 생각해요. 그것이 무엇인지는 모르지만 이 삶이 끝은 아니라고 봐요. 생의 마지막 날이 오면 좋은 삶을 살았다고 느끼고 싶어요. 제가 다른 사람들의 인생에 조금이라도 변화를 줄 수 있었다면 그것에 만족해요."

나의 생명에너지를 무엇을 위해 쓸 것인가?

그냥 허송세월하며 쓸모없이 늙어가는 것이 아니라 나에게 주어진 '생명'이라는 소중한 시간과 에너지를 사용해서 사람들과 세상에 무언가 도움이 되고 의미 있는 일을 하다가 갈 수 있다면 그것만큼 행복하고 만족스러운 삶은 없을 것이다. 그렇지 않고 그냥 무의미하게 시간을 흘려보낸다면 죽기 전에 후회하지 않겠는가? 자신의 헛헛한 가슴을 느끼며 '내 안에 사랑의 에너지를 제대로 사용하지 못했구나'라고.

죽기 전에 자신이 이 세상에 와서 영혼을 얼마만큼 성장시켰는지 점검해 볼 수 있는 방법이 있다. 자기 가슴속에서 '내가 잘 살아왔구나. 내 자신이 자랑스럽다. 이제 죽어도 내 삶에 여한이 없다'라며 충만한 기쁨과 만족감이 느껴진다면 그 사람의 영혼은 많이 성장한 것이다. 반면에 가슴속이 텅 비고 허전하게 느껴진다면 영혼의 에너지를 가득 채우지 못한 것이다.

직장에서의 은퇴는 있지만 인생에서의 은퇴는 없다. 죽기 전까지는 생명 에너지가 존재하기 때문이다. 자신에게 주어진 귀한 시간과 체력, 심력, 뇌력의 에너지가 있다. 이 세상을 창조한 신에게서든, 우주의 대생명의 근원에서든 당신은 태어나면서부터 그 생명 에너지에 대한 사용 권한을 부여받았다. 죽기 전까지 그 사용 권한은 당신에게만 주어져 있다. 그것을 어떻게 어디에 쓸 것인지를 결정할 수 있는 사람은 오직 당신뿐이다. 그 생명 에너지는 무의미하게 낭비되기를 원하지 않는다. 더 가치 있고 의미 있는 일, 사람과 세상을 더 건강하고 행복하고 평화롭게 만드는 데에 쓰이기를 원한다.

살아 있는 동안에는 당신이 그 생명 에너지의 주인이다. 진정한 주인으로서 그것을 잘 활용하다 갈 것인가, 아니면 방관자가 되어 두 손 놓고 구경만 하다 갈 것인가? 주인으로서의 삶, 방관자로서의 삶, 이 둘 중에 선택해야 한다. 그리고 죽는 순간 후회하지 않기 위해 진정으로 이루고 싶은 일을 찾고 설계해야 한다.

'오늘이 내 인생의 마지막 날이라면 오늘 하려던 일을 그대로 하겠는가?'라고 자신에게 물어보라. '그렇다'고 생각한다면 지금 그 일은 분명 의미 있는 일일 것이다. 하지만 그렇지 못하다면 진정으로 자신의 영혼이 하고 싶은 일을 찾아야 한다. 열정을 내서 신나게 할 수 있는 일, 이 일을 하다가 죽어도 좋다는 생각이 드는 일, 인생의 마지막 날에도 기쁘게 하고 싶은 일, 당신이 그런 일을 찾을 수 있고 할 수 있기를 응원한다. 생생하게 꿈을 꾸면 이루어진다!

어떤 곳에서 어떤 직업을 가지고
어떤 사람들과 함께 일하며 살아가든지
우리는 마음 깊은 곳에서
이 세상을 널리 이롭게 하는 사람이 되기를 원한다.
우리는 원래 홍익인간이다.

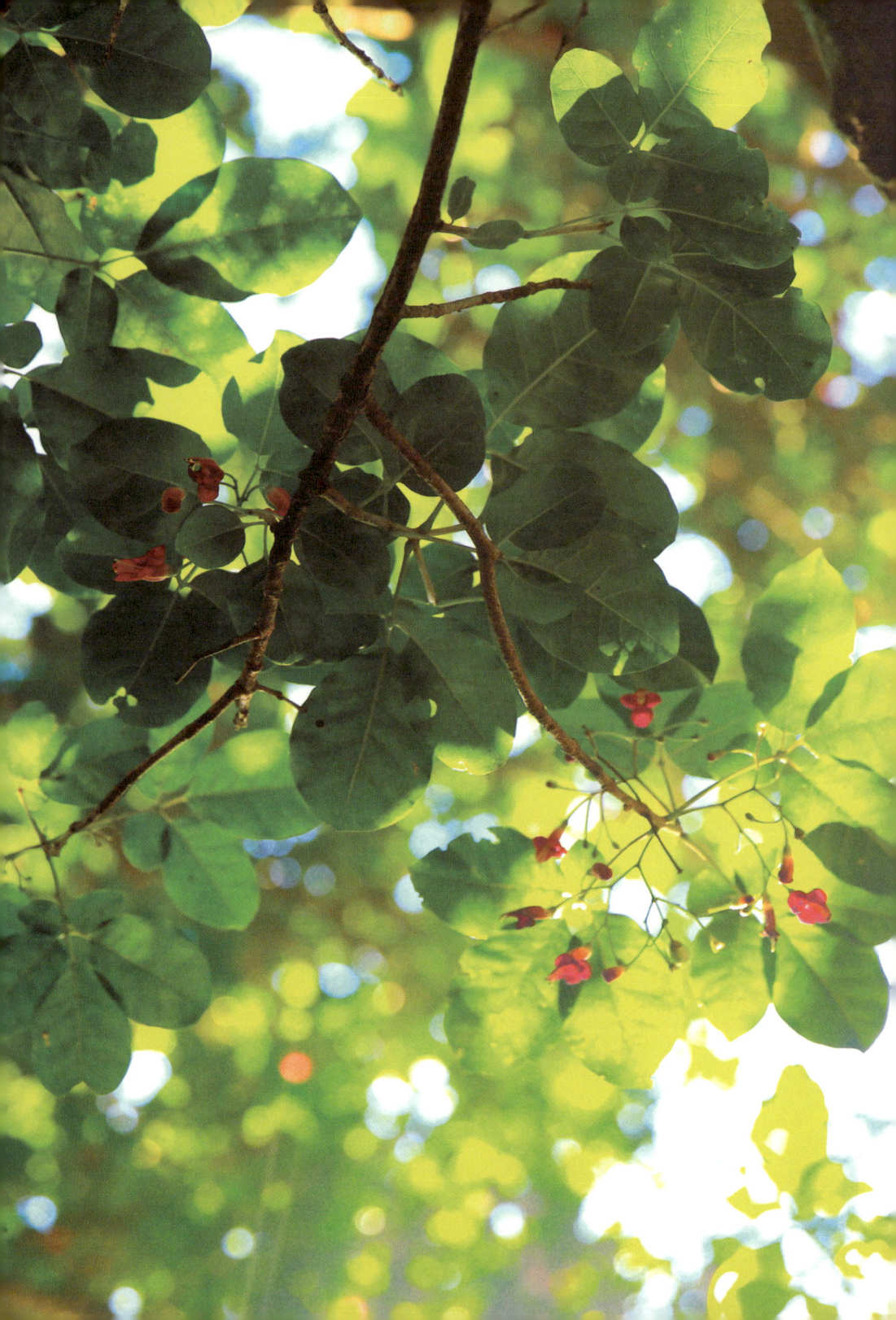

12 장

자연을

가까이하라

노년에는 가능하면 복잡한 도시보다는 자연을 더 가까이 접할 수 있는 교외에서 사는 것이 좋다. 그것이 여의치 않다면 틈나는 대로 어디든 자연이 있는 곳을 자주 찾아라. 반드시 먼 곳에 있는 산이나 들판이나 바다를 가야 하는 것은 아니다. 집 가까이에 있는 공원이나 산책로도 좋다. 햇살과 나무와 물과 바람을 느낄 수 있는 곳, 트인 하늘을 보고 흙을 밟을 수 있는 곳이면 어디든 좋다.

자연을 가까이하는 것은 우리 삶에 영성을 불어넣을 수 있는 아주 좋은 방법이다. 자연과 벗하는 삶이 왜 영성에 도움이 되는지를 이해하기 위해서는 먼저 자신과 자연이 어떤 관계가 있는지를 자각해야 한다. 나에게도 그러한 자각의 과정이 있었다.

약 20년 전, 나는 온통 붉은 대지와 바위 그리고 녹색의 선인장과 향나무로 둘러싸인 애리조나 주 세도나를 처음 보았다. 그때 나는 세도나의 아름다운 풍광을 구경하느라 정신이 없었다.

세도나의 강렬하고도 신비한 매력에 흠뻑 취해 '지구상에 이렇게 아름다운 곳이 있다니…' 하며 연신 감탄했다. 내가 세도나를 구경하고 있다고 생각했다.

그런데 어느 순간, 내가 세도나를 보기에 앞서 사실은 세도나가 나를 보고 있다는 자각이 들었다. 세도나의 붉은 바위와 선인장, 향나무가 나를 보고 있었다. 그들은 나보다 훨씬 오래 전부터 그곳에 존재하고 있었고, 수많은 사람들이 오고 가는 것을 지켜보고 있었다. 나도 그 많은 사람들 중에 한 사람이었다. 우리 인간은 잠시 머물다 갈 뿐 이 땅의 진정한 주인은 바로 자연이라는 것을 느꼈다.

그 순간 또 하나의 자각이 들었다. 그것은 나 또한 그 자연의 일부라는 것이었다. 나와 자연은 분리된 것이 아닌 그냥 한 몸이었다. 내가 왜 자연인가? 나도 이 지구라는 거대한 생태계 속에서 함께 숨 쉬며 살아가는 하나의 생명체이기 때문이다. 내가 자연과 하나라는 깨달음, 그것이 마치 천둥소리처럼 강렬하게 느껴졌다. 그것이 깨달음의 시작이자 끝이라고 해도 과언이 아닐 만큼 그 자각은 온몸의 세포를 전율하게 했다.

사람이 자연과 하나라는 것, 그것은 어떻게 보면 아이들도 다 아는 지극히 상식적인 이야기일 수 있다. 문제는 사람들이 그것을 하나의 지식 차원에서 머리로만 알고 있다는 것이다. 중요한 것은 지식 차원에만 머무르지 않고 느낌으로, 온몸의 세포로, 감각으로 체험해야 한다는 점이다. 진정으로 자신이 자연과 하나임을 느낄 때, 분리되었다고 인식했던 모든 것들이 하나로 연결되는 의식의 대통합을 경험할 수 있다.

영혼의 완성을 향한 영적인 삶을 꾸려나가는 노년기일수록 더욱더 자연을 가까이 해야 한다. 그 이유와 이점은 더 강조할 수 없을 만큼 중대하다.

첫 번째, 자연친화적인 삶은 에고를 놓는 데 큰 도움을 준다.

사람들이 그토록 괴로워하고 힘들어 하는 근본적인 원인을 파헤치고 들어가다 보면 결국 그것은 자신의 에고 때문이라는 것을 발견할 수 있다. 에고는 자연이나 타인과 구별되어 존재하는 하나의 개체를 의미한다. 에고의 입장에서 보면 자신은 전체와 분리된 개체로 인식하기 때문에 그러한 분리의식과 불완전성에서 오는 끝없는 갈등과 번뇌를 경험하게 된다. 그것을 불교에서는 탐진치(탐욕, 분노, 어리석음)라고 하여 열반에 이르는 데 장애가 되는 세 가지의 독이라고 한다. 불완전함을 채우기 위한 열망이 탐욕의 형태로 나타나고, 너와 내가 분리되어 있다는 인식으로 인해 상대방을 향해 분노하게 되고, 모두 하나라는 것을 모르는 어리석음으로 인해 서로 갈등하고 충돌하는 것이다.

문제는 분리의식이다. 너와 내가 분리되어 있고, 나와 자연이 분리되어 있다는 생각이다. 나라는 에고는 주체이고 나를 제외한 모든 것은 자연까지도 나와 분리된 객체로 인식하는 이분법적 세계관과 교육, 물질주의의 영향이 크다. 계속해서 자신과 대상을 분리해서 인식하는 교육을 받고 물질주의 사회 속에서 경쟁과 소유, 지배라는 성공의 패러다임으로 길들여진 사람들에게 에고의 욕망은 갈수록 더 크게 작용하고, 그러면 그럴수록 사람들은 더 큰 고통 속에 빠져들 수밖에 없다. 그뿐만 아니라 자연을 그저 개발의 대상으로만 보는 분리된 세계관으로 인해 땅도 병들게 했고 하늘도 병들게 했다. 오염된 하늘과 땅은 결국 사람도 병들게 하는 부메랑이 되어 돌아오고 있다. 어떻게 하면 이것을 바로잡을 수 있을까?

그 해결법은 알고 보면 간단하고 명쾌하다. 모든 것이 분리되어 있다는 세계관이 문제였기 때문에 모든 것은 하나라는 전일적인 세계관으로 전환하면 된다. 궁극적으로는 교육과 정치, 경제, 문화와 같은 전반적인 사회 시스템이 이러한 세계관으로 전환되어야 하겠지만 그것은 많은 시간과 노력이 소요될 수밖에 없다. 하지만 개개인의 의식은 지금 당장 바꿀 수 있다.

에고를 놓고 모든 것이 하나라는 전일적인 관점을 가질 수 있는 가장 쉬운 방법이 있다. 바로 자신이 자연과 하나임을 느끼는 것이다. 에고는 정말로 질기고도 질기다. 에고를 억지로 떼어내 봤자 소용이 없다. 돌아서면 다시 달라붙는다. 매일 마음을 다잡으며 에고를 내려놓아도 생활 속에서 일과 사람들과 부대끼다 보면 어느새 에고가 다시 살아난다. 그런데 정말로 신기하게도 자연과 일체감을 느끼는 순간 에고가 쉽게 떨어져 나간다. 그것은 지식으로 이해하는 것이 아니라 온몸의 세포로 느꼈을 때 가능하다. 하늘과 땅, 자연의 에너지 속에서 몸과 마음을 열고 자연의 숨결을 느끼고 자연의 에너지와 하나로 연결되는 것을 체험해야 한다. 자신이 전체의 생명 에너지장 속에서 하나로 파동치는 자연의 일부임을 느끼는 순간 에고의 분리의식이 저절로 사라지고, '나는 자연과 하나'라는 대각성이 찾아온다. 하지만 여전히 에고를 갖고 있는 상태에서 '나는 자연과 하나'라고 말하는 것은 불완전하다. 생각이 아닌 느낌을 향해 더 내면으로 들어가야 한다. 그래서 자연 속에서 명상을 하는 것이 필요하다.

자연을 가까이할 때 에고로부터 쉽게 벗어나는 것을 이미 당신도 체험했을 것이다. 복잡한 생각이나 감정이 들끓을 때 운동화 끈을 동여매고 자연 속에서 걸어본 경험이 있지 않은가? 밝게 비추는 햇살 아래 상쾌한 바람을 쐬며 가슴속의 답답했던 숨을 내뱉은 적이 있을 것이다. 그렇게 몇 십 분만 걸어도 들끓던 생각과 감정이 어느 순간 잠잠해지고 마음이 밝고 가벼워진다. 현실은 변한 것이 하나도 없는데 자신의 마음 하나 변했다고 세상이 달리 보인다. 자연은 그렇게 우리의 생각과 감정을 정화시켜 본래의 '자연스러운' 상태로 되돌려주는 놀라운 힘을 가졌다. 자연 속에 있을 때 우리는 가장 자연스러워진다.

자연친화적인 삶이 가져다주는 두 번째 이점은 자연을 벗할 수 있다는 것이다.

우리는 살아가면서 많은 벗과 사귀기도 하고 멀어지기도 한다. 학창 시절에 평생 우정을 간직하자고 약속했던 친구들이 노년이 되어 주위를 돌아보면 과연 몇 명이나 남아 있을까? 죽기 전에 하는 다섯 가지 후회 중에 친구들과 계속 연락하지 못한 것을 꼽는 사람들이 많다. 젊은 시절에는 아무리 친한 친구였어도 각자 삶에 골몰해서 살다 보면 점점 연락이 줄고 의도치 않게 멀어지게 된다. 정말로 자신의 온 마음으로 교류할 수 있고, 힘들 때 서로 의지하고 도와줄 수 있는 진정한 친구가 단 한 명이라도 있다면 그 사람은 그래도 인생을 제법 잘 살았다고 할 수 있을 것이다. 그만큼 사람과 사람 사이의 관계 맺음은 서로의 상황과 환경, 생각, 감정이라는 여러 가지 변수들로 인해 내 마음대로 되지 않는 경향이 있다. 이심전심이라는 말처럼 내 마음을 다 알아주는 친구가 있다면 얼마나 좋겠는가? 더욱이 사랑하는 사람이나 친구들이 하나둘씩 세상을 떠날 때 홀로 남겨진 노년의 외로움은 감당하기 힘든 고통일 것이다.

노년에 친구가 없다고, 혼자라서 외롭다고 한탄만 하지 말자. 친구를 새로 사귀면 된다. 오랜 벗보다는 깊이와 정감이 덜할 수도 있겠지만 같이 나이 들어가는 새로운 친구들을 만나 마음을 나눌 수 있다. 그리고 나와 끝까지 함께할 수 있는 평생 친구도 있다. 바로 자연이다. 어떤 면에서 보면 자연이 사람보다 훨씬 편하게 느껴질 수 있다. 사람은 각자 살아오면서 형성된 경험이나 성격, 관념이라는 틀을 갖고 있다. 인간관계는 서로의 다름까지도 포용하는 조화로움을 배우는 과정인데, 그러한 다름이 서로 부딪힐 때는 사람을 대하는 것이 불편해진다. 그래서 부딪쳐서 힘든 것보다 차라리 혼자인 것이 편하다며 사람 사귀는 것을 기피하게 된다. 그런데 자연과는 그런 부딪힘을 걱정할 필요가 없다. 왜냐하면 자연은 우리를 분별하지 않기 때문이다. 나의 있는 그대로의 모습을 다 받아주고 포용해준다. 힘들 때면 언제든지 기대어 쉴 수 있는 포근한 안식처가 되어주고, 힘과 용기를 내라고 위로와 격려를 해주는 다정한 친구가 되어준다.

자연으로부터 사랑과 위로를 받은 경험은 누구에게나 있을 것이다. 빛 좋은 봄날 햇볕을 쬐며 앉아 있을 때, 잔디밭에 누워서 파란 하늘을 올려다보았을 때, 숲길에 우거진 녹음과 새소리를 들으며 걸어갈 때, 탁 트인 푸른 바다를 보며 가슴 가득 시원함을 만끽할 때, 늦은 밤 칠흑 같은 어둠 속에 총총 빛나는 별빛을 올려다볼 때 우리는 자기도 모르게 미소를 지으며 자연에게 말을 걸게 된다. "와~ 좋다."라고. 마치 오랜 친구를 만났을 때의 느낌처럼 우리의 마음이 한껏 열린다. 마음이 열리면 자연이 걸어오는 말도 들을 수 있다. "힘 내!", "괜찮아", "넌 할 수 있어!", "너를 사랑해"라고. 자연이 주는 메시지는 사실 내 안에서 울려 퍼지는 내면의 소리들이다. 내 안에 있는 자연이 살아난 것이다. 내 안에 있는 자연과 외부의 자연, 이 두 가지의 자연이 하나로 연결될 때 우리는 자연의 메시지를 들을 수 있다. 그럴 때 우리는 자연과 진정한 벗이 된다.

벗이란 일방이 아닌 쌍방의 교류이다. 자연과 벗이 되려면 그냥 자연의 아름다움을 구경만 하는 차원이 아니라 자연과 교감할 수 있어야 한다. 그러기 위해서는 자연을 향해 마음을 열어야 한다. 친구를 사귀려면 마음을 열어야 하는 것처럼 마음을 열면 자연이 마음속으로 들어온다. 그리고 그 자연의 순수한 에너지로 내 안에 있는 자연성이 살아난다. 그 자연성이 살아날 때 '내가 자연과 하나임'을 느끼게 된다.

자연만큼 허물없이 교류할 수 있는 벗이 또 있을까? 감정이나 분별없이 나를 지켜봐주고 나의 모든 것을 받아주고 온 마음으로 교류할 수 있는 최고의 절친, 자연이 바로 당신 곁에 있다. 어려운 인생을 잘 견뎌온 노인들이여, 자연에서 위로를 받으라. 힘든 세상사와 인간관계에서 받은 상처들을 치유해주고 닫혔던 가슴을 열어줄 것이다.

그래서 옛 선비들은 자연 속에서 유유자적하며 이렇게 노래했던 것이다.

청산도 내 벗이요 녹수도 내 벗이라.
청산 녹수 간의 풍월도 내 벗이라.

평생의 사미四美로 더불어 함께 늙자 하노라.

  – 작자 미상

내 벗이 몇이냐 하니 수석水石과 송죽松竹이라
동산에 달 오르니 긔 더욱 반갑고야
두어라 이 다섯밖에 또 더하여 무엇하리.

  – 윤선도의 '오우가'

자연친화적인 삶이 가져다주는 세 번째 이점은 자연의 완전한 에너지를 충전받을 수 있다는 것이다. 사람은 에너지로 이루어진 생명체이기 때문에 에너지를 받아야 살 수 있다. 우리가 먹는 음식은 육체의 생명력을 유지하는 데 사용되는 에너지원이다. 사람은 육체를 위한 에너지뿐만 아니라 영혼을 위한 에너지도 필요하다. 자신의 영혼을 풍요롭게 하고 새로운 영감을 줄 수 있는 에너지를 갈구한다. 에너지를 받기 위해서 인간관계도 맺고, 일을 통해 성취감도 느끼고, 취미생활이나 종교생활도 한다. 그러한 활동을 통해서 어느 정도 마음의 위안을 받지만 그것만으로는 충분하지 않을 때가 많다.

    사람은 완전함을 추구한다. 나를 100% 만족시켜 줄 수 있는 그 어떤 것, 완전함을 찾아 헤매는 것이 우리 인생이라고 할 수 있다. 완전함, 그것은 인위적인 것에는 없다. 완전함은 오직 자연에만 존재한다. 자연의 모습 그 자체가 완전함이다. 물론 사람도 자연이기 때문에 완전해질 수 있다. 자신 안에 완전한 자연을 드러낼 수만 있다면.

우리가 원하는 완전한 에너지는 자연에서 쉽게 얻을 수 있다. 자연의 품에서 모든 것을 내려놓고 잠시 동안만 누워 있어 보라. 따스한 햇살과 맑은 공기, 청량한 물소리, 싱그러운 풀 냄새와 흙 냄새가 몸과 영혼을 가득 채워줄 것이다. 자연은 우리에게 언제나 무한한 사랑과 축복의 에너지를 보내주고 있다. 그 사랑과 축복은 사람이 가공해낼 수 없는 완전한 에너지이다. 완전한 에너지를 얻고자 하면 자연의 무한한 에너지를 충전하면 된다. 그 순간 자신 안에 본래부터 있었던 완전성이 살아난다.

우리를 낳아주고 키워준 육체의 부모가 있지만 우리의 생명이 잉태되어 태어나고 성장하는 모든 과정을 지원해준 더 큰 부모가 있다. 바로 천지부모다. 입으로 들어오는 음식과 물은 땅에서 받은 에너지이고, 공기와 햇빛은 하늘에서 받은 에너지이다. 하늘과 땅의 에너지 없이 우리 인간이라는 생명체는 단 10분도 생존할 수 없다. 10분만 숨을 안 쉬어도 죽기 때문이다. 천지부모라는 자연이 있기 때문에 지금 이 순간 우리가 숨을 쉬고 활동하며 살 수 있다. 육체의 부모가 자녀에게 희생적인 내리사랑을 베풀어 주는 것처럼 천지부모도 인간에게 조건 없는 사랑을 주고 있다. 그러나 그 사랑의 대가로 우리에게 아무것도 요구하지 않는다. 만약 천지부모가 우리에게 원하는 것이 한 가지 있다면, 육체의 부모가 자녀들이 서로 화목하게 살기를 바라듯이, 우리가 지구상의 다른 모든 생명체와 조화롭게 살아가기를 바랄 것이다.

당신에게 에너지가 필요한가? 그렇다면 사람에게서만 에너지를 구하려 들지 말고 자연의 생명 에너지를 충전받아라. 자연은 당신의 몸을 활력이 넘치는 생명 에너지로 가득 채워주고, 심장이 살아 있는 기쁨으로 고동칠 수 있도록 가슴속 영혼에 생기를 불어넣어줄 것이다. 그것은 사람에게서 받을 수 없는 완전하고도 완벽한 평화의 에너지이다. 당신 안에 자연을 가득 담아라. 그리고 자연에서 받은 그 에너지를 주위 사람들과 나누어 보라. 자연에서 받은 사랑을 사람들에게 베푸는 것, 자연이 그러하듯 대가를 바라지 않는 무조건적인 사랑을 나누는 것, 그것이 천지부모가 바라는 자연인의 삶일 것이다.

자연친화적인 삶이 가져다주는 네 번째 이점은 자연을 닮아가는 삶을 살다가 자연의 품으로 돌아갈 준비를 할 수 있다는 것이다. 자연은 말이 없다. 그냥 있는 그대로를 우리에게 보여줄 뿐이다. 우리가 자연의 이치를 깨닫고 자연과 하나 될 수 있는 방법은 자연을 있는 그대로 '느끼는' 것이다. 자연은 침묵한다. 우리는 침묵이라는 명상을 통해서 자연과 교류할 수 있다. 자연 속에는 말과 글로 표현할 수 없는 진실이 들어 있다. 그것을 느낄 때 우리는 감동한다. 사람도 말보다 그 사람의 인격에 감동을 받는 것과 마찬가지다. 말과 글을 넘어 진실을 감지할 수 있는 감각과 의식이 우리에게 있다는 것은 크나큰 축복이다. 그러한 감각을 계속해서 살리는 것이 자연인의 삶이다.

자연은 우리의 스승이다. 가장 가까이 있고 언제 어디서나 만날 수 있으며 불변의 진리를 가진, 만인의 스승이다. 우리는 자연을 통해 삶의 지혜와 이치를 배운다. 봄, 여름, 가을, 겨울의 순환 속에서 자연의 순리를 깨닫고, 눈부신 태양 속에서 모두를 공평하게 비추는 큰 사랑을 발견하고, 막 돋아나는 초록의 새싹이나 꽃잎 속에서 생명의 경이를 느낀다.

제자는 그 스승을 닮기 마련이듯 자연과 가까워지면 가까워질수록 인간은 자연의 품성을 닮아간다. 모든 생명을 품어주고 길러주는 드넓은 대지의 덕, 밝음과 자유, 평화를 주는 무변광대한 하늘의 지혜를 닮아간다. 자연의 품성을 닮으며 나이 들어가다 보면 자신이 자연과 하나임을 온몸으로 체감하게 된다. '인간은 자연에서 와서 자연으로 돌아간다'는 말처럼 자연의 품으로 돌아갈 준비, 하늘과 하나 되는 '천화'를 위한 준비를 하는 것이다.

우리 민족의 가장 오래된 경전인 천부경天符經에는 81개 글자에 자연의 놀라운 지혜와 이치가 담겨 있다.

일시무시일一始無始一   모든 것은 하나에서 비롯되나, 이 하나는 이름 붙여지기 이전의 하나이다.

본심본태양앙명本心本太陽昻明	마음의 근본과 우주 만물의 근본이 하나로 통할 때 일체가 밝아진다.
인중천지일人中天地一	마음을 밝힌 사람에게는 하늘과 땅이 하나로 녹아들어가 있다.
일종무종일一終無終一	우주 만물은 하나에서 끝이 나지만, 이 하나는 끝이 없는 하나이다.

이것이 천부경의 핵심 문구이다. '모든 것은 하나에서 시작되고 하나로 끝이 나는데, 그 하나는 시작도 끝도 없는 하나'라는 우주와 자연의 영원성을 담고 있다. 또한 우리가 태양처럼 밝은 본래의 마음을 회복해, 우리 안에 자연(하늘과 땅)이 하나로 조화를 이룰 때 일체가 밝아진 '천지인天地人'이 된다고 알려준다. 이러한 천부경의 이치를 깨닫고 그것을 바탕으로 한 삶을 추구하는 것이 영혼의 완성, 천화를 준비하는 삶이다.

자연을 닮아가는 삶, 자연과 하나 되는 삶, 그것은 노년기에 누구나 꿈꾸는 이상일 것이다. 부잣집에서 태어났건 가난한 집에서 태어났건, 갓난아기들은 다들 비슷비슷하듯이, 아무리 대단한 자산가였건, 권력자였건, 지식인이었건 간에 늙어서 죽기 전의 모습 또한 비슷비슷하다. 자연 앞에서는 만인이 평등하다. 그러니 거추장스러운 권위나 명예, 욕심, 아집을 다 내려놓고 자연인이 되는 것이야말로 죽음을 준비하는 참된 자세이다. 자신의 에너지가 밝고 자유롭고 평화로워지게 조율하면서 우주의 근원적인 생명 에너지로 돌아갈 준비를 하는 것이다.

그리고 자신의 생명 에너지가 남아 있는 한, 이 지구라는 행성 위에서 동시대에 함께 여행한 동료이자 같은 자연인들과 서로 존중하는 마음을 갖는 것, 넉넉한 가슴과 밝은 지혜로 모든 사람과 생명을 포용하고 사랑하는 것이 깨달은 어르신의 길이다. 이 세상에서의 마지막이 될 그 날, '참 잘 살았다'라고 뿌듯해 하며 평화롭게 눈감을 수 있기를 바라며 어느 인디언이 남긴 시를 소개한다.

오늘은 죽기 좋은 날
모든 생명체가 나와 조화를 이루고
모든 소리가 내 안에서 합창을 하고
모든 아름다움이 내 눈 속에 녹아들고
모든 사악함이 내게서 멀어졌으니
오늘은 죽기 좋은 날
나를 둘러싼 저 평화로운 땅
마침내 순환을 마친 저 들판
웃음이 가득한 나의 집
그리고 내 곁에 둘러앉은 자식들
그래, 오늘이 아니면 언제 떠나가겠나

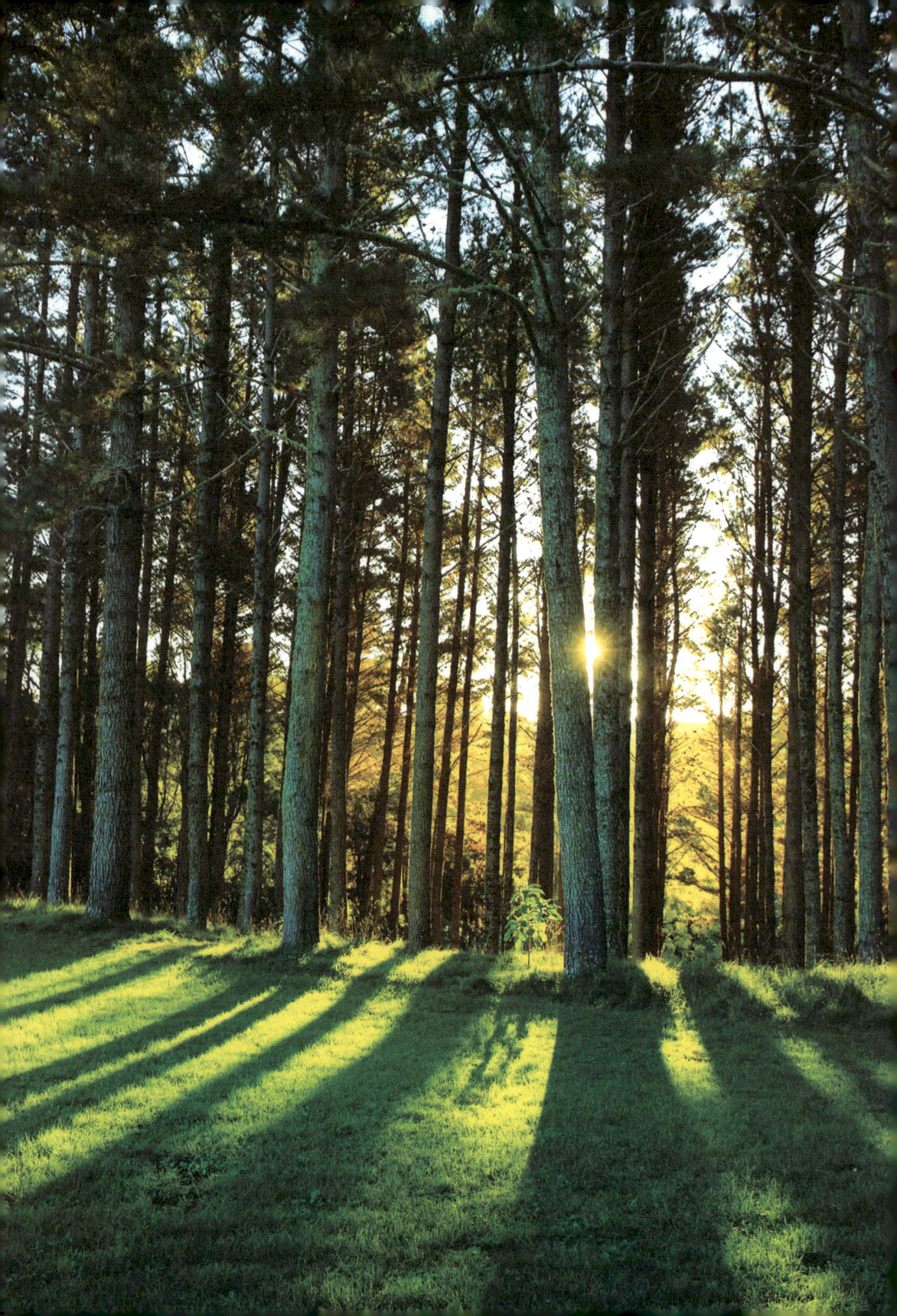

13 장

우리는 지구에
무엇을
남길 것인가

나는 우리가 인생의 후반기를 어떻게 살아가느냐에 따라 세상이 바뀔 수 있다고 강하게 믿고 있다. 우리 사회의 여러 가지 문제들을 해결하고 새로운 시대를 열어갈 수 있는 중요한 열쇠가 노년의 삶에 있다고 본다. 그 가능성은 무엇보다도 노년 인구의 급속한 증가에서 찾아볼 수 있다. 노년 인구가 많아진다는 것은 노인 문화와 라이프 스타일이 사회 전반에 미치는 영향력 또한 비약적으로 증대된다는 것을 의미한다. 다시 말해, 노인이 세상의 중심이 되어간다는 말이다. 점유 인구가 많아지면 자연히 각종 소비와 문화 산업의 타깃으로 노인들이 관심을 받게 될 뿐만 아니라 정치적, 사회적으로도 그들의 목소리가 더 주목받게 된다.

따라서 앞으로 노년 세대의 사회적인 영향력이 갈수록 커질 수밖에 없는 상황인데, 중요한 것은 그 영향력이 어떤 방향으로 작용하는가이다. 사회를 진화시키는 방향인가, 아니면 퇴보시키는 방향인가? 그 열쇠는 오직 하나, 노인들의 의식에 달려 있다.

노인들이 어떤 의식을 갖고 있는가에 따라 우리 사회를 혁신적으로 발전시키는 데 도움이 될 수도 있고, 거꾸로 부양세대들에게 부담만 가중할 수도 있다. 그래서 나는 이 시점에서 노인들의 의식 혁명, 깨달은 노인들의 출현이 절대적으로 필요하다고 본다.

나는 노인을 중심으로 한 의식의 혁명과 새로운 문명의 도래가 충분히 가능할 것이라고 확신한다. 자신의 실체가 생명 에너지임을 깨닫고, 나와 너 그리고 우리, 사람과 자연이 모두 하나로 연결되어 있음을 자각한 노인들이 완성을 삶의 궁극적인 목표로 두고 이를 위한 수행과 생활을 하는 노년의 새로운 문화야말로 현대사회의 많은 문제점을 극복할 수 있는 해법이 될 수 있다. 깨달은 노인이 많아질수록 인류의 의식은 동반 상승하게 될 것이고 완성을 중심에 두는 정신문명 사회로의 방향 전환이 가능하게 될 것이다.

다음 세대를 위한 멘토가 돼라

깨달은 노인이 갖는 사회적인 영향력은 전통사회의 모습에서 찾아볼 수 있다. 전통사회에서 노인은 일종의 백과사전이었고 도서관이었다. 사회 변화의 속도가 현대사회에 비해서 더디었기 때문에 노인들이 평생 축적한 경험과 지혜는 소중한 것이었다. 노인들은 마을에서 지도력을 가졌고 존경의 대상이었다. 씨앗을 언제 뿌리는 것이 좋은지, 버릇없고 제멋대로인 아들을 어떻게 가르쳐야 할지, 배탈이 나서 끙끙 앓는 어머니에게 무엇을 드시게 하면 좋은지, 이웃마을과의 분쟁을 어떻게 해결해야 할지 노인에게 물어볼 것이 한두 가지가 아니었다. 그들은 한 세대에서 다음 세대로 문화와 지혜를 전달하는 전승자요 갈등의 중재자였을 뿐만 아니라 교육자이고 치유자였다. 이러한 역할이 공동체의 가치를 유지해주고 안정성을 부여하며 균형을 잡아주었다.

고대의 사상은 노인의 지혜로 이루어졌다고 해도 과언이 아니다. 《성경》 다음으로 많은 언어로 번역되었다는 《도덕경》을 지은 노자老子의 이름은 글자 그대로 '늙은 사람'이라는 뜻이다. 부처는 80세, 공자는 73세까지 살면서 제자들을 양성하고 자신의 지혜를 세상과 나누었고, 플라톤은 81세에 생을 마감할 때까지 저술 활동을 했다.

하지만 안타깝게도 오늘날 인생의 지혜를 전하는 훌륭한 멘토로서 노인의 모습은 자취를 많이 감추었다. 젊은이들은 노인에게 더는 묻지 않는다. 인터넷에 물어본다. 오히려 노인들이 젊은이들에게 스마트폰 쓰는 법과 새로운 기계들을 어떻게 다루는지 배워야 한다. 젊은 세대들은 노인들을 시대에 뒤떨어져 말도 안 통하고 고집만 센 사람들이라고 생각하기 일쑤다. 젊은 세대들에게 전해줄 삶의 경험과 지혜가 있는 노인들도 속도와 감각적인 것을 좇아가는 젊은 세대들과 교류하기 힘들어 하는 것은 마찬가지다.

전통 사회에서 젊은이들에게 멘토 역할을 하던 그 옛날 노인들의 모습이 이제 다시 재현되어야 한다. 그러기 위해서는 노인들의 의식이 깨어나야 한다. 노인들이 멘토가 되어 줄 수 있는 이유는 새로운 지식을 많이 갖고 있어서가 아니다. 젊은이들은 노인들로부터 해박한 지식보다는 자신보다 앞서 살아간 인생 선배로부터 깊은 지혜를 듣고 싶어 한다. 자신들이 머리 싸매고 고민하고 있는 문제를 다른 각도에서 새롭게 바라볼 수 있도록 해주는 가슴 따뜻한 한마디가 필요한 것이다. 메말라가는 요즘 세대들의 가슴을 품어줄 너그럽고 인자한 사랑이 필요한 것이다.

그러한 변화는 가장 먼저 각 가정에서부터 일어나야 한다. 할아버지, 할머니가 자녀들과 손주들을 사랑으로 품어주고 지혜로 이끌어주는 바람직한 가정문화가 자리 잡아야 한다. 자녀는 그 부모를 닮는 법이다. 어린 자녀의 인성교육은 가정에서부터 시작된다. 부모가 조부모를 공경하는 모습을 보며 자란 아이들, 조부모에게 사랑의 손길을 받고 자란 아이들의 인성은 삐뚤어지려고 해도 삐뚤어질 수 없다. 어디 학원이나 단체에 가서 따로 인성교육을 받을 필요가 없다. 가정이 최고의 인성교육장이 되어야 한다.

노인들의 지혜는 가정에만 머물러서는 안 된다. 공동체로 확산되어야 한다. 노인의 지혜가 개인적인 차원에 머무는 것이 아니라 사회적인 자원으로 활용되어야 공동체를 변화시킬 수 있는 동력이 될 수 있다. 그러기 위해서는 노인의 개인적인 노력과 사회의 노력이 함께 일어나야 한다.

개인적으로는 노인들이 스스로 뒷방 늙은이를 자처하며 세상 일에 나 몰라라 하지 말고 애정과 적극적인 관심을 가져야 한다. 노년을 삶의 성숙과 완성의 기회로 받아들이고, 주위 사람들과 공동체에 도움을 주면서 열정과 보람을 맛보는 삶을 추구해야 한다. 그러한 삶이 곧 자신의 완성뿐만 아니라 전체의 완성까지 도모할 수 있는 삶이요, 자신의 영혼이 가장 기뻐하는 삶임을 느끼는 사람들이 더욱더 많아져야 한다. 진심으로 자신의 공동체를 돌보며 좋은 세상을 만들기 위해 노력하는 노인들이 많은 사회는 축복이다. 노인들이 평생을 통해 쌓은 경험과 지혜를 모아 공공의 이익을 위해 노력한다면 정치, 경제, 문화, 교육 등 사회 전반에 바람직한 영향을 미칠 것이다.

사회적으로는 노인들을 공동체의 소중한 구성원으로 존중하며 그들이 공동체에서 자신의 지혜와 연륜을 나눌 기회를 풍부하게 제공해야 한다. 노인복지에 대해서는 여러 논의가 있고 의견도 분분하다. 확실한 것은 다음 끼니를 어디서 구할까를 걱정하며 마음을 졸이는 사람이 자신의 내면적 성숙을 추구하거나 다른 사람을 위해 나누고 봉사하는 삶을 살기는 어렵다는 점이다. 노인들이 기본적인 생계는 해결할 수 있도록 사회가 함께 보살피고 보호해야 할 것이다. 그러나 노인들에게 필요한 끼니를 제공하거나 노인센터를 짓고 사회복지사를 보내주는 것만이 노인복지의 전부가 아니다. 사회는 노인들이 즐겁고 보람을 느끼면서도 공동체에 기여할 수 있는 일이 무엇인지 찾아내야 한다. 은퇴하면 생계수단으로서의 직업 활동은 끝나지만, 노인들이 젊은 세대들보다 훨씬 잘 해낼 수 있는 일이 많다.

더 나은 지구환경을 남기고 가자

인생을 성공의 가치만이 아닌 완성의 가치로 바라보는 시각은 지구 환경보호를 위해서도 절실히 필요하다고 생각한다.

한국에서 일기예보를 볼 때면 미국이나 다른 나라와는 다른 특이한 것이 하나 있다. 일기예보 아나운서가 오늘의 날씨 '맑음', '흐림'과 함께, 미세먼지 농도를 '좋음', '보통', '나쁨', '매우 나쁨'이라고 예보해 준다. 미세먼지가 '매우 나쁨'인 날에는 가급적이면 외출을 삼가고 외출할 일이 있으면 반드시 미세먼지 전용 마스크를 쓰고 나가야 한다. 그런 날에 밖에 나가면 금세 눈이 아프고 목이 따끔거리는 것을 느낀다. 2000년 이후 한중일 환경과학원이 10년간 공동으로 연구한 자료에 따르면, 한국의 미세먼지 중 30~50%가 중국에서 날아온 것으로 분석되었고, 2013년 이후부터는 중국발 미세먼지로 인한 오염도가 갈수록 더 심해지고 있다.

석탄 의존도가 70% 가량인 중국의 가속화되는 산업화로 인해 미세먼지가 국경을 초월해서 주변 국가들의 대기까지 오염시키고 있는 것이다.

2017년 6월 영국의 일간지 〈가디언〉은 영국 플리머스대학 연구팀의 보고서를 인용해 영국에서 잡힌 해산물의 3분의 1에서 플라스틱 조각들이 검출됐다고 전했다. 또 벨기에 겐트대학의 연구진은 해산물을 먹는 사람은 매년 1만1천 개의 미세 플라스틱 조각을 삼키고 있다는 연구결과를 발표했다. 그 조각은 인간이 버린 페트병에서 왔다. 바다에 버려진 페트병을 고기들이 먹고 그 고기를 다시 우리가 먹는다. 결국 우리가 페트병을 먹는 것과 같다. 지금 이 시각에도 전 세계적으로 매 분마다 120만 개의 페트병이 판매되고 있다. 지난 2016년에는 총 4800억 병이 판매되었고, 2021년에는 20%가 더 증가할 것이라고 한다. 지금까지 판매된 페트병을 한 줄로 이으면 지구에서 태양까지 거리의 절반 이상이 된다고 한다. 더욱이 영국의 앨런 맥아더 재단은 2050년까지 바다에 물고기보다 플라스틱 양이 더 많아질 것이라고 경고했다. 편리성 이외에는 아무런 생각 없이 쓰고 버린 플라스틱 병이 우리의 식탁을 위협하고 있다. 그뿐만 아니라 환경오염과 무분별한 화학약품 사용, 유전자 조작 등으로 농산물이나 축산물도 이제 안전하게 먹기가 힘들어졌다.

인간의 생명 원천은 자연인데, 자연이 병들면 당연히 인간도 병들 수밖에 없다. 이미 전 세계적으로 환경오염으로 인한 인간의 질병이 급속도로 증가하고 있는 상황이다. 코넬대학 생태·농업과학 데이비드 피멘텔David Pimentel 교수와 코넬대학원 팀은 인구 증가, 영양실조 및 다양한 환경오염이 인간 질병에 미치는 영향에 대한 120개 이상의 논문을 연구한 결과, 전 세계 사망률의 40%는 수질, 공기 그리고 토양 오염으로 인한 것이라고 발표했다.

세계보건기구(WHO)가 2017년에 발표한 보고서에는 전 세계적으로 다섯 살 미만의 아이 네 명 중 한 명의 죽음은 환경오염으로 인한 것이고, 1년에 총 170만 명의 아이가 죽는다고 한다. 안전한 물과 깨끗한 음식의 부족, 오염된 공기로 인한 설사, 말라리아, 폐렴, 천식은 어른에 비해 상대적으로 면역 시스템이 약한 아이들에게 치명적인 위험이 되고 있다. 이미 환경오염의 폐해는 우리 삶 깊숙이 침투해 있고 생명을 앗아가는 주요 원인으로 작용하고 있다.

지구 환경이 건강해지지 않고서는 인류가 120살의 수명을 누린다는 것은 환상에 불과하다. 아프리카 차드Chad의 경우 깨끗한 식수 부족과 질병, 영양실조 등으로 기대 수명이 49세밖에 되지 않는다. 자기 자신과 가족뿐만 아니라, 자신이 속한 공동체와 더 크게는 지구 환경을 개선하고 보살피는 공동의 노력을 기울이지 않으면 환경은 회복 불가능한 상태에 이를 것이고 머지않아 인간의 삶을 존속하는 것조차 어렵게 될 것이다.

나는 3년 전에 동아시아학자인 임마누엘 페스트라이쉬Emanuel Pastreich 교수와 함께 지속 가능한 삶을 위해 우리가 무엇을 할 수 있을지에 대해서 장시간 대화를 나눈 적이 있다. 그는 미국의 환경학자 거스 스페스Gus Speth의 말을 소개했다.

"저는 지구 환경의 가장 중요한 문제가 생물 다양성 손실, 생태계 붕괴, 기후 변화라고 생각해 왔습니다. 30년간 축적된 과학기술로 그러한 문제들을 다룰 수 있을 것이라고 생각했지만 제 생각이 틀렸어요. 환경 문제의 핵심은 사람들의 이기심, 욕심, 무관심이고 그러한 문제를 다루기 위해서는 정신적, 문화적 변화가 필요한데 우리 과학자들은 그것을 어떻게 해야 하는지 모릅니다."

환경문제의 핵심은 사람들의 이기심, 욕심, 무관심이라는 환경학자의 말에 나는 전적으로 공감한다. 지구 환경 회복을 위해서 이제 성공이라는 가치를 넘어서 완성이라는 가치를 향해 가야 한다. 자연은 성공을 위해 개발하고 착취할 대상일 뿐이라는 물질주의를 바탕으로 한 분리의식이 환경을 해치고 환경에 무관심하게 만든다. 분리의식을 넘어서서 나는 자연과 하나라는 자각, 자연이 우리 생명의 근원이라는 자각, 이것 하나만 사람들이 제대로 깨우친다면 분명히 변화가 시작될 것이다.

나나 내 가족, 내 나라만을 생각하는 좁은 사고방식으로는 현재 우리가 겪고 있는 문제들을 해결할 수 없다. 모든 것을 다 하나로 생각하고 고쳐 나가야지, 분리는 더 이상 해결책이 아니다. 세상은 분리되어 있지 않다. 세상의 모든 것은 에너지에 의해서 하나로 연결되어 있다. 공기로, 물로, 바람으로, 햇빛으로 연결되어 있다. 지구 환경 속에서 우리는 모든 것을 공유하고 있다. 국경에 아무리 높은 장벽을 쌓는다고 해도 에너지 흐름을 막을 수는 없다. 한 나라를 잘 살게 하겠다고 높은 장벽을 치고 많은 규제를 해도, 옆의 나라들이 가난하고 불행하면 그 영향은 다시 그 나라로 돌아오게 되어 있다. 한 나라에서 발생한 바이러스나 오염이 공기나 물, 바람을 타고 다른 나라로 들어오는 것을 어느 강력한 경찰이, 얼마나 많은 돈이 막을 수 있겠는가.

인류가 계속 외형적인 확장만을 생각하며 지구를 파괴하고 동료 인간과 다른 생명체들에게 막대한 피해를 주면서 살아간다면, 늘어난 인류의 수명이 지구에 축복이라고만 하기는 어려울 것이다. 여러 세대 중에 연장자이자 깨어난 어르신으로서 노년의 생활이 자신의 삶뿐만 아니라 지구와 인류 전체의 삶을 더 나은 방향으로 개선하는 데 도움이 되도록 노력할 책임이 이 시대를 살아가는 노년 세대에게 있다.

지구시민으로 살자

나는 오래 전부터 지구시민정신에 대해서 알려왔다. 이 정신의 핵심은 매우 간단하다. 우리는 특정 국가나 인종, 종교에 속한 구성원이기에 앞서 지구의 시민이기 때문에 지구를 생각하며 살아야 한다는 것이다. 우리가 서로 다른 피부 색깔을 갖고 서로 다른 언어를 쓰고 있어도 우리를 모두 하나로 이어주는 공통분모는 우리가 지구라는 행성 위에서 함께 살고 있는 하나의 인류라는 것이다.

나는 얼마 전 페이스북의 창립자이자 최고 경영자인 마크 저커버그Mark Zuckerberg가 하버드대 졸업식에서 한 연설에서 세계시민 개념을 이야기하는 것을 보고 반가움을 금할 수 없었다. 저커버그처럼 큰 사회적 영향력을 가진 리더들이 지구시민, 세계시민 정신을 널리 알리고 글로벌한 연대를 만들어간다면 분명 긍정적이고 의미 있는 변화를 창조할 수 있을 것이다.

나는 지구에 사는 모든 사람이 지구시민의 의식을 갖고 생활해야 한다고 생각한다. 원유 유출이나 핵실험을 막기 위해 위험을 무릅쓰고 시위를 벌이는 용감한 그린피스 대원만 지구시민의 삶을 사는 것은 아니다. 가족을 위해 청소를 하고 밥을 짓는 어머니나 아버지, 회사에서 열심히 일하는 직장인, 학교에서 아이들을 가르치는 선생님, 농촌에서 논밭을 일구고 닭을 키우는 할아버지나 할머니까지 누구나 지구시민의 생활을 할 수 있다.

중요한 것은 우리에게 지구가 우리의 집이고 우리의 것이라는 인식이 있어야 한다는 점이다. 내가 벼르고 별러서 새 차를 샀는

데 어떤 사람이 몰래 못으로 차를 죽 긁어버렸다고 하자. 당연히 화가 나고 패씸하고 낙심할 것이다. 누가 자신의 아이를 일부러 다치게 하려고 하면 세상의 모든 어머니는 그 어떤 슈퍼히어로 영화의 주인공보다 힘세고 용감해진다. 그 차나 아이가 나와 아무 상관이 없다면 그렇게 반응하지 않을 것이다. 바로 내 차이고 내 아이이기 때문에 무슨 일이 있어도 아끼고 보호하려고 하는 것이다. 지구에도 그런 마음을 가져야 한다. 지구는 나의 집이다. 그리고 다른 사람들은 지구라는 집에서 같은 자연을 공유하며 사는 나의 식구다.

지구시민 생활을 잘 하기 위한 첫걸음은 자신의 삶에 주인의식과 희망을 갖는 것이다. 자신의 삶에 주인의식이 없거나 희망을 잃은 사람은 지구에도 마찬가지 생각을 갖게 된다. '지구의 문제를 다른 누군가가 해결해 주겠지, 리더들이나 전문가가 알아서 하겠지' 하고 수동적인 생각을 갖거나 '누가 뭐를 해도 이 세상은 아무것도 달라지지 않는다'라고 비관적으로 생각한다. 자신에게 믿음이 결여된 사람은 당연히 다른 사람들과 세상에도 믿음과 희망을 갖기가 어렵다.

내가 자연과 하나임을 느끼고 진짜 내 삶의 주인이 되면, 이 지구와 인류의 문제가 곧 나 자신의 문제라는 절실함이 생겨나지 않을 수 없다. 그래서 내가 지구와 다른 생명들에게 어떤 작은 도움이라도 줄 수 있을까를 진지하게 생각하고, 실천하려는 마음을 내게 된다. 자신이 가진 지식, 돈, 힘, 재능, 시간 등을 활용하여 사람들과 공동체에 이익을 주면서 살려는 마음을 내게 된다. 각자가 자기 자신의 희망이 될 때 우리는 지구의 희망이 될 수 있다. 우리 개개인의 삶에 새로운 길이 열릴 때, 이 지구와 인류에게도 새로운 길이 열린다.

우리에게는 모두 지구시민의 마음이 있다. 자신뿐만 아니라 다른 사람과 생명들이 모두 건강하고 행복하기를 바라는 마음, 더 나은 세상을 만드는 데 조금이라도 기여하고 싶은 마음, 그런 마음이 누구에게나 있다. 그러한 마음을 생활 속에서 드러내고 실천하는 것이 지구시민의 생활이다. 내 앞마당만 깨끗하게 치울 것이 아니라 길거리에 휴지가 떨어져 있으면 마치 내 집이 어질러진 것처럼 마음이 불편해서 그 휴지를 줍는 마음, 그런 것이다.

그러한 마음과 행동은 다른 누구의 강요나 설득에 의해서가 아니라 스스로의 내면에서 우러나는 자발적인 자각이 있을 때 진실하고 강력해진다. 내 생명의 근원이 자연이고, 내가 온 곳도 돌아갈 곳도 자연이라는 인식, 그러한 자연을 잘 보존하다가 고이 후손에게 물려주고 가자는 의식과 실천이야말로 깨달은 어르신이 가질 수 있는 사려 깊은 책임감이자 다음 세대를 위한 값진 선물이다.

우리가 이 지구에 와서 키우고 돌보아야 할 대상은 비단 내 가족만이 아니다. 우리가 속한 공동체와 지구, 자연도 그 대상이다.

지구라는 우리 집이 더 안전할 수 있도록, 그곳에 사는 우리 식구가 더 행복할 수 있도록 노인 세대들이 먼저 깨어나서 행동하자. 자녀와 후손들이 그런 모습을 본받고 같이 깨어날 수 있다면 그것 또한 좋은 일이리라.

지구시민 하나부치 게이코 이야기

일본인인 하나부치 게이코 여사는 올해 84세이다. 그녀는 자신이 졸업한 고등학교에서 60세까지 영어를 가르치는 교사로 일했다. 은퇴 후 10년간은 치매에 걸린 어머니와 폐암을 앓는 남편 그리고 뇌졸중으로 쓰러진 아들을 간병해야 했다.

그녀가 73세이던 해, 아들이 입원한 병원에만 종일 있기가 답답해서 가끔 요가를 배우러 다녔는데, 어느 날 내가 개발한 심신수련법을 가르치는 단센터를 알게 되었다. 하나부치 여사는 단센터 수련의 매력에 푹 빠지게 되었다. 매일 아침 눈 뜨는 것이 기뻤고, 마치 인생을 다시 사는 기분이었다.

하나부치 여사는 자신이 느낀 기쁨을 많은 사람들에게 전하고 싶어 70대 중반에 단센터를 열었다. 집에서 센터까지는 1시간 20분이 걸렸지만, 매일 아침이 너무나 기다려졌다고 한다. 그날 수련을 가르칠 사람들을 생각하며 아침마다 센터 앞의 도로와 계단을 직접 손으로 닦는 그녀의 정성과 열정 덕분에 센터는 매우 성공적으로 운영되었다.

그로부터 10년이 지난 지금 센터 운영은 다른 사람에게 맡기고 하나부치 여사는 해피브레인클럽을 운영하고 있다. 해피브레인클럽은 한 달에 적게는 한 번, 많게는 네 번 시민센터나 복지관 등에서 정기적으로 수련을 하는 모임을 일컫는다. 한때 그런 클럽을 13개까지 운영했다. 지금은 여섯 군데에서 수련을 가르친다.

그녀는 무슨 일이 있어도 이 일만은 쉬지 않는다. 개인 사정으로 일정이 안 되면 반드시 다른 시간에 보충을 한다. 하나부치 여사의 클래스에는 주로 50대에서 70대까지의 연장자들이 오는데, 적을 때는 다섯 명, 많을 때는 열다섯 명까지 참여한다. 가끔 아동복지관에서도 가르치는데 젊은 주부들이 서너 살 된 아이들을 함께 데려오는 경우가 있다. '하나부치 선생님'이라 부르며 엄마 옆에서 자신이 가르치는 수련 동작을 따라 하는 아이들을 보는 것이 너무나 즐겁다고 한다.

"가끔 수련이 끝나고 내가 지금까지 살면서 깨우친 것들을 이야기해요. 특별한 이야기는 아니에요. 자신에게 주어진 시간과 생명을 소중하게 여기고, 매 순간 감사하면서 최선을 다해서 살아야 한다는 것. 우리의 재능과 지혜를 힘껏 키워서, 그것을 자기뿐만 아니라 다른 사람들과 사회에 도움이 되도록 사용해야 한다는 것… 이런 이야기들입니다. 나이 든 사람들이나 젊은이들이나 내 말을 곰곰이 생각하면서 듣고 어떤 때는 노트에 받아 적기도 해요. 그럴 때는 아, 내 마음이 저 사람들하고 통하는구나, 그렇게 생각하면서 보람을 느낍니다."

하나부치 여사에게 그녀가 생각하는 행복한 노년의 모습이 무엇이냐고 물었더니 이렇게 대답했다.

"일본에는 한 무사의 일대기를 그린 TV드라마가 있었어요. 그 드라마의 주인공이 어렸을 때 어머니가 뜰 앞의 붉은 단풍잎을 보며 아들에게 무사의 정신에 관해 이야기해요. '단풍이 왜 저렇게 아름다운지 알고 있니? 나무는 험난한 겨울을 넘기기 위해 힘을 비축해야 한다. 단풍잎은 나무를 대신해서 죽는 것이란다. 불타는 듯한 저 색은 내 목숨보다 소중한 것을 지키기 위한 결의의 색이란다.' 그 장면을 보면서 나도 인생의 마지막을 내가 소중하게 생각하는 가치를 위해 저렇게 불태워야겠다고 생각했어요. 이제 나이가 드니 길가에 지나가는 사람들은 다 내 자식 같아요. 어린아이들을 보면 내가 아는 아이든 모르는 아이든 그렇게 예쁘고 소중해 보일 수가 없어요. 나는 그 사람들보다 지구에 먼저 와서 먼저 산 사람이니까, 이것이 인간으로 사는 보람이고 긍지이더라, 이렇게 말할 수 있는 인생을 살기 위해 마지막까지 노력하고 싶습니다."

길거리에 지나가는 사람들이 다 내 자식처럼 느껴지는 마음, 이 지구에 먼저 와서 먼저 산 사람으로서 소중한 것을 지키기 위해, 지구라는 공동체를 위해 마지막까지 열정을 불태우고자 하는 하나부치 여사의 이야기는 행복하고 아름답게 나이 들어가는 것이 어떤 것인지 그리고 지구시민의 삶이 어떠해야 하는지에 대한 영감을 준다. 언제 들어도 입가에 저절로 미소를 짓게 하는, 참으로 아름다운 이야기이다.

포용과 베풂의 문화

우리는 인생의 전반기 동안 개인의 삶을 통해 소유와 지배와 정복만을 좇는 삶이 얼마나 파괴적일 수 있는지를 경험한다. 그것을 단지 개인적인 앎으로 남겨둘 것이 아니라, 사회 전체의 지혜가 되도록 해야 할 책임이 노년 세대에게 있다. 성공기를 살아가는 젊은이들에게 완성의 가치를 알려줌으로써 인류의 삶과 자연이 극단적으로 피폐해지는 것을 막아야 한다.

노인들은 확장과 독점을 중심 가치로 생각하는 사회에 나눔과 베풂의 가치를 불어넣음으로써 균형을 잡아주는 역할을 할 수 있다. 한창 성공을 향해 달리고 있는 젊은이들에게 아무리 여유를 갖고 균형을 잡으라고 해도 쉽지가 않다. 그 나이 또래의 생명은 팽창하고 확장하고 싶어 하는 것이 생리이기 때문이다. 한창 푸른 녹음을 즐기고 있는 나무에게, 황금으로 물든 단풍이 아무리 아름답다고 말한들 녹음을 포기하고 일부러 단풍이 되고 싶지는 않을 것이다.

그래서 조화라는 것이 필요하다. 콘크리트를 만들 때도 어떤 돌은 작고 어떤 돌은 크고, 어떤 돌은 모나고 어떤 것은 둥글어야 튼튼한 콘크리트가 된다. 하나같이 똑같은 것만 모아놓으면 구조가 약해진다. 사회적인 견고함과 안정성 또한 마찬가지다. 젊은이들은 패기 있게 도전하고 집중하여 열심히 일해야 한다. 우리에게는 물질적인 안정과 성공도 당연히 필요하다. 문제는 그것이 오직 가치의 전부라고만 받아들여지기 때문에 발생한다. 오직 성공과 확장과 팽창만을 절대시하는 사이에 인간적인 가치들이 사라져가고 있다. 이렇게 극단적으로 흘러가는 사회에 균형추 역할을 해줄 수 있는 사람들이 바로 깨달은 노인이다.

성공 중심의 사회에서는 생산, 확장, 개척과 같은 청장년의 역할만 중요하게 평가된다. 청장년기가 지나면 그러한 사회적 역할은 다음 세대로 넘어가면서 생산과 팽창이 끊임없이 지속된다. 현재 우리가 직면한 많은 사회 문제가 이러한 삶의 방식과 밀접하게 연관되어 있다. 지금 이 시대는 개인적인 삶도, 사회 전체의 시스템도 이완과 내쉼, 베풂이 필요하다. 은퇴한 노인이 생산 활동에서 물러나면 사회의 방관자나 잉여인간이 되는 것이 아니라, 지금까지와는 다른 새로운 역할이 시작되는 것을 기쁘게 받아들여야 한다. 끊임없이 확장과 개척만을 중요시하는 성공 중심의 사회에 지혜와 관용, 보살핌이라는 완성의 가치를 불어넣는 새로운 역할이 시작되는 것이다. 젊은 세대가 주먹을 움켜쥐고 숨을 들이마실 때, 나이든 세대는 주먹을 펴고 숨을 내쉬는 역할을 해주어야 한다. 우리의 심장이 수축과 이완의 자연스러운 리듬을 타고 혈액을 온몸으로 순환시켜 생명을 유지하듯이, 성공과 완성이라는 이 두 개의 큰 가치가 균형을 이룰 수 있도록 의식이 깨어난 노인들이 역할을 해야 한다.

성공과 완성이 균형을 이룬 모습을 나는 뉴질랜드의 얼스빌리지에 있는 더 웨이 오브 뉴 라이프The Way of New Life 숲에서 본다. 이 숲에서는 온갖 종류의 나무들이 조화를 이루며 함께 살아간다. 아름드리 소나무 밑동에서 커다란 상황버섯들이 자란다. 키큰 카우리나무들이 드리우는 그늘 아래서 커다란 고사리들이 잎이 무성하게 자란다. 또 그 고사리들의 그늘에서는 온갖 이끼들이 자리를 잡는다. 넝쿨식물들이 다른 나무들의 튼튼한 몸통을 지지대로 삼아 마치 한 몸처럼 공생한다. 서로 다른 생명들이 서로를 수용하고 보듬으면서 조화롭게 살아가는 아름다운 모습이 깊은 감동을 준다.

120세에 담긴 새로운 인류의 미래

노년 세대에게는 가치 있고 아름다운 노년이 가능하다는 것을 젊은 세대에게 보여줄 책임이 있다. 인생에는 10대와 20대의 혈기왕성한 성장이나 30대에서 50대의 역동적인 성공의 드라마만 있는 것이 아니라, 60대 이후에 내적 성숙에 이르는 아름다운 완성의 드라마가 있다는 것을 삶으로 보여주어야 한다. 개인적인 삶의 완성이 더 인간적이고 성숙한 사회를 만드는 데 기여하는 모습을 보여줄 책임 그리고 그 충분한 가능성과 힘이 노인에게 있다.

120살을 살겠다는 것은 단지 오래 살겠다는 뜻이 아니라, 나의 선택을 통해 삶을 바꾸고, 공동체를 바꾸고, 인류와 지구의 미래를 더 나은 방향으로 바꾸겠다는 의지와 신념의 표현이다. 그래서 나는 많은 사람들이 그러한 꿈을 품고 나와 마찬가지로 120살까지 살겠다는 선택을 하여 자신의 현재와 미래를 설계했으면 한다. 이왕이면 자신의 영혼이 감동할 수 있는 큰 꿈을 품어라. 그 꿈을 이루기 위해서라도 120살을 살지 않으면 안 될 위대한 꿈을 품어라.

나는 사람이 품는 꿈의 힘을 믿는다. 아름답고 위대한 꿈은 사람을 아름답고 위대하게 만든다. 한 사람이 품는 위대한 꿈은 그 사람의 삶을 바꾸는 데 그칠 수 있지만, 많은 사람들이 품는 위대한 꿈은 세상을 바꿀 수 있다. 나는 만나는 모든 사람에게서 위대한 인간 정신을 본다. 모든 평범한 사람 안에 있는 비범함과 위대한 영웅을 본다. 자신뿐만 아니라 다른 사람들과 생명들이 모두 건강하고 행복하기를 바라는 마음, 더 나은 세상을 만드는 데 조금이라도 기여하고 싶은 마음이 모든 사람에게 다 있다. 특히 인생의 후반기를 살아가는 노년 세대에게는 하나부치 여사처럼 세상 모든 사람들이 내 아들이요 딸같이 느껴지는 마음, 인간과 세상에 깊은 책임감이 있다. 그 마음을 소중하게 여기고, 그 마음이 삶을 통해 드러나고 실현되도록 해야 한다고 생각한다.

지금처럼 개인의 선택이 지구 미래에 결정적인 영향을 미치게 된 것은 지구 역사상 처음 있는 일이다. 우리는 개인이 선택함으로써 세계를 변화시키고 지구를 살릴 수 있는 첫 번째 세대이다. 이전 시대에는 개인적인 선택이 갖는 힘은 지구 전체의 상태에 영향을 미치기에는 너무도 미미했다. 지금 우리는 과학과 신기술의 발달로 자기 집 거실에 앉아서 지구의 반대편에서 어떤 일이 일어나고 있는지 알 수 있다. 또 대부분의 민주주의 국가에서는 정치적, 사회적, 문화적인 변화를 만들어낼 수 있는 선택의 힘이 개인에게 주어져 있다. 이제 우리는 내 주변에서 일어나는 일뿐만 아니라 지구 전체에서 일어나는 일을 보며 내 개인사만 걱정하는 것이 아니라 인류 전체, 지구 전체를 염려한다. 자신이 속한 공동체 더 나아가 인류와 지구의 안녕을 걱정한다는 것은 그만큼 우리 의식이 확장되고 있다는 것을 의미한다. 이것은 사실 인류 역사에서 엄청나고 예외적인 진보이다. 우리 각자가 개인적인 사고의 한계를 넘어서서 자신의 의식을 무한히 확장할 수 있는 의식 성장의 기회인 것이다.

우리의 조부모와 부모도 분명 노년기를 보냈지만, 우리가 경험하는 또는 곧 경험하게 될 노년기는 특별한 의미가 있다. 우리는 인류 역사상 전례 없이 긴 노년기를 살아간다. 그래서 우리는 아직 어떻게 오래 잘 살아야 할지를 잘 모른다. 롤 모델 또한 극히 드물다. 앞세대로부터 물려받은 노년에 관한 고정관념과 새롭게 열린 무한한 가능성 사이를 오가면서 우리는 지금 새로운 시도를 해보고 있다.

지금 노년을 맞은 미국의 베이비부머 세대는 정치적, 경제적, 사회적, 문화적으로 그 전 세대의 노인들과는 비교할 수 없는 막강한 힘을 가지고 있다. 노년 세대에게는 충분한 시간이 있을 뿐만 아니라, 의미 있는 일에 자신의 에너지를 쏟아붓고자 하는 열정 또한 있다. 그러한 노인의 힘과 시간, 열정이 제대로 된 방향에 쓰일 수만 있다면 그것은 개인의 삶뿐만 아니라 크게는 지구 전체에까지 영향력을 발휘할 수 있을 것이다. 그것을 가능하게 할 충분한 힘과 지혜가 노인들에게 있다는 것을 우리는 믿어야 한다.

한 사람 한 사람이 노년에 어떤 가치를 추구하며 어떻게 살아가느냐에 따라, 인류 역사상 최고의 장수 세대인 지금의 노년 세대가 지구에 무엇을 남길 수 있느냐가 결정된다. 각자 어떤 노년을 보내느냐에 따라 노년의 삶에 관해 완전히 새로운 관점이 확립될 수 있고, 인류 역사에 지금까지 없었던 새로운 문화와 지혜가 탄생할 수 있다. 나를 포함해서, 노년기를 살아가는 많은 사람들이 각자가 갖는 이 역사적인 책임과 역할을 받아들이고 새로운 노년의 문화를 창조하기를 바란다. 사회를 바꾸고 지구를 살릴 수 있는 것은 정부나 산업이나 기술이나 시스템이 아니다. 그것은 각자가 선택하는 삶의 방식이다. 그 삶의 방식이 곧 노년의 새로운 문화를 만들고 그것은 세상을 변화시키는 진실하고도 강력한 힘으로 작용할 것이다.

우리가 인생 후반기 동안 내면적인 가치와 인격의 성숙을 추구하며 완성을 향해 나아간다면 그리고 더 나은 공동체를 위해 나누고 베푸는 삶을 살아간다면, 우리는 분명 오늘의 지구보다는 더 건강하고 행복하고 평화로우며 지속 가능한 지구를 남기고 갈 수 있을 것이다. 그랬을 때 우리는 다음 세대에게 진정한 연장자로서의 위신이 설 것이다. 너희들에게 오염된 환경을 물려주지 않기 위해 노력했다고, 인간미가 살아 있는 가슴 따뜻한 세상을 만들기 위해 노력했다고 그리고 너희들은 더 노력해서 우리보다 더 나은 삶의 질을 그 다음 세대들에게 물려주기를 바란다고 당당하게 말할 수 있을 것이다.

이 세상에 따로 떨어져 존재하는 것은 아무것도 없다.
지구 위의 모든 생명은 하늘과 땅으로,
그 사이의 허공으로 이어져 있다.
모든 것이 하나임을 아는 데서
모든 것을 사랑하는 마음이 나온다.

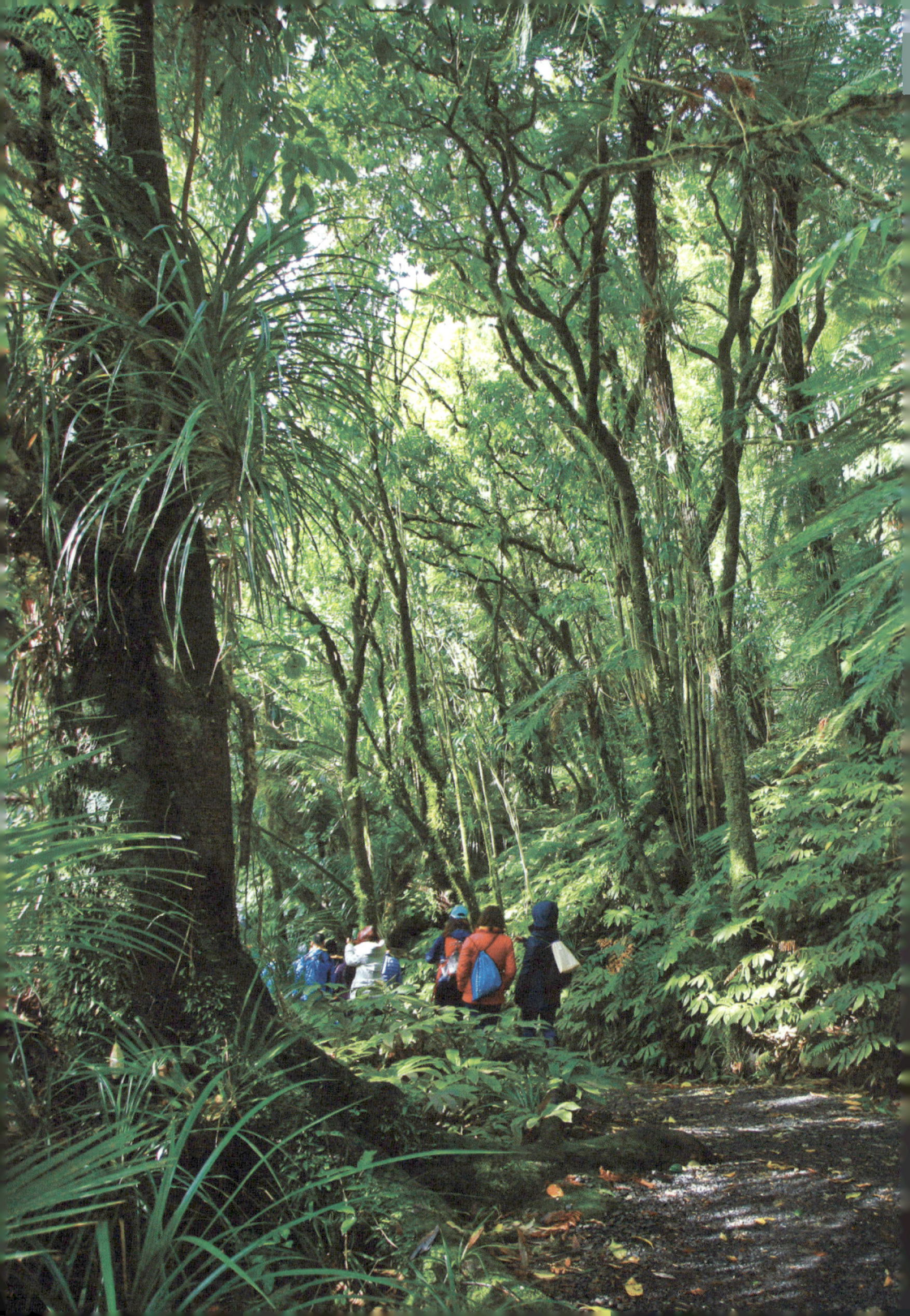

맺음말

얼스빌리지의 새로운 삶의 길에 당신을 초대한다

이 책을 쓰는 과정은 나에게 축복이었다. 당신도 그랬을 테지만 내 인생에도 힘든 일이 많았다. 기쁘고 행복한 일들뿐만 아니라 힘들고 어려운 일들 또한 오늘의 나를 있게 했다는 것을 다시 한 번 깨달았다. 그 모든 삶의 순간을 통과하며 나는 더 강해졌고 삶을 더 사랑하게 되었다. 내가 누구인지, 내 삶의 가치와 목적이 무엇인지를 더욱 분명하게 알게 되었다. 나처럼 인생의 후반기를 살아가고 있는 또는 앞으로 살아가게 될 당신에게 인생과 세상에 관한 나의 생각과 완성의 꿈을 이야기하면서, 인류와 지구의 미래에도 더 큰 희망을 갖게 되었다.

당신에게 제안을 하나 하고 싶다. 갭이어Gap year라는 말을 들어 보았을 것이다. 흔히 고등학교를 마치고 대학을 가기 전에 1년간 학업을 쉬면서 다양한 사회적 경험을 쌓으며 자기발견의 시간을 갖는 것을 말한다. 안타깝게도 오늘날의 학교 교육은 자기발견과는 거리가 멀다. 오히려 학교가 아이들로부터 자기를 빼앗는다.

끊임없는 경쟁 속에서 자신감과 자존감을 잃고 자기 자신과 세상에 희망을 포기하는 아이들을 보는 것만큼 가슴 아픈 일도 없다.

청소년들에게 학교에서는 가르치지 않는 삶의 진실과 기술을 알려주기 위해 나는 벤자민인성영재학교를 만들었다. 1년 과정의 일종의 갭이어 프로그램이다. 이 학교에는 매일 등교하는 학교, 교과 선생님, 교과서, 시험, 숙제, 이 다섯 가지가 없다. 이곳의 첫 번째 규칙은 스스로 무엇을 할지 계획하고 실행해야 한다는 것이다. 학생들은 자신이 하고 싶고 다른 사람들에게도 도움이 되는 프로젝트를 스스로 정해서 그것을 1년 동안 완성한다. 이 과정에서 길러진 스스로에 대한 존중과 자신감, 자신의 존재 가치, 이것은 평생을 간다. 그것이 운명을 바꾼다.

나는 완성기를 준비하고 있거나 지금 완성기를 살아가고 있는 사람들에게도 일종의 갭이어가 필요하다고 생각한다. 그 시간이 꼭 1년일 필요는 없다. 몇 주나 몇 달이 될 수도 있고, 더 길 수도 있을 것이다. 기간이 얼마가 되었건 자기 자신에게 온전히 집중해서 자신의 전반기 인생을 차분히 돌아보고 후반기 인생을 설계하는 시간을 꼭 가졌으면 한다.

그리고 기회가 된다면 나는 당신이 뉴질랜드 케리케리에 있는 얼스빌리지를 방문했으면 한다. 얼스빌리지에서는 크게 두 가지의 프로젝트가 진행 중이다. 하나는 전 세계에서 온 사람들이 몇 주 또는 몇 달간 머물면서 지구시민으로 사는 것이 무엇인지를 직접 체험하고 지구시민 리더로 성장할 수 있는 학교를 세우는 것이다. 그들은 이곳에서 건강, 행복, 평화를 자급자족할 수 있는 자연건강법과 삶의 기술들을 배우고, 자연 속에서 심신을 단련하며 호연지기를 기르게 될 것이다. 직접 채소를 기르고 동물을 키우고 집도 지어보며 자연친화적인 삶의 기술들도 경험하게 될 것이다. 또한 뇌의 창조성을 활용하여 자신의 삶을 원하는 대로 창조하고 경영하는 방법도 배우게 될 것이다. 나는 이곳에서 양성된 많은 지구시민 리더들이 각자의 나라로 돌아가 그들이 배운 것을 많은 사람들과 나누며 자신의 삶과 공동체를 긍정적으로 변화시키는 모습을 그리고 있다.

얼스빌리지에서 진행되는 두 번째 프로젝트는 '뉴질랜드 명상여행'이다. 뉴질랜드 명상여행은 참가자들이 지금까지 자신의 인생을 돌아보고 앞으로 인생을 설계하며 천화의 꿈을 품을 수 있도록 촘촘하게 설계되어 있다. 명상여행의 목적은 경치 좋은 풍광들을 돌아보는 일반적인 관광과는 다르다. 참자기를 만나기 위해서 떠나는 여행, 자신의 인생을 새롭게 설계하기 위한 여행이다.

참자기를 찾는 것은 현실에 꽉 매여 있는 복잡하고 어지러운 마음으로는 하기 어렵다. 일상적으로 반복되는 삶의 쳇바퀴와 패턴에서 일단 벗어나는 것이 중요하다. 새로운 공간과 시간으로 이동하는 것이다. 새로운 환경 속에 들어가는 것 자체가 뇌에 신선한 충격을 준다. 뇌는 늘상 습관적으로 가동하던 생각의 패턴이 아니라 전혀 새로운 환경 속에서 새로운 발상이 떠오르고 새로운 회로가 형성되기 시작한다. 먼저, 북반구에서 뉴질랜드가 있는 남반구를 향해 날아오는 체험 자체가 뇌에게 새로운 충격이다. 지구의 적도를 가로질러 오면서 '내가 정말로 지구에 살고 있구나'라는 것을 실감하게 된다. 전에 경험하지 못했던 미지의 땅, 완전히 새로운 공간과 시간대로 들어오는 것이다. 그리고 뉴질랜드에서 마주한 청정한 자연은 몸과 마음, 의식, 당신의 모든 것에 새로움을 가득 불어넣어줄 것이다.

뉴질랜드 얼스빌리지에는 특별한 에너지가 있다. 맑고 깨끗하다는 표현만으로는 도저히 묘사를 할 수 없는, 이 세상 어디에서도 숨 쉬어 본 적이 없는 상쾌한 공기가 온몸 가득 들어온다. 얼스빌리지의 숲속에서는 아무것도 하지 않고 그냥 앉아서 숨만 쉬어도 된다. 숨이 어떻게 그렇게 깊어질 수 있는지, 다디단 숨을 왜 그렇게 자꾸만 들이마시고 싶어지는지 정말로 신기할 정도다. 숨을 들이마실 때마다 상쾌한 공기가 폐 깊숙한 곳, 뇌의 구석구석까지 들어오는 것이 느껴지고, 온몸의 세포를 속속들이 청소해 주고 힐링해 주는 느낌이 든다. 나는 그러한 현상을 일컬어 '청폐작용', '청뇌작용'이라고 부른다. 실제로 식물 전문가가 얼스빌리지의 숲길에 와서 조사한 결과, 전 세계에서 피톤치드를 가장 많이 발산하는 열 종류의 식물이 이곳에 다 있다고 말했다. 피톤치드는 나무가 해충과 병균으로부터 자신을 보호하기 위해 내뿜는 자연 항균 물질로 스트레스 해소, 심폐기능 강화, 살균작용의 효과가 있는 자연의 힐링물질이다.

얼스빌리지의 자연환경도 특별하지만 여느 뉴질랜드의 자연과 다른 점은 이곳에 정신이 있다는 것이다. 그것은 바로 천화의 정신, 지구시민의 정신이다. 얼스빌리지는 천화의 꿈과 열망을 느끼게 해주는 그야말로 천화 체험 학습장이다. 나는 전 세계에서 이곳을 찾아올 수많은 사람들을 떠올리며 곳곳에 천화명상을 위한 장소를 개발했고, 천화의 의미를 담아 이름을 붙였다.

이곳에는 천화파크가 있다. 천화파크에는 천단, 지단, 인단이라는 3개의 폭포가 있다. 이 책에 실린 사진으로 그 풍광을 소개했지만 생생한 에너지를 다 전달할 수 없어서 안타까울 정도로 특별한 에너지가 있다. 신성하리만치 자연 그대로 보존되어 있는 원시림 속에서 들려오는 폭포 소리, 계곡의 물소리, 새소리 그리고 이끼 낀 바위와 땅, 나무에서 뿜어져 나오는 자연의 생명 에너지가 온몸의 세포로 들어온다. 이곳에서 눈을 감고 명상을 하다 보면, 하늘과 땅과 사람이 에너지를 통해 자신 안에 하나로 들어와 있음을 저절로 느끼고 깨닫게 된다.

또 원시림으로 둘러싸인 영혼 완성의 120개 계단을 한 계단씩 걸어 올라가면서 자신이 지금 어디까지 왔으며 어디를 향해 가고자 하는지 명상할 수 있다. 그리고 그 길 끝에 있는, 나무로 만든 넓다란 데크인 천화대에 앉았을 때, 정수리를 향해 폭포수처럼 쏟아져 내려오는 신성한 에너지를 느끼며 120세 인생을 진심으로 선택하고 결심할 수 있게 된다. 그리고 얼스빌리지에서 얼마 떨어져 있지 않은 곳에 압도적인 생명력을 품고 있는 웅장한 천 년 황칠나무도 만나게 된다. 그 나무가 당신에게 이런 메시지를 들려줄지도 모른다. 이곳에 잘 왔다고, 오랫동안 기다렸다고, 천화의 꿈을 이루고 더 좋은 세상을 만들기를 바란다고.

나는 명상여행을 오는 사람들에게 간절한 화두를 품고 오라고 말한다. 자신이 해결하고 싶은 문제, 아무리 고민해도 속 시원하게 정리되지 않는 문제가 있다면 그것이 화두다. 자신의 고민에 답을 찾고 싶은 간절한 열망만큼 또렷한 메시지를 받게 된다. 그것은 생각으로 되는 것이 아니라 자연과 하나가 되었을 때 저절로 이루어진다. 깊은 숨을 통해 들어오는 자연의 생명 에너지가 온몸의 혈을 열어주면 자신을 겹겹이 싸고 있던 방어막이 저절로 해제된다. 복잡했던 생각이 멈추고 감정의 에너지가 정화되면서 자신을 정직하게 바라볼 수 있게 된다. 감정과 생각이 비워진 그 자리에 청정한 자연의 에너지가 들어차면 의식도 저절로 고양된다. 자기 안의 자연과 외부의 자연이 하나가 될 때 자신에게 필요한 메시지를 듣게 되고, 자신 안에 본래 있었던 완전함이 깨어난다. 그 완전함을 찾고 키우는 것이 바로 천화의 과정이다. 그동안 나라고 알고 있었던 내가 아닌 새로운 나, 생각과 감정 너머 깊은 곳에 숨어 있었던 진짜 나를 만났을 때 천화의 삶을 진정으로 시작할 수 있다. 그것이 진정한 나의 가치이자 인간의 가치 그리고 인생의 가치이다.

뉴질랜드 명상여행은 독수리가 새로운 부리와 발톱과 날개를 얻기 위해 자기와 대면하는 시간, 애벌레가 고치 속에서 변화를 기다리는 시간이라고 할 수 있다. 병아리가 알에서 나오려면 용감하게 껍질을 깨고 나와야 하는 것처럼 새로운 삶을 설계하기 위해서 우리는 망설임 없이 선택해야 한다. 그동안의 인생은 환경이 요구하는 대로, 사회 시스템에 따라서 사는 것이었을 수 있다. 지금까지 열심히 살았지만, 기회가 주어진다면 자기 인생을 새롭게 설계해보고 싶은 마음이 누구에게나 있을 것이다. 예전의 생각과 기억, 습관으로 사는 것이 아니라 내가 찾은 나의 가치로 내 인생을 새롭게 살고 싶은 마음이 있을 것이다. 그 아름답고 완전한 참나를 만날 때 우리 안에 희망이 살아난다. 그리고 자기 자신에 대한 희망이 살아날 때 세상을 위한 희망이 될 수 있다.

나는 얼스빌리지를 개발하면서 이곳이 새로운 열정을 불러일으키는 땅이 될 것이라고 확신하게 되었다. 얼스빌리지의 천화 학습장에 오면 자연과 지구, 사람들을 사랑하며 살고자 하는 순수한 열망이 가슴속에서 저절로 솟아난다. 내가 나를 구하겠다, 이 지구와 사람들을 위한 희망이 되겠다는 열정이 느껴진다. 그 열망이 바로 자신의 뇌에게 줄 수 있는 최고의 선물이다. 그 꿈이 있을 때 우리의 뇌는 비로소 120살을 왜 선택해야 하는지, 분명한 이유와 목적을 발견하게 된다. 그것을 발견했을 때 뇌는 자신이 진정으로 원하는 완성의 삶, 천화의 삶을 설계하고 그 설계를 이루기 위해 작동하기 시작한다. 나는 이곳 얼스빌리지를 방문하는 모든 사람들에게 그 꿈과 열정을 찾게 해주고 싶다. 그것이 내가 얼스빌리지를 만드는 이유이고, 남은 생을 다해서 이 세상과 사람들, 지구를 위해 남기고 가고 싶은 나의 간절한 소망이다.

우리 생명은 지금 이 순간도 아름답게 빛나고 있다. 그 생명의 에너지를 어디에 쓰다 갈 것인지를 온 마음으로 느끼고 선택한다면 우리의 삶은 더욱 찬란하게 빛날 것이다. 지금까지 당신이 그 생명을 통해 당신 자신과 다른 사람들, 세상을 위해 한 모든 선한 일들에 나의 마음 가장 깊숙한 곳으로부터 존경과 감사를 드린다. 우리가 한 그 모든 일들이 모여 이 세상을 더 살 만한 곳으로 만들었고, 앞으로도 그럴 것이라고 믿는다. 우리의 생명 에너지는 시간이 가면 다 닳을 수밖에 없다. 중요한 것은 그 에너지를 어디에 쓸 것인가 그리고 어떻게 쓸 것인가이다. 이왕이면 그 생명 에너지를 붉은 단풍잎처럼 꿈과 열정으로 불태우면 어떻겠는가. 남은 시간 동안 우리의 생명을 아름답고 찬란하게 불태움으로써 우리가 이 세상에 무엇을 남기고 갈 수 있을지 진심으로 기대되고 설렌다.

이 책을 읽어준 당신에게 감사하며, 이 책을 통해 당신과 함께 나눈 완성의 삶에 관한 내 생각이 당신의 인생을 더욱 풍요롭게 하는 데 도움이 되었기를 바란다. 건강하고 행복하게 꿈을 이루면서 아름답게 나이 들어가는 120세의 인생, 완성의 기쁨을 누리는 충만한 삶을 기원한다.

나는 120살까지 살기로 했다

초판 1쇄 발행 2017년(단기 4350년) 9월 1일
초판 48쇄 발행 2024년(단기 4357년) 8월 1일
개정판 1쇄 인쇄 2025년(단기 4358년) 11월 18일
개정판 1쇄 발행 2025년(단기 4358년) 12월 10일

지은이 · 이승헌
펴낸이 · 심남숙
펴낸곳 · (주)한문화멀티미디어
등록 · 1990. 11. 28. 제 21-209호
주소 · 서울시 강남구 봉은사로 317 아모제논현빌딩 6층 (04915)
전화 · 영업부 2016-3500 편집부 2016-3532
http://www.hanmunhwa.com